秦 伯 未 医 学 全 书

秦伯未

增补谦斋医学讲稿

秦伯未 著

U0207215

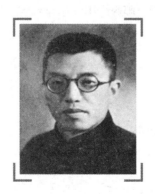

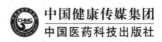

中国健康传媒集团
中国医药科技出版社

内 容 提 要

　　秦伯未先生是中国 20 世纪中医界泰斗级的人物，一生著述繁多。本书收录了秦伯未先生的论文、学术报告讲稿及中医科普、养生等文章，内容十分广泛。本书将内容分为上下两篇，上篇为医论医话，主要对中医辨证论治进行探讨；下篇为临证心得，既有对专门病证的深入分析，也有在中医养生、科普等方面的心得体会。适合临床医生、中医院校学生及广大中医爱好者研读、参考。

图书在版编目（CIP）数据

　　秦伯未增补谦斋医学讲稿/秦伯未著 . —北京：中国医药科技出版社，2014.5

　　（秦伯未医学全书）

　　ISBN 978 - 7 - 5067 - 6651 - 7

　　Ⅰ. ①秦…　　Ⅱ. ①秦…　　Ⅲ. ①中国医药学 - 文集　　Ⅳ. ①R2 - 53

　　中国版本图书馆 CIP 数据核字（2014）第 020205 号

美术编辑　　陈君杞

版式设计　　郭小平

出版　　**中国健康传媒集团** ｜ 中国医药科技出版社

地址　　北京市海淀区文慧园北路甲 22 号

邮编　　100082

电话　　发行：010 - 62227427　　邮购：010 - 62236938

网址　　www. cmstp. com

规格　　710 × 1020mm ¹⁄₁₆

印张　　18 ½

字数　　263 千字

版次　　2014 年 5 月第 1 版

印次　　2020 年 7 月第 5 次印刷

印刷　　三河市航远印刷有限公司

经销　　全国各地新华书店

书号　　ISBN 978 - 7 - 5067 - 6651 - 7

定价　　**39.00 元**

———◆ 秦伯未医学全书 ◆———

著 秦伯未

辑 吴大真　王凤岐　王 雷　范志霞

工作人员

吴大真　王凤岐　王 雷　范志霞

李禾薇　马 进　郭新宇　陈丽云

周毅萍　王丽丽　胡 蓉　杨艳卓

孙增坤　秦 淼　李剑颖　杨建宇

马石征　丁志远　杨奇君　张 霆

丘 浩　王博岩　李 宁　李书辉

李 顺　熊世升　张贺翠　阮建萍

史宝刚　史惠萍　苗俊媛

立雪琐记
—— 代序

秦伯未先生是著名的中医学家、中医教育家，他学识渊博，医术精湛，著述宏富，堪称中医界泰斗级人物，在中国近现代中医学史上有着重要的地位。他在中医教育、临床实践、中医科学研究以及中医工作发展等诸多方面都作出了杰出贡献。

自20世纪80年代后，随着时代的发展进步，秦伯未先生在中医学发展史中的地位再次被凸显出来，随之而来，撰述秦氏生平事迹和中医学术思想的文章越来越多，我们虽先后写过一些回忆和纪念性文章，但总觉未能尽其心言，此次我们重辑秦老相关文章、医学稿件成一大集，自觉又为秦伯未研究及中医药研究添砖加瓦。此篇琐记，多为我们承学师门之时记录的一些鲜为人知的资料。藉此机缘，兹录于此，望能为后学全面了解秦氏一生提供些细小而真实的资料。

一、秦老一生钟爱荷花

秦老名之济，字伯未，号谦斋。生于一九零一年农历六月十六日，上海浦东陈家行（又名陈行镇）人，因为他是辰时生人，所以每年生日的这一天，他都起得很早，清理他一年来的文章、读书笔记之类文字。这天，全家都陪同秦老吃些清淡的素食，到了晚上秦老总要写上一首小诗用以自勉，他常吟诵的一句"六月荷花生生日"，也经常出现在秦老自作的书画之中。秦老一生喜爱荷花，在小诗中多有对荷花"濯清涟而不妖"的赞誉，并以此寄托自己的追求。为了纪念他对荷花的钟爱，在我们的建议下，1981年元月人民卫生出版社第四次再版的《中医入门》及日文版的《中医入门》均以荷花图案为封面。

二、秦老家事琐记

秦老生于轩岐世家，其祖父秦笛桥，名乃歌，号又词，是清代末年的江南才子，以文著名，曾著有《玉瓶花馆丛稿》、《俞曲园医学笔记》等，医术亦精。秦老说，其祖父是"工诗古文辞，以余事攻医，活人甚众"。所以，在秦老编纂的《清代名医医案精华》一书中，曾选辑笛桥先生的医案31例（全部登载于本丛书中的《秦伯未医案讲习录》中，作为附篇）。

秦老的父亲识医学、不业医，不幸在秦老16岁时父亲去世。

秦老读了几年私塾，髫龄即博览医书，自承家学，于1920年拜师孟河学派大师丁甘仁门下，成为丁氏弟子中的佼佼者。

秦老于1933年与乔氏佩珩结婚，生有五个子女，第四、五子女夭折，余一男二女，男孩取谦斋一字，名之小谦，女孩取乔氏各一字，名小佩、小珩。抗日战争胜利后于1945年与乔氏分居。于1947年与王联璧相识，当时秦氏家族不满秦老与王氏的交往，迟至1950年3月26日秦老才正式与王氏结合，当时暂住北京翠花胡同，并在北京翠花楼饭庄待客三桌，在京的中医界名流，施今墨、孔伯华、肖龙友、赵树屏、袁鹤侪等出席祝贺。在北京住了三个月后返回上海，自此以后秦老一直与王氏一起生活，直至去世，与王氏没有子女。秦老对于乔氏及子女多有来往并给予生活补贴。

三、秦老受聘来京

解放后秦老在上海第十一医院工作。1953年，当时中华人民共和国卫生部副部长郭子化先生，代表部领导到秦老家做工作，请他到卫生部任中医顾问，秦老因久居南方不愿北上，郭子化副部长几乎每天晚上都到家做说服工作，组织的信任，领导的说服，秦老只好答应下来。到北京后住在鼓楼西大街卫生部宿舍。

1956年，北京中医学院在东直门海运仓正式成立，为在学院任教及在学院附属医院工作方便之故，遂由卫生部宿舍搬到东直门内的学院宿舍，即现在中国中医科学院北门向西五六十米左右的地方。王联璧随之来京后，在街道工作，到1959年，卫生部领导与王氏谈话："为了秦老更好地工作，照顾好秦老的生活和身体就是你的工作。"从此，王氏辞退了工作，一直为秦老料理家务，照顾秦老的日常生活，成为难得的老伴。

1963年3月4日，北京中医学会举行宴会欢迎来京参加研究院工作的名老中医，秦老即兴作诗一首：

> 祖国相召唤，欣然来古京。
>
> 一时逢盛会，四座皆知名。
>
> 赵董推先觉，袁施属老成。
>
> 举杯无限意，期待展平生。

秦注：赵指赵树屏，时任北京中医学会主任委员。董指董德懋，时任中医杂志主编。袁是袁鹤侪，施是施今墨，袁施二老为北京的名老中医，虽年事已高，仍参加医院工作。

四、秦老去世前后

1964年由中央安排秦老住在解放军301医院进行全面体验，结果是"健康"，各项指标正常。文革后，家被抄，被赶住在中医学院工字楼，即现北京中医药大学附属东直门医院东门向西500米处。9平米左右的房间，窗户向西，因而终日不见阳光。

1967年秦老患大叶性肺炎，依然整天被批斗，不能得到及时治疗，加之王氏因家庭出身是地主成分，属五类份子（地主、富农、反革命、坏分子、右派）被赶回原籍，秦老一人在京身边无人照顾，当时王凤岐的母亲、姐姐等住在朝阳门外吉市口，距离东直门不算远。王凤岐的母亲、姐姐在自己经济并不宽裕的情况下，省吃俭用，为秦老做些营养品、补品。王凤岐的外甥们史惠萍、苗俊媛、史宝钢等因学校停课，故能经常徒步给秦老送饭。秦老亦能在被斗之余徒步去王凤岐的母亲家走走，每两、三个星期，由吉市口胡同的剃头老师傅理理发，聊聊天，下下棋。

1968年3月9日，王凤岐、吴大真的儿子王雷出生并成长在在吉市口奶奶家。秦老更是拖着病体，但心情愉快地来看看孩子。在1968年的一次看病过程中发现肺部有癌变，至1969年12月初病情加重，行动不便，王氏被召回北京照料，到1970年元月秦老已经卧床不起。元月27日晚八时，秦老在原东直门医院（即现在中国中医科学院北门东面的红楼）内科病房，心脏停止了跳动，一代名师就这样走了。后骨灰盒被放在北京八宝山烈士公墓四室、副四、27号与著名老中医施今墨、方石珊等人同在一室。

当时，上海张赞臣张老先生曾写过一篇纪念文章，投给"健康报"准备发表，因种种原因未能发表。健康报于1979年7月29日选登了秦老1957年2月8日曾在"健康报"上发表过的一篇文章"从相嫉到相亲"，并刊登了张恩荣同志的"重读其文如见其人——怀念秦伯老"的纪念文章。

五、秦老的生活喜好

秦老喜欢饮酒，但酒量不大，也不酗酒，每晚都会饮上一二两，有时午饭也喝上一两盅，最爱喝五粮液，文革中常去王凤岐家，但没有五粮液，只好喝北京二锅头，也很高兴，但他绝不喝"薯干酒"，他说，这种酒，喝完头痛。吃菜喜欢清淡，不喜欢油腻，但很喜欢用猪头肉下酒，每餐有一两个小凉菜最好，食量不大，喜欢有些蔬菜和豆制品。在水果中最爱吃梨，他说梨的养阴生津的力量强于任何中药，特别是"莱阳梨"松软香甜，非常可口。1959年9月7日的北京晚报上曾发表过秦老写的一篇颂梨的文章"梨"（登载于本丛书中的《秦伯未增补谦斋医学讲稿》中第32篇文章）秦老很喜爱喝茶，不太爱喝老北京的茉莉花茶，只爱喝较浓的"碧螺春"，他常说"这是康熙皇帝命名和爱喝的茶"。

秦老嗜烟，每天大概两包左右，在文革生活小日记中，可以看出，每天必有二包烟的记录，当然，他自己也说"我是在云雾里生活的人，纸烟的烟盒是我记录学习心得的卡片"。但看到他最后罹患肺癌，不能说不与此有关，烟还是少吸甚至不吸为好。

秦老对于诗书棋画也很善长，他的诗书画在中医学界早有盛名，可谓人人皆知。善于棋，知者较少，他对围棋、象棋都有较高棋术。文革中如遇王凤岐回京，或王凤岐父亲、吴大真父亲来京时，经常陪秦老下棋、聊天、解闷，每每于饭后手谈一二。秦老在1968年7月2日给王凤岐、吴大真的信中，有一段话写得很精采，他说："你们什么时候能回来，全家都在盼望，回来时当好好讨论讨论后再下它三盘。我认为下棋是一种斗争艺术，如果出动大批人马，只想将死人家，而不顾自己内部空虚，经不起反击便会一败涂地。这也和治疗这类病一样（指秦老病后医生开的药），既要压制病症，又要考虑病人的体力。否则仅仅几剂普济消毒饮，非但没有把病症减轻，却弄得食呆、便溏……"

秦老在这里似乎讲的是棋术，其实他在谈医道呀。

六、秦老难忘难找的照片

1950年代，毛泽东主席在北京怀仁堂接见全国100多位各行各业的专家时，秦老作为中医界的代表出席，他曾有两张与毛泽东主席合影的照片，一张是与毛泽东主席握手，周恩来总理在旁微笑着看他。一张是与毛泽东主席在宴会同坐一桌。这两张照片，他一直珍藏着，在文革中这些相片也被抄走了。与周恩来总理的交往更多。在1950年代的一次全国政协会议上，周恩来总理看到秦老拿着一把扇子，上面是秦老画的荷花，周恩来总理说："秦老，你画的写的都很好，可以与书法家和画家比美了。"秦老忙说："不敢不敢，总理过誉了"。周恩来总理微笑着调侃地说："能不能给我画一把"。秦老兴奋地说；"如果总理不嫌弃的话，我一定献丑献丑"。二人相互微笑了一下。周恩来总理说："好，好，在此我先谢了"。回家后秦老用了一周时间，画了一副水仙扇面并题词，赠予周恩来总理。周恩来总理收到后，回执说谢谢，并有题词："杏林春意暖"，回赠秦老，可惜秦老珍藏的周恩来总理题词，在十年动乱中也被付之一炬。每当提及此事，秦老只是微微摇头为之一叹。

1963年周恩来总理曾多次派专机送秦老去上海为柯庆施、刘亚楼等领导诊病。

在文革时期，北京曾先后 搞过多次疏散人口。北京中医学院绝大多数的老中医都被下放出京，秦老被下放河北石家庄，当周恩来总理得知后，通知卫生部：秦老不能下放，必须留在北京。秦老多次与我们谈及此事，总是十分动情地说：感谢总理，在那么复杂的形势下还想着我……

秦老与董必武、林伯渠、王震、陈毅等中央领导同志，与吴晗、邓拓、廖沫沙、夏衍、田汉等同志都有很多的交往。

在国际上，秦老曾两次去苏联给米高扬的夫人治疗血友病，取得很好的效果。米高扬的夫人是列宁的孙女。还数次去蒙古人民共和国为乔巴山主席诊病。

以上这些交往的珍贵照片都在十年动乱中付之一炬，可感可叹。

吴大真　王凤岐
2014年1月

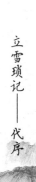

立雪琐记——代序

一

秦伯未先生是中国 20 世纪中医界泰斗级的人物,一生著述繁多。许多年来大家都一直在探讨他的学术思想。

早在 1969 年 12 月 26 日,他在给我们的家信中写到:"展读长函,承对贱体十分关怀,无限感激。我病发现到现在恰恰两年,中间虽有反复,尚无恶化现象。目前最苦的是全身疲倦,行动气喘。但自知元气未焕散,精神尚能支持,一时死不了。所恨一天到晚,坐卧斗室苦极闷极,不可言喻。承询写作,率直答复如下。我于祖国医学的研究不够深入,因此虽然看了不少中医书籍,谈不出各家的学术思想,只能谈一些他们的渊源和发展,以及人云亦云的什么派、什么派而已。解放后稍稍注意及此,自以为得到很多启发,对自己的写作亦有所提高。你们愿意替我整理,姑介绍概况,得暇可检阅之。……《谦斋医学讲稿》和《中医入门》二书对中医作了初步的批判继承,可以代表我的学术思想,望好好研究一下,提出批评,此外,没有破费时间的必要。"

二

《谦斋医学讲稿》是秦老自 1957 年至 1964 年的 8 年间,先后在北京、上海、天津、西安、安徽和吉林等地的部分学术报告的讲稿,有些文章曾在全国各地杂志上发表过,汇集时有些删减或补充。

秦老在谈到《谦斋医学讲稿》时说到:"在 1955 年、1959 年、1960 年、1961 年的几年间,我曾先后在《中华医学内科杂志》、《中华精神病医学杂志》、《上海中医杂志》、《北京中医杂志》、《广东中医药杂志》、《哈尔

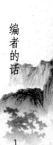

滨医学杂志》等，先后发表过痰饮病、肝硬化、退热疗法、脊髓痨、一氧化碳中毒、高血压、胃溃疡、辨证论治纲要等文章。这些写作有的已采入谦斋医学讲稿，但文字上经过加工，出入很大，我觉得有些方面还是原来的讲得透彻。你们可以做些增减。"

关于《谦斋医学讲稿》书名的来源尚有一段趣事。1985年元月，在全国中医学会第二届全国代表大会开会期间，一天晚上，我们去看望秦老的挚友国医名家张赞臣张老先生，当时张老虽年已八旬，但身体尚健，精神饱满，只是听力稍差，须借助于助听器，老人操着浓重的上海话，但大真可以当翻译。首先询问了我们两人的工作近况，谈了些家常，便把话题转到了秦伯未老师的身上。张老说："伯未与吾交往数十年，可谓是莫逆之交。他对中医学术的研究，颂为博、大、精、深，不为过也，只可叹他过早去世，是我国中医界不可弥补的损失。他逝世后，我曾写过一篇纪念文章给健康报社，后因当时种种原因未能发表……。"稍停了一会儿，张老接着说："记得是1963年伯未来上海，与我谈起他近几年来，主要搞教学和临床，无暇著作，手边只有些讲稿。我说，你应当把它整理出来，伯未说，我也有此打算，只因讲稿是在全国各地讲的，内容杂，涉及面广，又不太系统，如何编辑？如何命名？一直琢磨不定。我俩思考良久。午饭后，我说，你可按讲稿的年限为顺序，名为《医学讲稿》。伯未说，似乎题目太大了些。我说，那就加上你的号"谦斋"二字。名为《谦斋医学讲稿》，伯未当即拍案叫绝。他说，妙极了，就叫《谦斋医学讲稿》。"至此，我们才了解到，一部中医学的名著的书名就这样诞生了。

秦老生前，虽未与我们谈及《谦斋医学讲稿》书名的事，却跟我们说过：学识不进则退耳，工作再忙，也要坚持学习。他比较嗜烟，他说，有时著文构思往往是在烟雾中形成的，常在每盒烟吸完后，随手把烟盒展平，记下自己的心得或思路的提纲，回去后再完善许多文章和书籍的最初底稿。秦老的很多巨著就是在烟盒上蕴育的。他曾在1968年一天的晚饭后，对我们说："烟盒比卡片好，既省钱，又不引人注目，开会中，休息时，汽车上，都可以顺手拈来，应手记下，我用此法记下了几百张烟盒底稿，《谦斋医学讲稿》就是这么写出来的。"

为此，我们2001年在中医古籍出版社出版的《秦伯未医学名著全书》中刊出的"增补谦斋医学讲稿"是在保持原貌的基础上，增加了若干篇幅，如中医基础理论方面的文章"命门的初步探讨"；中医临床各科的学习法方面的文章"各科研究法"；临床治疗经验方面的文章"外感咳嗽"、"谈谈痹症"；对中医医案和传承的建议方面的文章"学习历代中医带徒的精神和方法"、"曹颖甫先生的医学思想"；中医养生保健方面的文章"防老方"、"病人的膳食问题"、"略谈补的问题"。我们从他指出的几个方面，在他的遗著中摘录出来，一并编入他的"增补谦斋医学讲稿"中，希望能反映出他对于中医理论、临床、养生、医案及中医传承等诸多方面全方位的重视及见解。

秦伯未先生一向就提倡"有病治，无病防，平时养"的养生保健理念。早在1938年，他在上海连云路，创办了"中医疗养院"，并在沪西等地设立了分院，自任院长。床位有百数十张，设有内、外、妇、幼、骨伤等。并出版《中医疗养专刊》，深得医者及病家的欢迎。秦老在专刊的导言中写到："世人明于治疗，昧于摄养，厥弊有四：一、疾病易起；二、既病难治；三、愈后复发；四、酿成痼疾。所以然者，有病之时贵乎疗，无病之时贵能养也。"

秦老写过不少中医科普、养生以及传统文化知识的文章。此次，我们也收录了一些于本书内，以飨同道。

至今，距离出版《秦伯未医学名著全书》又一个十多年过去了，我们在学习和全面搜集秦老的著作时，发现有些遗漏，不够全面，文章的排列顺序也不够清晰。所以，在此次整理中，又进行了重新调整，力使尽全，排序更加明细，附此说明。由于我们学识有限，对于秦老在中医学术方面的博大精深只是以管窥全豹而已，敬望同道共勉之。

吴大真　王凤岐　王　雷
2014年3月

编者的话

目 录

上篇　医论医话

下篇　临证心得

秦伯未

——秦伯未医学全书

增补谦斋医学讲稿

医 论 医 话

第一章　脏腑发病及用药法则提要

　　大家要我谈谈脏腑发病及用药法则，我认为很必要。中医的理论以脏腑为核心，临床上辨证施治，归根到底都是从脏腑出发。不过这题目的范围太广泛，只能谈些概况作为提要，细节方面有待大家进一步探讨了。

　　要了解脏腑发病及其用药法则，首先要了解它的重要性。中医对于疾病，主要分为外感和内伤；对于病因，主要分为内、外和不内外因；对于辨证，主要分为八纲、六经、三焦以及卫气营血。所有这些都离不开脏腑。这里不再多引文献来说明，只举一个浅近的具体例子。比如说，感受风寒引起咳嗽，因肺主皮毛，职司清肃，常用麻黄、紫苏疏散，杏仁、象贝化痰止咳；即使邪在鼻腔、喉头，出现鼻塞流涕，喉痒音嗄，治疗上也从"肺开窍于鼻"和"喉为肺系"来考虑，用辛夷、苍耳子通窍和蝉衣、胖大海等润喉。这些药物都是走肺经的，也就是都通过肺脏来治疗。再说，感受风寒后出现腹痛泄泻，饮食呆减，则因胃肠主受纳、消化、排泄，故常用紫苏、木香、乌药、生姜等温中散寒的胃肠药。其中紫苏入肺脾两经，故既用于表，又用于里，像麻黄就不用了。再比如说，咳嗽痰多，不因于风寒而因于湿浊，便从脾恶湿，用半夏、陈皮、茯苓等治疗；或者腹痛泄泻，不因于风寒而由于虚弱，便从脾主中气，用党参、白术、扁豆、砂仁，补中健运了。这是经常遇见的病证。可以看到无论是外感和内伤，外因和内因，都是通过脏腑后发生变化，药物的功效也是通过脏腑后才起作用。倘然只知道感受风寒用发散，或者只知道某些药用于发散，而不从脏腑考虑，显然是不够的。

　　脏腑的功能各有特点，病邪的性质也各有特点。一个脏由于本身变化和所受病邪不同，出现的症状就不一样；一种病邪由于侵犯的脏腑不同，发病也不一样。总的说，所有病证包括病因、病机在内，都是脏腑生理、病理变化的反映。为此，研究脏腑发病不能离开生理，也不能离开病因、病机。同样地，研究用药法则不能离开气味、升降浮沉，也不能离开归经。

即如上面所说的八纲、六经、三焦和卫气营血的辨证，都不能离开脏腑，离开了脏腑便会落空。还有经络，好像自成一个独立系统，其实也是以脏腑为基础，如手太阴经的主证为胸部胀满、咳嗽、气喘，都是肺脏症状。于此可见，脏腑是中医理论体系的核心，经络是构成人体整体的重要部分，临床上必须重视脏腑发病及其用药法则，同时也要注意经络的联系和药物的归经。唐容川说得好："业医不知脏腑，则病原莫辨，用药无方。"

怎样来研究？《内经》上曾经做出初步总结。例如：五脏所主，五脏开窍，五脏化液，五脏所恶，五脏变动，五气所病等，明确地指出了脏腑的生理、病理及与形体的关系。用药方面，如《本草纲目》序例里，叙述了《五脏五味补泻》和《脏腑虚实标本用药式》；《本草分经审治》以脏腑为纲，更具体地指出了药物对脏腑病变的使用。探讨脏腑发病可以在这些基础上分为四个方面。

1. 关于本脏的体用性质　包括本身的变化。如肝藏血，以血为体，以气为用，性主升发，宜条达舒畅，及肝用太强，气盛化火，血虚生热生风等。

2. 关于本脏与形体各组织器官的联系，包括经络循行部位　如肝主筋，开窍于目，爪为筋之余，及肝脉循胁肋、少腹，络前阴，冲任隶属于肝胃等。

3. 关于本脏同其他脏腑的关系，包括奇恒之腑在内　如肝与胆为表里，与心、肾相生，与肺、脾相克，及女子生殖系统亦属于肝，以肝为女子的先天等。

4. 关于本脏对外邪和七情的发病关系，包括其他致病因素　如肝恶风，怒伤肝，及肝味酸，酸伤筋，肝为罢极之本等。

前人从这几方面观察脏腑活动的正常和紊乱情况，长期以来积累了极其丰富的经验，一直作为临床诊断的依据。明确了这些脏腑发病的基本概念，再结合药物的气味、效能和归经等，不难针对病位、病因和病证得出用药法则。兹就脏腑的生理及与各方面的关系为纲，说明其相应病变，从而指出治疗原则和适应药物，提供参考。

一、肝（附：胆）

1. 肝藏血　①血虚为形瘦，面色、指甲不华，目眩，发脱，筋惕肉瞤，舌质淡，脉细。（形瘦、舌质淡、面色不华等常见于一般血虚证，确诊为肝血虚时，必须结合目眩、筋惕肉瞤等肝症状的特征）②肝血凝滞为胁痛如刺，胁下痞块。

2. 气为用 ①气太强则横逆，为胸胁胀满，精神易于激动。（即一般所说的肝气）②气不条达，为忧郁不欢，精神萎靡，多悲观消极。（即肝郁）

3. 性喜温 ①寒则生气不充，为四末不温。（四末不温常见于肾阳虚和一般寒证，确诊为肝寒须与肝症状结合）②血虚生热，为手足心热，并出潮汗。

4. 志为怒 为急躁，忿恚，骂詈，发狂。（一般属于肝火）

5. 谋虑所出 为多疑善虑。（能导致气郁和血虚）

6. 罢极之本 为疲乏，不耐操劳。

7. 舍魂 为失眠艰寐，多梦惊醒。（一般属于血虚）

8. 藏相火 火逆为头胀，面热，目赤，口苦作干。（相火指胆火，在肝病上亦称肝火）

9. 通于风气 血虚生风，为目眩眼花，四肢麻木抖动抽搐，舌颤。（即内风，轻者称肝阳，重者称肝风，亦概称风阳）

10. 开窍于目 ①血虚为目干且涩，视物模糊，雀盲。②肝热为目赤红肿，流泪，畏光。

11. 主筋 血不养筋，为筋惕肉瞤，拘挛，㑊弱。（爪为筋之余，灰指甲亦属血虚；膝为筋之府，筋病多膝部屈伸不利）

12. 为女子先天 指女子生殖系统，包括冲、任奇经，其病为月经不调、不孕、小产。

13. 肝经循行部位 常见者，为胁肋、少腹胀痛，颈侧、腋下瘰疬，偏疝坠痛。

14. 与胆为表里 肝热为口苦；肝虚为胆怯。

15. 与肾心相生 ①为水不生木，由肾阴虚而后出现肝虚证。②为木不生火，由肝脏气血虚而后出现心虚证。

16. 与脾肺相克 ①为木克土，先有肝气旺，后见脾胃证。②为金克木，先有肺气盛，后见肝证。

附：胆（与肝为表里，常与肝证错杂出现）

（1）司相火：①火逆为头胀，目赤，咽干，口苦，梦遗。（一般亦称肝火）②火衰为吞酸、反恶。

（2）性刚：为恼怒、发狂。（亦称肝火）

（3）决断所出：虚则为胆怯，善恐易惊，卧不安。

（4）主半表半里：为寒热往来。（风寒传入及肝脏气血不和，均能出现）

（5）经络循行部位：常见暴聋、耳热。

【按】肝胆发病，以肝为主体。《内经》上说："肝苦急，急食甘以缓之。"又："肝欲散，急食辛以散之，用辛补之，酸泻之。"这是指肝病用药的原则。肝脏病变主要是血和气两个方面，血虚、血滞、气逆、气郁等，不仅引起本身发病，也能影响各组织功能异常及其他内脏为病。故治疗肝病应着重补血、和血、调气，再从其病因及特殊现象，使用清肝、温肝、镇肝等法。

（1）补血：如归身、白芍、首乌、阿胶、潼沙苑、菟丝子。

（2）和血：包括活血，如当归、川芎、赤芍、丹参、鸡血藤。进一步即为行血祛瘀，如红花、桃仁、泽兰、茺蔚子。

（3）理气：如郁金、香橼、白蒺藜、金铃子、橘叶、路路通、玫瑰花、苏罗子、柴胡、青皮、枳壳、香附、延胡索、沉香。

（4）清肝：如丹皮、黄芩、山栀、夏枯草、青黛、牛黄。进一步为泻肝，如龙胆草、芦荟。（清胆同）

（5）温肝：如肉桂、淫羊藿、艾叶。（温胆是助其升发之气，与此意义不同）

（6）镇肝：包括潜阳，如菊花、钩藤、天麻、桑叶、牡蛎。进一步为熄风，如龟板、鳖甲、玳瑁、羚羊角、珍珠母、淡菜、蝎尾。

以上是肝脏发病的一般用药（以下诸脏同）。所有肝胆症状，均可适当地在这基础上加入主治药物，如：

（1）目赤：青葙子、密蒙花、木贼草、菊花。

（2）目糊雀盲：羊肝、菊花、石斛、枸杞子。

（3）瘰疬：海藻、昆布、山慈菇。

（4）癥瘕痃癖：三棱、莪术。

（5）疝气：荔枝核、橘核、小茴香。

（6）拘挛：木瓜、怀牛膝、续断。

（7）月经过多：乌贼骨、血余炭、樗皮炭、陈棕皮、侧柏叶、炮姜炭。

二、心（附：心包络）

1. 心生血 血虚为面色不华，少气。

2. 主脉 ①心气不足，为脉象细弱结代。②血行障碍，为左胸痛，不得息，手臂酸痛麻木。

3. 司君火 ①火旺为心烦，发狂。②火衰或受寒而阳气内郁，为心痛，面青气冷，手足青至节。

4. 藏神 ①血虚而神不安，为心悸，怔忡，失眠，健忘。②热邪侵扰，为昏迷谵语。

5. 开窍于舌 ①火旺为舌尖红刺，重舌。②风痰阻络，为舌强，语謇。

6. 汗为心液 为多汗。

7. 心经循行部位 常见者，为手心热，手臂挛急疼痛。

8. 与小肠为表里 心热为隔肠不便。

9. 与肺为君相 为营卫不利，胸闷，气促。

10. 与肝脾相生 ①为木不生火，先有肝血虚，继而出现心气衰弱证。②为火不生土，先有心阳虚，继而出现脾不健运证。

11. 与肺肾相克 ①为火克金，先有心火旺，继出现肺失清肃证。②为水克火，先有肾寒，继而出现心阳虚证。

附：心包络（心脏实证多为包络受邪）

【按】《内经》上说："心苦缓，急食酸以收之"；又："心欲耎，急食咸以耎之，用咸补之，酸泻之"。这是治疗心病用药的原则。心生血，血行脉中，心主火，火即心阳，凡血虚和阳气太亢、不足，均能影响血液循环，致功能失常。故心病治法，以和血及清火、通阳为主。

（1）和血：包括补心，如生地、麦冬、炙甘草、当归、龙眼肉、丹参、三七、藏红花、琥珀、血竭。

（2）清火：包括泻心，如黄连、山栀、连翘、竹叶、灯芯、莲子青心。

（3）通阳：如人参、桂枝、远志、益智仁、紫石英。

其他心的症状，均可适当地在这基础上加入主治药物，如：

（1）心悸、失眠：酸枣仁、柏子仁、茯神、龙齿、合欢花、朱砂。（即安神）

（2）神昏、发狂：犀角（用水牛角代）、菖蒲。（即开窍）

（3）多汗：浮小麦、碧桃干、糯稻根。

（4）胸痹：薤白、郁金、瓜蒌。

三、脾

1. 司中气 ①气虚为倦怠无力，懒言，嗜卧，行动气短。②气滞为脘腹胀满。

2. 主运化 中阳不运，为食后艰化，胀满。

3. 性升 ①清阳不振为眩晕。②中气下陷为脱肛，小腹胀坠。

4. 恶湿 ①湿阻为目胞肿，腹胀，泄泻，黄疸。②湿停成水，渍于肌肤为浮肿，下注为脚气。

5. 统血 为便血，妇科崩漏。

6. 主肌肉 为消瘦，胸肉脱。

7. 主四肢 为沉困无力。

8. 开窍于舌 ①湿阻为口淡，口腻，舌胖，舌苔厚。②湿热内蕴为口甘，口臭，口舌生疮生痱。

9. 其华在唇 ①脾虚为唇白。②脾热为唇绛，唇裂。

10. 后天之本 为食呆不化，泄泻不止。（小儿营养不足，体弱多病，称为后天失调；久病不能进食，称为后天绝）

11. 经络循行部位 常见者，为髀痛。

12. 与胃为表里 脾不为胃行其津液，为大便难。

13. 与心肺相生 ①为火不生土，先有心阳虚，而后出现脾虚证。②土不生金，先有脾弱，而后出现肺虚证。

14. 与肝肾相克 ①为木克土，先有肝气，而后出现脾不健运证。②土克水，先有脾实，而后出现肾虚证。

【按】《内经》"脾苦湿，急食苦以燥之"；又"脾欲缓，急食甘以缓之，用苦泻之，甘补之"。这是脾病用药的原则。脾主中气，体阴而用阳，阳气不运，最易湿阻，治法以温阳、益气及调中、化湿为主。

（1）温阳：如干姜。

（2）益气：即补中，如黄芪、党参、白术、山药、扁豆、红枣。

（3）调中：如木香、藿梗、苏梗、砂仁、檀香。

（4）化湿：如苍术、厚朴、草果、半夏、陈皮、佛手、茯苓、苡仁。

其他脾的症状，可适当地在这基础上加入主治药物，如：

（1）泄泻：炮姜、肉果。

（2）水肿：大腹皮、冬瓜皮、泽泻、车前、生姜皮。

（3）黄疸：茵陈。

（4）脚气：木瓜、槟榔。

（5）便血、崩漏：阿胶、地榆、侧柏叶、灶心土。

（6）脱肛：升麻、柴胡。（即升提）

四、肺

1. 肺主气　①气虚为呼吸短促，音低。②气壅为喘呼、胸闷。

2. 布津液　为口干，皮肤枯燥，痿躄。

3. 司肃降　①气逆为咳嗽、气喘。②伤络为吐血。

4. 主皮毛　为多汗，易感冒。

5. 开窍于鼻　为不闻香臭，流涕，鼻渊，鼻煽。

6. 喉为肺系　①肺虚为失音。②受寒为喉痒、音嘎。③受热为喉痛红肿。④痰阻为喉如拽锯，哮喘。

7. 上气海　气滞为胸闷、胸痛。

8. 水之上源　肺闭为小便不利。

9. 肺经循行部位　常见者，为缺盆中痛，肩胛连手臂痛。

10. 与大肠为表里　肺津不布，为大便困难。

11. 与脾肾相生　①为土不生金，先有脾弱，而后出现肺虚证。②为金不生水，先有肺虚，而后出现肾阴不足证。

12. 与肝心相克　①为金克木，先有肺实，而后出现肝气郁滞证。②为火克金，先有心火旺，而后出现肺热证。

【按】《内经》上说"肺苦气上逆，急食苦以泄之"；又"肺欲收，急食酸以收之，用酸补之，辛泻之"。这是治疗肺病用药的原则。肺的作用在气，气和则外护皮毛，内司清肃，津液输布，呼吸调匀，所以补气、肃气和生津为肺的主治。由于皮毛不固，外邪侵袭，容易引起咳痰，故宣肺、清肺和止咳化痰亦为重要治法。

（1）补气：药如黄芪、人参、山药、冬虫草。

（2）肃气：如苏子、白前、旋覆花。

（3）生津：即润肺，如北沙参、麦冬、玉竹、百合、燕窝、银耳、阿胶、梨膏。

（4）宣肺：如麻黄、紫苏、荆芥、防风、桔梗。

（5）清肺：如桑叶、菊花、黄芩、蒌皮、石膏、桑皮。

（6）止咳化痰：如牛蒡、前胡、紫菀、款冬、杏仁、贝母、马兜铃、天竺黄、竹沥、枇杷叶、海蛤壳、荸荠、半夏、陈皮、白石英、海浮石、制南星、白果。进一步逐痰，如白芥子、葶苈子、皂角、青礞石。

其他肺的症状，均可适当地在这基础上加入主治药物，如：

①鼻塞流涕：辛夷、苍耳子、白芷、藁本。

②咯血：侧柏叶、茜草、山茶花、旱莲草、藕节、丹皮、仙鹤草、茅根。

③失音：凤凰衣、玉蝴蝶、蝉衣、胖大海。

④咽痛红肿：玄参、山豆根、射干、马勃、挂金灯、藏青果。

五、肾（附：膀胱、三焦）

1. 肾为水火之脏　①水指肾阴，阴虚为潮热，骨蒸，腰酸，膝奭。②火即命门之火，指肾阳，阳虚为畏寒，手足清冷。

2. 藏精　为遗精、滑精。

3. 主作强、技巧　为腰酸，脊不能举，迷惑善忘。

4. 性寒　为畏寒，厥逆。

5. 主纳气　为喘促，呼多吸少。

6. 主骨髓　为骨痿行立无力。（齿为骨之余，为齿浮而长；脑为髓海，为头眩空鸣）

7. 开窍于耳　为耳鸣、耳聋。

8. 其华在发　为发脱。

9. 腰为肾府　①阴虚为腰酸。②阳虚为腰背冷。

10. 司二便　为泄泻，遗尿，尿频。

11. 为先天　指男子生殖系统，为阳痿、精冷、无子。（小儿体弱多病，称为先天不足；女子虽以肝为先天，与肾亦有关系）

12. 肾经循行部位　常见者，为腰、背、下肢沉重疼痛。

13. 与膀胱为表里　气化不及，为小便不利。

14. 与肝肺相生　①为水不生木，先有肾阴虚，而后出现肝血不足证。②为金不生水，先有肺虚，而后出现肾阴不足证。

15. 与心脾相克　①为水克火，先有肾寒，而后出现心阳虚证。②为土克水，先有脾实，而后出现肾虚证。

附1：膀胱（与肾为表里）

（1）水府：①不利为癃。②不约为遗尿，频数，尿有余沥。③有热为尿黄赤，尿血，尿道涩痛。

（2）气化能出：肾虚气化不及，为小便不利。

附2：三焦（上连肺，下属肾）

（1）司决渎：指水道，不利为水肿。

（2）主行气：为胀满。

【按】《内经》上说"肾苦燥，急食辛以润之"；又"肾欲坚，急食苦以坚之，用苦补之，咸泻之"。这是治疗肾病的用药法则。肾分阴阳，功能是统一的，且多出现相对的偏盛偏衰，故治法以滋肾和温肾为主。但不能绝对分开，尤其是补阳常在补阴的基础上进行。膀胱、三焦属腑，以通利为主，必要时通过命门来治疗，所谓气化。

（1）滋肾：一般所说阴亏，多指肾阴，故滋肾亦称养阴，如生地、熟地、山萸、黄精、龟板、枸杞子、女贞子、潼沙苑、桑椹子、牛骨髓、猪脊髓、鳖甲胶。

（2）温肾：一般所说阳虚，多指肾阳，故温肾亦称扶阳，如附子、肉桂、鹿茸、巴戟天、破故纸、益智仁、仙茅、胡芦巴。

（3）利膀胱：即通小便，如茯苓、赤苓、猪苓、泽泻、车前子、冬瓜皮、木通、通草、蟋蟀。

（4）通三焦：即行气法，如木香、香附、厚朴。

其他肾的症状和膀胱、三焦的症状，均可适当地在这基础上加入主治药物，如：

（1）潮热骨蒸：地骨皮、白薇、银柴胡。

（2）腰痛膝软：杜仲、续断、狗脊、怀牛膝、木瓜。

（3）耳鸣耳聋：磁石、核桃肉、黑芝麻。

（4）气喘：蛤蚧尾、五味子。

（5）遗精：桑螵蛸、金樱子、莲须、芡实、煅龙骨。

（6）阳痿：海狗肾、仙灵脾、锁阳、蚕蛾、海马、蛇床子、韭子。

（7）小便不禁：覆盆子、五味子、蚕茧。

六、胃（附：小肠、大肠）

1. 水谷之海　为食欲减退，作胀。

2. 宜和降　为泛恶，呕吐，呃逆，嗳气，中脘痛。

3. 为阳土　为嘈杂，口渴引饮，消谷善饥，口臭。

4. 胃经循行部位　常见者，为牙龈肿痛。

5. 与脾为表里　脾弱为消化不良。

附1：小肠（与胃同为传化之腑）

（1）主化物：为消化不良，腹胀，绕脐痛，肠鸣，矢气。

（2）为火府：①受寒为寒疝腹痛。②蕴热为便秘、口糜。

（3）与心为表里：有热为胸闷心烦。

附2：大肠（与胃同为传化之腑）

（1）主传导：为便秘、泄泻。

（2）司魄门：指肛门，为痔疮、便血。

（3）与肺为表里：便秘而胸膈满闷。

【按】胃与大小肠均传导化物而不藏，故治法主要和胃、疏肠。但胃为阳土，热证较多，热又易伤津液，同时大肠不固则大便泄泻，故清胃、生津和固肠亦为重要治法。

（1）和胃：如藿香、豆蔻、枳壳、半夏、陈皮、佛手。

（2）清胃：如石膏、知母、滑石、黄芩、芦根、竹茹。（挟湿为湿热，与化湿药如厚朴、半夏等同用，称为清化）

（3）生津：如石斛、天花粉、麦冬、玉竹。

（4）疏肠：即通大便，包括润肠如麻仁、瓜蒌仁、柏子仁、郁李仁；泻下如大黄、玄明粉、番泻叶；寒秘、虚秘用苁蓉、硫黄、巴豆，称为温下法；泻水用商陆、甘遂、芫花、大戟。

（5）固肠：即止泻法，寒泻如煨姜、益智仁、肉果；热泻如黄连、白头翁、秦皮；久泻不止用禹余粮、赤石脂、诃子、石榴皮，称为固涩法。

其他胃和大小肠的症状，可适当地在这基础上加入主治药物，如：

（1）呕吐：黄连、半夏、枳实、竹茹、吴萸、生姜。（用时须配合）。

（2）呃逆：丁香、柿蒂、刀豆子。

（3）伤食：六神曲、山楂、莱菔子、焦稻芽、谷芽、麦芽。

（4）里急后重：木香、槟榔、赤白芍。

（5）便血：槐花、地榆、侧柏叶、赤豆。

上面介绍了脏腑发病及用药法则的一个轮廓。为了便于临床上参考，没有按照原来的脏腑表里来谈，同时重点说明它的相应病变，没有将症状完全罗列和加以解释。这正如我开场所说，仅仅是提要而已。

试引过去文献，《千金方》便是以脏腑分类，论列病证方药；后来《沈氏尊生书》里的《杂病源流犀烛》，也是先分脏腑。用药方面，钱乙曾根据脏腑虚实立出补泻方剂，后来张洁古也发展成为《脏腑标本虚实用药式》。这些，足以说明研究脏腑发病及用药法则的重要性，但是并不简单。我所谈的偏重脏腑的性质、功能及其联系，关于病因方面谈得很不够。病因是发病的根源，研究脏腑发病不能离开病因。很明显，脏腑和病因各有不同的性质，在不同的脏腑固然能出现不同的病证，但在不同原因侵害下又有不同的变化。所以从脏腑方面来研究发病之外，还必须研究内、外因的发病。我在本院第一期《学报》上所写的《辨证论治纲要》，提出了风、寒、暑、湿、燥、火、疫、痰、食、虫、精、神、气、血十四个纲，便是侧重病因联系脏腑，可以结合起来研究。由于脏腑发病与病因有密切关系，也常看到某一脏腑容易接受某种病因，或某种病因容易伤害某一脏腑，正如《难经》所指出的五脏正经自病："忧愁思虑则伤心，形寒引冷则害肺，恚怒气逆、上而不下则伤肝，饮食劳倦则伤脾，久坐湿地、强力入房则伤肾。"所有这些问题，属于中医的基本理论，首先要比较全面地深入地学习，才能对脏腑发病触类旁通。

为此，如何来进一步研究脏腑发病及用药法则，我的意见为必须在理论方面下一番功夫，最低限度应将《内经》重新温习一遍。比如：《素问·灵兰秘典论》（"心者君主之官也，神明出焉。……"一节）、《六节藏象论》（"心者生之本，神之变也，其华在面，其充在血脉，……"一节）、《五脏生成篇》（"心之合脉也，其荣色也，其主肾也。……"一节）和《五运行大论》（"在天为风，在地为木，在体为筋，在气为柔，在脏为肝，其性为暄，其用为动，……"一节）等，都是论脏腑的性质、功能、形象及其与体内体外的联系，熟悉以后，便能了解相应的病变。又如：《素问·宣明五气篇》（"心为噫，肺为咳，令人善怒，……"一节）、《至真要大论》（"诸风掉眩，皆属于肝；……"一节）、《阴阳别论》（"二阳之病发心脾，有不得隐曲，女子不月，其传为风消，……"一节)、《灵枢·经脉篇》（"肺手太阴之脉，……是动则病肺胀满膨膨而喘咳，……"一节）和《本神篇》（"肝藏血，血舍魂，肝气虚则恐，实则怒。……"一节），都是论脏腑及其经脉的发病，还指出了它的传变。此外还有《素问·风论》、《咳论》、《痿论》、《痹论》以及《灵枢·邪气脏腑病形篇》等，指出了脏腑的主要症状，都可作为参考。当然，其他文献也要阅读，而《内经》是最基本的一课，先把基本功打好，才能向更多方面吸收。

第二章

五行学说的具体应用

中医学里引用了五行学说，成为基本理论之一。今天谈的是关于生克方面在临床上的具体运用。通过实际问题，可能有助于进一步对理论的探讨，减少一些不正确的看法和不恰当的用法。

五行学说，本来以相生相克的规律说明自然界事物之间的相互关系。临床上运用五行学说，主要也是解释人体内脏的相互联系及生理、病理的复杂变化，从其正常和不正常情况下所反映的现象，作为推断病情和确定治法的依据之一。为此，临床上具体运用五行学说，首先要注意两个方面：①必须以内脏为基础，离开了内脏活动的真实反应来谈五行，便会落空。②必须依据病因和病情的发展，在辨证施治下适当地运用五行学说，否则也是不切实际的。

事实表明，医学上既然将五行分属内脏，临床运用就不能离开内脏来谈五行。内脏发病的原因不同，演变不同，离开了内脏疾病的本质和变化，刻板地强调五行生克，显然是理论脱离实际。

人体内脏之间本有一种调整的本能，表现为相依相存，相反相成，保持其活动均势，是为正常现象。反之，当生不生，当制不制，或相生不及，相制太过，以及其他紊乱现象，都为病征。在这种情况下运用五行生克规律来治疗，也有几个大法。

1. 补母，用于相生不及　如肾虚影响肝脏亦虚，称为水不生木，治以滋肾为主；或者肝虚影响肾脏亦虚，称为子盗母气，也在补肝的同时补肾。这些虚证上利用母子关系治疗，即所谓"虚则补其母"。

2. 泻子，用于母子关系的实证　如肝火偏旺，有升无降，可用泻心方法，所谓"实则泻其子"。

3. 抑强，用于相克太过　如肝气横逆，犯胃乘脾，称为木乘土，用平肝、疏肝为主。也有木本克土，反为土克，称为反克，亦叫相侮，如脾胃壅滞，影响肝气条达，当以运脾和胃为主。使主因削弱，则被制者的功能自然易于恢复。

4. 扶弱，用于相克不及　如肝虚郁滞，影响脾胃健运，称为木不疏土，治宜和肝为主，兼予健脾，以加强双方的功能。

这里说明了生克关系是两方面的，运用这一规律来治疗，必须双方考虑，又必须分清主次。假如认为相生是母子关系，而重视其母、忽视其子，或在相克的现象下，重视克者而忽视被克者，都是不够全面的。例如水不生木，用滋肾养肝，木横乘土，用疏肝健脾和平肝和胃，均是生者与被生者和克者与被克者结合治疗。在滋养肝肾中，如果水不生木，则以肾为主，子盗母气，则以肝为主；同样地，疏肝健脾、平肝和胃，由于木横乘土，以疏肝、平肝为主，倘因土反侮木，便以运脾、和胃为主，均有一定的主次。

此外，临床上掌握病情，制止其发展和促进其复原，也能运用五行生克规律来治疗。比如见到肝实证有克制脾胃的倾向，就应先健脾胃，使脾胃不受损害，痊愈较速。又如肝虚久不复元，虽然肾脏不虚弱，也可结合滋肾，加强肝脏的恢复。这种利用生克来防治，必须根据具体情况是否需要来决定；如能直接解决，就不必要强调生克，牵涉到其他方面。

以上是临床上运用五行生克的大纲大法。现在再分相生和相克两个方面来谈其具体运用。由于经验缺乏，存在一些空白点，请补充和指正。

一、相生规律在临床的运用

五行相生系一种正常的生理现象。临床上运用这规律来治疗，多属于母虚累及其子，其次是子盗母气，再次是单纯子病，均可利用母子关系加强相生力量。所以相生的治法主要是掌握母子关系，它的原则是"虚则补其母"。凡母虚累子，先有母的症状；子盗母气，先有子的症状；如单纯子病，须有子虚久不复元的病史。这样，三者的治法相似，处方就有主次之分。

1. 水不生木

即肾虚不能养肝，临床表现在肾虚为阴不足，多见耳鸣、腰酸、膝软、遗精；肝虚为血不足，多见消瘦、疲乏、目眩、筋惕肉瞤。阴虚能生内热，血虚也能生内热，且易引起虚阳上扰，故进一步可出现颧红、潮热、手足心热、头晕、肢麻颤抖等症，脉象或见细弱，或见细数，或见细弦，舌质亦或淡或嫩红。这种肾阴亏耗不能养肝的证候，临床上常见为肝风眩晕。

张景岳曾说"眩晕一证，虚者居其八九"，主张用左归饮（地黄、山药、萸肉、杞子、茯苓、甘草）；叶天士也明白指出"晕眩烦劳即发，此水亏不能涵木，厥阳化风鼓动"，常用滋阴潜阳法。除内伤杂证外，温病传入下焦，耗伤真阴时亦常出现眩晕，《温病条辨》用加减复脉汤（生地、白芍、麦冬、阿胶、麻仁、甘草），佐以一甲煎（牡蛎），二甲煎（牡蛎、鳖甲），三甲煎（牡蛎、鳖甲、龟板）。

处方法则：滋水涵木法，滋肾养肝法，滋补肝肾法，乙癸同源法。

常用药物：①滋肾阴：生熟地、鳖甲、天冬、女贞子。②养肝血：归身、白芍、制首乌、潼沙苑、阿胶、黑芝麻；③熄风潜阳：龟板、玳瑁、生牡蛎、石决明、珍珠母、天麻、菊花、钩藤。

2. 木不生火

即肝虚不能温养心脏，表现为血亏和生气不强，心血和心阳、心神衰弱，如消瘦、胆怯、心悸惊惕、健忘、失眠、脉象细弱或结代或寸脉不静等。肝为藏血之脏，内寄相火为肝的生发之气，心主生血而司君火，火明则神志清朗，这是木火相生的主要关系。故木不生火的心虚证，多见意志萧索，神情澹荡不收，补肝以养心，又当偏于温养。养心汤（人参、黄芪、白术、甘草、当归、白芍、肉桂、五味子、茯苓、远志、陈皮）用血药以补其体，气药以助其用，其中肉桂能温肝，亦能壮心阳，实为主药。用木生火来治疗心虚，侧重在肝阳虚弱，如果心阳虚弱而不属于木不生火的，应从本脏治疗，如复脉汤（人参、桂枝、阿胶、生地、麦冬、甘草、麻仁、姜、枣）便是。

处方法则：补肝养心法，温养心肝法。

常用药物：①养肝血：见前。②养心血：生地、麦冬、阿胶、枣仁、龙眼；③温心阳：人参、肉桂、紫石英、五味子。

3. 火不生土

即心火或命门衰微，不能温脾。五行分配以火属心，但在临床上运用这一规律，多指命门之火，也就是肾阳。脾为阴土，恶湿，以阳为用，阳虚则运化无权。所以火不生土的症状，在命火虚为畏寒，四肢不温；在脾阳虚为食入艰化，胀满，腹泻，或水湿积聚，小便不利，形成浮肿。因为肾阳和脾阳有密切关系，脾阳依靠肾阳来温养，所以脾肾阳虚证候以补肾阳为主，但既然同病，也不能忽视健脾。例如真武汤（附子、白术、茯苓、白芍、生姜）治水气，就用了白术、茯苓、生姜的健中温中；四神丸

（补骨脂、吴萸、肉果、五味子、生姜、大枣）治五更泄泻，也用了肉果、生姜、大枣温中补土。更明显的如《伤寒论》以理中汤（人参、白术、炮姜、甘草）治太阴病，加入附子为附子理中汤，便治少阴病，可见在温脾的基础上进一步温肾，是助火生土的正常治法。

这里必须说明一个问题，即心火与脾阳有关系。我认为这类实例在临床上并不少见。张仲景治痰饮病用苓桂术甘汤（茯苓、桂枝、白术、甘草），治水气上凌心悸用桂苓草枣汤（桂枝、茯苓、甘草、大枣）等，用桂枝的目的即在温心阳以助脾阳的健运。故温命火用附子，温心阳用桂枝。《本草疏证》论桂枝有六种用法：和营，通阳，利水，下气，行瘀，补中。这些作用都与心脏有关，尤其是用于补中法，含有火生土的意义。假如忽视了这方面，只将火不生土认作脾肾关系，从整个五行生克规律来讲，就很难说通了。

处方法则：益火补土法，温肾健脾法，温补脾肾法，通阳健中法。

常用药物：①温肾阳：熟附片、肉桂、巴戟天、葫芦巴、仙茅、益智仁、补骨脂、鹿茸。②温心阳：见前；③温脾阳：白术、干姜、砂仁、肉果。

4. 土不生金

即脾胃虚弱，不能滋养肺脏。脾和胃的功能不同，但作用是统一的，故在土虚证上往往并提。脾胃虚弱为食呆，消化不良，大便溏泄；肺虚则为气短，干咳，或吐黏痰，或痰内带血。这些证候常见于肺痨后期，此时补肺气则易生胀满，养肺阴又虑增加腹泻，只有侧重脾胃用甘平补中一法，使后天生气充沛，则肺脏可得到滋养。用参苓白术散（人参、白术、茯苓、山药、扁豆、苡仁、甘草、陈皮、莲肉、砂仁、桔梗），方内山药、扁豆、苡仁等不仅补脾，也能补肺，同入肺脾两经。至于一般所说的肺脾两虚证，多指气分不足，且多由中气虚弱引起。表现为行动少气乏力，语音低微，表虚多汗等，与土不生金有区别，当用李东垣调中益气汤（黄芪、人参、白术、甘草、当归、白芍、五味子、陈皮、升麻、柴胡），即补中益气汤加入白芍、五味子补肺敛气。

处方法则：培土生金法，补养肺脾法。

常用药物：①补脾胃中气：党参、白术、山药、扁豆、炙甘草、红枣。②补肺气：人参、黄芪、五味子、冬虫夏草；③养肺阴：北沙参、麦冬、百合、石斛、玉竹、梨膏。

5. 金不生水

即肺虚不能输布津液以滋肾。临床表现多为肺肾阴虚，兼有内热，如气短、干咳、口渴、小便短赤、腰膝酸软等。治宜百合固金汤（百合、生熟地、麦冬、玄参、当归、白芍、贝母、桔梗、甘草）补肺滋肾。也有肾阴亏耗，虚火上炎，因肺热津燥，亦现金不生水现象。这是其本在下，其标在上，当以滋肾为主，方如八仙长寿丸（生地、山萸、丹皮、山药、茯苓、泽泻、麦冬、五味子），即六味地黄丸加麦冬、五味子补肺。正因为肺肾相互影响，治疗又相互照顾，所以又称金水相生。《时病论》里治肺肾两亏，用人参、麦冬、五味子补肺敛肺，知母、玄参清肺又能滋肾，并以甘草协和诸药，谓有"金能生水、水能润金之妙"，便是例子。

临床上常用开肺以利小便，乃指肺与膀胱的生理关系。肺为水之上源，膀胱为水之下流，肺气宣畅则三焦通调，水道自利，不同于相生意义，不能引用金生相水来解释。

处方法则：补肺滋肾法，滋养肺肾法，金水相生法。

常用药物：养肺阴；滋肾阴：见前。

二、相克规律在临床的运用

相克与相生同样是一种生理现象。病证上所说的相乘，包括相克太过、相克不及和反克现象，故有虚实夹杂的症状出现。总的说来，分强弱两面，即克者属强，表现为功能亢进；被克者属弱，表现为功能衰退。因而治疗上同时采取抑强扶弱的手段，并侧重在制其强盛，使弱者易于恢复。另一方面强盛而尚未发生相克现象，必要时也可利用这规律，预先加强被克者的力量，以防止病情的发展。

从疾病的发展变化来看相克，并不是前后都一致的。例如臌胀病，在整个病程中所出现的证候，便包括了木横克土、木不克土和土反侮木等现象，治疗上虽然不离肝脾肠胃，治法上就有很大出入。说明临床上运用相克时，不能固执一端，一成不变。

1. 木横克土，木不疏土，土反侮木

木横克土即肝旺脾弱，肝旺多指肝气太强，表现为头胀，胁痛，胸闷太息，少腹胀。脾弱包括胃气阻滞，如食呆，脘痞胀痛，频作暖气和矢气等。由于肝旺多指肝气横逆，治疗上常用疏肝理气为主，结合健脾和胃，方如柴胡疏肝散（柴胡、白芍、川芎、枳壳、香附、陈皮、甘草）、调气汤

（香附、青陈皮、乌药、木香、藿香、砂仁、甘草）和沉香降气汤（沉香、香附、延胡索、金铃子、砂仁、甘草）。木克土的证候以肝气犯胃为多，并因胃而影响及肠，胃痛中的气痛，常因恼怒后肝气所引起，刘草窗的痛泻要方（白芍、陈皮、白术、防风），目的亦为泻肝和胃而疏肠中气滞。因此，本证在临床最为多见，一般称为肝胃不和。

木不疏土，由肝气郁结所致，肝气失其条达，影响脾胃功能迟钝，出现精神抑郁，胸胁满闷，食少艰化，腹胀，大便或秘或溏等症状。治宜疏肝健脾，用逍遥散（当归、白芍、柴胡、白术、茯苓、甘草、煨姜）、亦可加入枳壳、陈皮和胃。治疗肝气和肝郁，虽然同以理气为主，药物如柴胡等亦通用，但由于发病和病机不同，方剂的组成并不一样。

反克现象在肝和脾胃亦为多见常见，因有木之与土，此胜彼负之说。但一般土反侮木多由木郁不能疏土引起，亦即木不疏土的后果，且因后天生化力弱，肝血不充，产生肝火内郁，成为虚性亢奋现象，宜用化肝煎（白芍、青陈皮、丹皮、山栀、贝母、泽泻）。若由脾胃形成，则以湿热积滞为多，与肠亦有密切关系，当用导气汤（黄连、黄芩，当归、白芍、枳壳、槟榔、木香、大黄）加减。

处方法则：抑木扶土法，疏肝健脾法，平肝和胃法，调理肝脾法，理气畅中法。

常用药物：①疏肝气：青皮、制香附、金铃子、香橼、柴胡、广郁金、玫瑰花、苏罗子、荔枝核。②调脾胃中气：枳壳、陈皮、砂仁、蔻仁、佛手；③化脾胃湿热积滞：黄连、半夏、木香、枳实、大腹皮。

2. 土旺克水，土不克水，水反克土

土旺克水，即胃实耗伤肾阴，常见于胃有实热，即《伤寒论》少阴病用急下存阴的证候。但临床上惯称邪热伤阴，很少引用生克学说。

与此相反，土不克水是脾虚而水湿泛滥，成为水肿胀满。张景岳说："水为至阴，故其本在肾；水惟畏土，故其制在脾。"治宜温运脾阳，用实脾饮（白术、茯苓、干姜、生姜、红枣、甘草、豆蔻、大腹皮、厚朴、木香、附子、木瓜）为主。

水反克土为肾病影响脾脏功能，常见于水肿证，《内经》所谓"肾者胃之关也，关门不利，故聚水而从其类也"，用金匮肾气丸（附子、肉桂、熟地、山萸、山药、茯苓、泽泻、丹皮）温肾为主，结合胃苓汤（苍术、厚朴、陈皮、甘草、肉桂、白术、泽泻、猪苓、茯苓）以治标。

处方法则：急下存阴法，敦土利水法，温肾健脾法。

常用药物：①泻胃热：大黄、玄明粉、枳实。②温脾阳：见前；③温肾阳：见前；④利水湿：茯苓皮、泽泻、车前子、冬瓜皮、川椒目、猪苓、大腹皮、葫芦瓢、生姜皮、通草。

3. 水旺克火，水不克火，火反克水

水旺克火即肾阴郁遏心阳，表现为水气上逆，先有脐下悸，再见胸闷心悸，奔豚证即属这一类，宜桂枝加桂汤（桂枝、白芍、甘草、姜、枣）。如果水气内停，命火衰微不能气化，不见心气虚弱症状的，当用真武汤（附子、白术、茯苓、生姜、白芍）温肾利水。

水不克火是肾阴不足，心火偏旺，症见遗精腰痛，心烦失眠，宜滋肾清心，用黄连阿胶汤（黄连、阿胶、黄芩、白芍、鸡子黄）加生地。这里应注意两个问题：一是水属北方，火属南方，所以黄连阿胶汤也称补北泻南法。但本方主要是着重在心脏本身的血虚火旺，如有肾虚症状，宜加入滋肾药。二是肾为水火之脏，肾阴虚亦能使相火偏旺，出现梦遗、耳鸣、喉痛、咽干等证，也称水不制火，宜用滋阴降火的知柏八味丸（生地、山萸、山药、丹皮、茯苓、泽泻、黄柏、知母）。这种属于一脏本身水火的偏盛偏衰，不能与五行生克的水不克火混为一谈。

火反克水：与水不克火往往互为因果，治法无多大出入。临床上又对一般热盛伤阴，惯常称作水不制火，意义有别。

处方法则：通阳制水法，扶阳逐阴法，滋阴降火法，补北泻南法，养阴清热法。

常用药物：①温心阳：见前。②温肾阳：见前；③清心火：黄连、竹叶、焦山栀、莲子芯、灯心草；④清命火：黄柏、知母。

4. 火旺克金，火不克金，金反克火

火旺克金即心火消烁肺脏气阴。心肺同居上焦，心火上炎，易使肺热伤津，如火嗽证咳痰稠黏，咽喉不利，用黄芩知母汤（黄芩、知母、山栀、杏仁、贝母、桑皮、花粉、桔梗、甘草）。习惯上对于一般邪热伤肺，亦称火克金，应加区别。

火不克金是心阳不能温肺，属于肺寒证候。《内经》上说"心移寒于肺，肺消，饮一溲二"，《金匮要略》上说"肺痿吐涎沫而不咳者，其人不渴，必遗尿，小便数，所以然者，以上虚不能制下故也，此为肺中冷"，均是心火衰微，形成肺气消索。心肺本为二阳脏，欲温肺金，当扶心阳，但宜温养，温润，不可偏于辛热，用温肺汤（人参、肉桂、干姜、甘草、钟乳石、半夏、橘红、木香）加减。

金反克火当为肺寒而影响心阳不宣，因临床上少见，从略。

处方法则：泻火清金法，清热润肺法，养心温肺法。

常用药物：①清心火：见前；②清肺热：桑皮、马兜铃、川贝母、黄芩；③温肺寒：款冬花、白石英、远志、百部。

5. 金旺克木，金不克木，木反克金

金旺克木即肺肃太过，肝气受制。临床上对于肝气证候常用肃肺佐治，所谓佐金平木，但单纯由肺形成的肝病并不多见，从略。

金不克木当为肺虚而引起肝旺，临床上亦比较少见。肺痨后期虽有出现，多与肾虚不能养肝有关。

木反侮金指肝火偏盛，影响肺气清肃，亦称木火刑金。表现为胁痛、口苦、咳嗽、痰内带血、急躁烦闷、脉象弦数等。此时肺脏亦热，当用化肝煎（白芍、丹皮、山栀、青陈皮、贝母、泽泻）加青黛、金沸草、瓜蒌、枇杷叶，亦可暂用龙胆草、芦荟以泻火。

处方法则：佐金平木法，泻肝清肺法。

常用药物：①降肺气：金沸草、苏子、枇杷叶。②清肝火：黄芩、青黛、丹皮、夏枯草、龙胆草、芦荟。

小结

如上所述，临床上运用五行生克学说有其一定的范围和法则，主要是以内脏为基础，从其生理活动和病理变化来观察疾病的性质和传变，从而依据五行生克规律进行治疗。尤其是有些疾病需要用的就用，不需要用的就不用，不是所有疾病都可从五行生克这规律来治疗。正因为中医在临床上运用五行生克，是根据人体内脏的变化活动和相互的关系，并结合长期医疗中所积累的经验知识，因而有效地指导了临床实践。有人指责中医用五行生克治病是玄学，这是毫无所知的谰言；还有人认为阴阳可存，五行当废，也是了解不够的看法。当然，少数人离开了实际，空谈五行生克，会使临床上失掉真实价值，必须加以纠正。

临床上运用五行生克，不是机械的，也不是简单的。比如水不涵木的证候，用滋肾养肝法，但有时因肝虚而累及其子或影响其所克者，又须照顾心或脾胃。再如水肿的形成，或由土不克水，或由火不生土，但已经水湿停留特别是出现泛滥现象的时候，必须利小便或以疏浚为急，不得墨守温肾健脾的常法。同时，疾病发生的原因有单纯和复杂，它的变化又与患者的体质及医护等有密切关系，因此，一般疾病的变化有次序，而在某种情况下，往往不依据这样或那样的次序传变。所以在临床上既要正确地掌握五行生克的规律，又要根据具体病情来辨证施治。

以上所谈的是我个人的一些临床体会，可能有些地方限制太严格。我认为作为一个规律来说，不妨掌握得严格一点。错误之处，欢迎批评指正。

第三章

中医理论中的阴阳观点

一、引言

阴阳两字，渗透了数千年来整个中医理论体系。打开任何一本中医书籍，都会在字里行间看到它。无疑，阴阳是中医理论的主要组成部分，它支配了生理、病理的整体观点，也揭示了诊断、处方的一定规律。解决了疑难复杂病症的医疗。因而片面地采取一笔抹杀，粗暴地斥为不合科学，那是不对的。同时我们要发掘和整理中医学术，必须从原有基础上逐步阐明，倘使脱离了原有学说，无论如何得不到实际，也等于放弃了积累的经验。所以阴阳正似钻研中医学的一把钥匙，获得这把钥匙才有可能窥探文化遗产的宝库。尤其在新旧过渡时期，我们对旧的没有认识清楚，无法进行吸收和扬弃，也就无法使中医转向新的道路。本文的提出，仅仅肤浅的作一介绍，希望通过批判，再作进一步的研讨，肯定其价值。

二、人身的小宇宙观

《内经》是中医第一部经典，在公元 1 世纪后出现，书中对于阴阳的理论占着极大的比重，一般引用阴阳都本于《内经》。但《内经》是总结过去分散的学说和经验，托名黄帝所作，那么医家的盛传阴阳，显然不自《内经》开始。左传里曾记医和所说"阴的原因造成寒性病，阳的原因造成热性病"，便是一个例子。就我个人推测，《内经》接受阴阳的学术思想，历史很长，后来广泛地应用，可能受着比《内经》更早的文学经典——《易经》的影响最大。《易经》把宇宙做对象，认为自然界一切事物，只有一个阴一个阳互相统制，所谓"一阴一阳之谓道"。因而把直接观察到的指出："天为阳、地为阴；日为阳，月为阴；火为阳，水为阴；……"再从事物的运动中引申出盈、亏，消、长……《内经》利用这一学说，结合到医疗知识，建立起相对观点。同样认为"宇宙间只有阴阳是万物的纲领，变化的根本，推而至于生死和不可理解的问题，都可拿阴阳做骨干"[1]。也就是说：宇宙间一切客观存在的东西，千头万绪，倘用阴阳两字来代表，均易得到解决。所以内经把阴阳应用到医学，就拿人体比作一个小宇宙。并说明："气体的多属阳，有质的多属阴；活动的多属阳，静止的多属阴"[2]。也说明："人体的阳气，好像天上的日光，天气的晴朗，由于太阳的光明，人体的健康，也需要一种热的活力——阳气"[3]。从此出发，衍成表里、虚实、寒热、升降等一系列的医学术语，都是从阴阳相对观点上派生的。然而内经的内容，是多元的，不是单元的，是复杂的，不是系统化的，阴阳也仅仅是内经理论中的一部分。过去有人说"内经理论的根据，只有阴阳五行，倘把阴阳五行的学说攻破，几乎没有尺寸完肤"，这是片面的，完全武断的。

三、阴阳应用于基本科目

由于阴阳是代表事物在运动中的两个现象，故基本科目的引用，解剖最少，生理、病理较多。内经把人体外部皮肤、皮下组织等处属阳，内部的呼吸、循环、消化和泌尿等系统属阴[4]。它的用意是："阳的功能是保卫外层而使它坚固，阴的性质是保守精气而不使亏耗"[5]。既是阳气保卫外层，外层不坚固，便是外邪侵袭的机会；阴气是保守精气的，精气的亏耗，便是内伤的因素。故一切功能衰弱，缺少活力，包括少气、懒言、怕冷、疲倦、不耐劳动等都叫阳虚；一切物质的缺损，包括贫血、萎黄、消瘦以及水分和内分泌、维生素缺乏等都叫阴虚。从整体观点，把一般证候分为四个类型；阳虚的外面应有寒的现象，阴虚的里面应有热的现象；相反的，阳盛的外面应该热，阴盛的里面应该寒[6]。还肯定地指出：阳胜的症状，身体发烧、无汗、呼吸短促、齿干和胸中烦闷；阴胜的，怕冷、四肢不温、甚至发抖、汗出不止等[7]。更反复地说明：阴不足的会发生脉搏加快和发狂等类似的阳证；阳不足的也会有内脏胀满和头昏脑涨等类似的阴证[8]。概括地说：阳是亢进的，阴是衰退的；阳是兴奋的，阴是潜伏的；阳是有热性倾向的，阴是有寒性倾向的。推而至于外科，阳证是红肿发热的，阴证是内陷不发热的，都在同一角度上分出界限。

诊断方面，主要以脉诊和舌诊为例，脉诊定出六种：从至数上分迟数，形状上分大小，动态上分滑涩。数、大、滑属于阳，迟、小、涩属于阴，倘临床上只知有阴脉而不知有阳脉，或是只知有阳脉而不知有阴脉，都是不够细致的[9]。这是内经的训条，后来难经、伤寒论的脉论，虽有出入，但以阴阳为纲却是同样的。舌诊也不例外，舌质关系血液循环的病变，红、绛属于充血现象为阳，青、紫属于贫血、瘀血现象为阴；舌苔关系到腺体的变化，燥的黄的属阳，潮的白的属阴。

药物方面，注重寒、热、温、凉四气和辛、甘、酸、苦、咸五味。热、温和辛、甘是阳，寒、凉和酸、苦、咸是阴。例如热性的附子、肉桂，具有兴奋作用的叫阳药，清凉性的石决明、黄芩，具有镇静作用的叫阴药。此外有滋养作用的如地黄、石斛，能补充物质的亏乏，也叫阴药。有刺激作用的如砂仁、豆蔻，能促进功能的活动，也叫作阳药。

总之，可以初步认识到阴阳是一个机动性的代名词，也是一个灵活运用的代名词。当然一切事物，有正必有反，有上必有下，有外必有内……所以要了解每一事物，必须从两方面去观察，才能彻底明白。

四、阴阳中更有阴阳

单靠阴阳两个方面，还不可能解决一切运动发展的问题。于是又演绎为阴中之阳，阴中之阴，阳中之阴，阳中之阳多种方式。《内经》上说："一天之中，白昼是阳，夜间是阴。白昼里上半天是阳中之阳，下半天是阳中之阴，上半夜是阴中之阴，下半夜是阴中之阳"[10]。又说："人体外部是阳，内部是阴。内部的六腑是阳，五脏是阴。五脏中，心是阳中之阳，肺是阳中之阴，肝是阴中之阳，肾是阴中之阴，脾是阴中之至阴"[11]。对于药物，内经也指出："辛和甘味的都有兴奋和发汗的效能属于阳，酸和苦味的都有催吐和泻下的效能属于阴，但是味厚的应属阴，味薄的应属阴中之阳，气厚的应属阳，气薄的应属阳中之阴"[12]。这种进一步的分析，看起来是很细致的，但往往不被某些人所理解，然而中医却根据它解决某些临床上的问题。举出汗为例：白天是阳盛时间，假定白天出汗，就认作阳虚，用黄芪、附子一类补气补阳的药去制止它；在夜间出汗是阴盛的时候，就认作阴虚，用地黄、山萸一类补血补阴的药去制止它，是有相当效果的。又如找不到原因的发热，在夜间都用补阴药，白天都用补阳药，中医术语叫做养阴退热、甘温除大热，也有相当疗效。可以看到中医使用阴阳两字，完全从复杂的情况下整理出一个系统，在每个体系里再予分析，必要时可能还要分解（图1）。它是深入浅出的一种分类方法。由博返约的一种归纳法则，也等于几何、代数的数学公式。前人借来作为诊断、治疗的规律，不是空洞的，也不是漫无限制的。一旦离开了它，会使中医理论，如一盘散沙，无法结合。

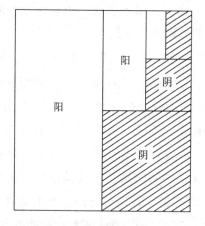

指示阴阳的衍化，形成阳中有阴阳，阴中有阴阳

图1

五、从矛盾中寻求统一

明白了阴阳的意义和范围，可以体会到人体是统一的，人体上有阴阳相对的存在，便是有矛盾的存在，这种不断的矛盾跟着生命持续。内经上说："阳的方面没有多或少，阴的方面没有消耗和散失，人的精神就会很好。倘使体内阴阳有对立而不平稳的现象，就是病变，甚至死亡"[13]。也充分说明了人的形体和脏器，包含着内在的矛盾，内脏的作用，经常在运动之中取得平衡，正如交感神经和副交感神经互相制约、相互依靠，使一切内脏器官以及整个有机体的正常活动得到平衡和统一。中医对这矛盾而不可分离的局面，除了追求其调和，还密切地注意到联系。认识人体的热力是阳，需要阴的物质来充实，而物质经过消化才能吸收，又需要热力来推动。所以食欲不振的，能使营养缺乏而一切功能逐渐衰弱；功能衰弱的，也可使消化迟钝而食欲为之减少，以至发生痞闷、胀满等症状。从活动的生理和病理的互为因果，愈加显示统一的必要，内经上指出的，"阳能生发，阴便滋长，阳若萧条，阴也枯槁"[14]，是两者一体的总结。

毫无疑问，人体必须维持一种微妙的平衡局面。无病的关键就在"平"，不平就是病。疾病的根源，就是平衡的破坏，治病的道路，就是平衡的恢复。中医坚守这种信念，经常把补偿不足、消除多余的方法，努力于平衡的再建设。《内经》所说"虚证用补，实证用泻"，和"寒病用热药，热病用寒药，疲劳的用温养剂，耗散的用收敛剂"等[15]，都在同一原则上进行。不但内科用药如此，连针灸科、推拿科也是用这种法则进行医疗操作。

六、阴阳在临床上的实际作用

中医常把一切疾病分做外感和内伤两大类，凡人体外在条件引起的称外感，内在条件引起的称内伤。在外感和内伤的症状上，把功能衰弱、没有抗病能力的称作阳虚；物质缺少、营养不良的称作阴虚。另一面，功能亢进，能对疾病作激烈斗争的称作阳实；物质过剩，分泌和吸收障碍的称作阴实。病的轻重，就是虚实程度的参差，临床上都靠诊断来加以衡量。兹把后汉张仲景的《伤寒论》提出，作为实例的参考。张仲景熟悉疾病不外阴阳虚实，但单靠阴阳虚实四个界限是不够细致的，因而把阳的部分又分太阳、阳明、少阳三个阶段，表明伤寒过程中初、中、末三个不同的热型。"太"是庞大的意思，指示热度逐渐上升；"明"是极盛的意思，指示持续高热达到最高峰；"少"是微小的意思，指示热度参差下降以至退尽。也在阴的部分分为太阴、少阴、厥阴三个阶段，由太而少而厥，是由老而衰而竭的意思，指示伤寒后半期的衰弱症和并发症，包括泻利、营养缺乏、精神变态、心跳不规则，以及肠出血、虚脱等由轻到重三个不同时期的证候。所以三阳的证逃不了实，三阴的证逃不了虚，倘若合并起来，才是阴阳虚实四字的范围。《伤寒论》是中医方书之祖，掌握这四字去研究，不会茫无头绪，由此推进到临床工作，也不会心中无数。

七、处理一般疾病的又一例子

中医的疗法，大都认为是对证的，其实是求因的，必须求得病证产生的因素，才能着手治疗。拿发热来说，热是属于阳的，似乎可用寒药，但热有表里、虚实的不同，就不能一概用寒药。例如由于伤风感冒引起的，采用单纯的发汗，使散热功能增加，就能使体温的调节中枢恢复正常，因在最外一层，叫作发表，也叫表解。由于化脓性肿疡引起的，利用去瘀、消炎的方药，使肿疡能消，引起的发热也自然散去，因其注重在内，叫作内消，也叫消散清解。又因环境刺激，像生气、动火引起的发热现象，需要抑制大脑皮层的高级功能精神活动，中医把神经系统属于肝脏，常用平肝清热法。又如虚弱证引起的如肺结核的潮热，那就不能发汗、消炎、平肝来解决，而是另外采用补虚为原则的清养退热法。所以热属于阳是肯定的，而热的属于表、属于里、属于虚、属于实是不肯定的，所以中医须把阴阳、表里、虚实、寒热互相推求，才能定出一定的治疗目标。

再举一个例子。凡从内脏引起的病，最不容易治疗，中医根据阴阳的理论，分出阴盛而阳虚，阳盛而阴虚，阳虚而阴盛，阴虚而阳盛，当然也有阴阳俱虚的，这都是矛盾不统一的表现（图2）。

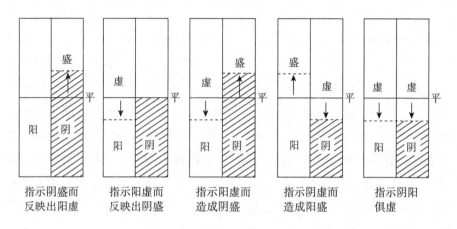

图 2

主要观念是：阴阳代表了物质和功能，这两者常在矛盾中求得平衡，那么临床上应从不平衡中寻求病因，是治疗的先决问题。所说阴盛而阳虚，指示某部分分泌物的停留而使功能衰弱，或分泌亢进而影响功能的健全，不把分泌物驱除是无法使功能恢复的。譬如腹水，就用了温运逐水法，逐水是去其壅塞，温运是扶其衰弱。所说阳盛而阴虚，指示内热太重，能使水分消耗，不把内热清除是无法使水分保留。譬如口渴症，就用了清胃生津法，清胃是除其热，生津是补偿它的水分。这是最浅显的例子，其他可以类推。为了有因然后有果，中医认为求因是根本上的解决方法，内经也郑重指出：治病必定要寻到发病的基本原因，把原因消除才能使主症也消失[16]。但是我们要寻求这种理论的根源，这是从生理、病理上的阴阳观点产生的，因此阴阳在中医学说上是一个突出的重点。

小结

阴阳是一个机动性的代名词，前人从客观的实践中得到的现象加以分析，把类似的放在一起，形成一种总的印象，把这种印象作为分类和归纳的工具，由于时代、科学的限制和后人的附会牵强，掺入了一部分主观的意识。

中医所说的阴阳，是一种理论，名词是抽象的，对象是唯物的，是人体的功体的矛盾和统一，也是人类内外环境的矛盾与统一。

前人应用这一理论，结合到诊断和治法，积累起许多经验，建立了中国医学，所以要发掘中医学的宝藏，首先要了解阴阳的理论和运用。

参考内经原文

[1] 阴阳者，天地之道也。万物之纲纪，变化之父母，生杀之本始，神明之府也。

[2] 阳化气，阴成形。阴静，阳躁。

[3] 阳气者，若天与日，失其所则折寿而不彰，故天运当以日光明。

[4] 言人之阴阳，则外为阳，内为阴。

[5] 阴者藏精气而起极也，阳者卫外而为固也。

[6] 阳虚则外寒，阴虚则内热，阳盛则外热，阴盛则内寒。

[7] 阳胜则身热、腠理闭、喘粗为之俯仰，汗不出而热，齿干以烦冤腹满死；阴胜则身寒汗出，身常清，数栗而寒，寒则厥，厥则腹满死。

[8] 阴不胜其阳，则脉流薄疾，并乃狂；阳不胜其阴，则五脏气争，九窍不通。

[9] 切阴不得阳，诊消亡；得阳不得阴，守学不湛。

[10] 阴中有阴，阳中有阳。平旦至日中，天之阳，阳中之阳也；日中至黄昏，天之阳，阳中之阴也；合夜至鸡鸣，天之阴，阴中之阴也；鸡鸣至平旦，天之阴，阴中之阳也。

[11] 言人身之脏腑中阴阳，则脏者为阴，腑者为阳，肝、心、脾、肺、肾，五脏皆为阴，胆、胃、大肠、小肠、膀胱、三焦，六腑皆为阳。阳中之阳，心也；阳中之阴，肺也；阴中之阴，肾也；阴中之阳，肝也；阴中之至阴，脾也。

[12] 辛、甘发散为阳，酸、苦涌泄为阴。味厚者为阴，薄为阴之阳；气厚者为阳，薄为阳之阴。

[13] 阴平阳秘，精神乃治，阴阳离决，精气乃绝。

[14] 阳生阴长；阳杀阴藏。

[15] 虚则补之，实则泻之，寒者热之，热者寒之，劳者温之，散者收之。

[16] 治病必求其本。先其所因而伏其所主。

第四章

浅谈辨证论治

一、辨证论治是中医的诊疗规律

辨证论治是中医普遍应用的一个诊疗规律，从认识证候到给予适当治疗，包含着完整的极其丰富的知识和经验。然而，有人承认中医辨证论治的特长，但同时认为中医只有实用主义的经验的随症治疗，这是根本误解的。如果中医没有理论指导，绝不会有一套优越的诊疗体系并积累起历代文献。也就是说，理论指导实践，理论反过来就是方法，辨证论治所以成为中医的诊疗规律，就在于理论与实际的结合。

辨证论治的意义，"辨"是分辨、鉴别，"证"是证据、本质，"论"是讨论、考虑，"治"是治法，就是治疗方针。"证"和"治"是现实的、固定的，"辨"和"论"是灵活的，要通过分析和思考的。我们熟悉有是证、用是法、用是药，究竟凭什么来认识这个证，用这种法、这类药？这就是需要做到"辨"和"论"的两种功夫。前人认识到疾病的发生必然体内存在有某种原因，某种原因就表现出某种症状，离开症状就无法辨别疾病。并且体会到仅仅注意症状不可能全面了解病因，症状的表现有时还会歪曲病因而成为假象，所以在"辨证"上尤为细致周到。从疾病过程中抽出客观的自身规律，务使求得症状和病因的统一。如果允许引用辩证法的词句来说明，就是"本质决定现象，现象表现本质"。故中医治病有一定步骤：观察症状，决定病因，商讨治法，然后处方用药。好像审理案件一样，必须搜集证据，摸清底情，才能给予适当的处理。这初步说明了中医对任何疾病，没有辨明症状以前，无法确定治法，更谈不到处方用药。

中医诊病，过去缺少物理和化学方法来帮助，他所依靠的只有望、闻、问、切四诊，特别是注意直觉的症状。现在虽然懂得了一些化验，但我认为不应把中医治疗长处限制在化验上面。理由很简单，中医和西医学的理论体系根本不同，中医根据中医的理论来诊断和治疗，不论用药用针都有完整的一套技术。如果不熟悉本身的技术，即使化验得清清楚楚，中医凭什么根据来处置？比如肾脏炎是不是就拿中医的补肾药来治？哪几种药能够减少尿蛋白呢？老中医们用黑锡丹治好了支气管哮喘，有些自以为懂得化学的人，因为不能掌握中医的用法，反而把它造成了铅中毒。类似这些问题，可以理解中医理论的重要性，只有把自己的诊疗规律精通了，再吸收人家的长处，才能进一步的提高。

二、辨证的方法

中医从客观所认识的症状，深深体会到症状是病邪在生理上的变化反映。它反映着病邪的性质和生理功能的强弱，也反映着各个症状的不断运动和互相关联。在症状的表现上，从细小到显露，从表面到深层，可以鉴别发病的因素和病理生理现象，可以随着症状的消失和增添探知病邪的进退及其发展方向。前人掌握了这种整个疾病过程作为诊疗基础的"辨证"方法，从实践经验中给予我们的有如下三项。

（1）先把整体分为上下、内外几个部分。

（2）再就内脏和经络分成若干系统。

（3）再次从病态上分别若干类型。

这些方法，在中医第一部经典著作《内经》里早有指出。如：

《灵枢·百病始生》篇上说：邪气伤人有一定场所，因它所伤的场所定名，可把上下、内外分作三部。

《灵枢·经脉》篇上说：肺脏的经脉是手太阴经，它的病征为胸部胀闷、膨膨喘咳、缺盆中疼痛，厉害的，影响两手酸痛不仁，叫作臂厥……

《素问·至真要大论》上说：一般类似风邪的动摇眩晕现象，都属于肝；类似寒邪的收缩拘急现象，都属于肾；气分闷满郁结现象，都属于肺；湿浊浮肿胀满现象，都属于脾；……

可见前人对于辨证极其重视分类，分类是科学的第一步基础工作，所以中医的辨证也是具有科学性的。五脏、六腑和十二经在中医最早时代被认为是人体的纲领，内经把脏腑经络分类，和西医学的系统分类是同一意义。中医对于脏腑经络的纲领从来没有变更过。今天还是需要用这个纲领来辨证，这是极为明显的。当然，这样的分类是粗糙的，只用这样来进行治疗是不可能的。好像围剿匪徒，只识得匪徒潜伏的场所和扰乱的区域，对匪徒的真面目还没有认清，所以必须进一步寻求发病的因素。《黄帝内经·阴阳应象大论》上指出：风邪会使人眩晕抽搐，热邪会使人痛肿，燥邪会使人口渴、皮肤枯裂，寒邪会使人浮肿，湿邪会使人腹泻。又《素问·生气通天论》上指出：受了寒邪，发生高热，汗出便退；受了暑邪，多汗、烦闷和气喘；受了湿邪，头如蒙裹地作胀；受了风邪，四肢浮肿，或者偏废。又《内经·举痛论》上指出：怒的现象是气上逆，喜的现象是气舒缓，悲的现象是气消索，恐的现象是气下沉，惊的现象是气混乱，思的现象是气结聚。

六淫和七情为中医外感和内伤的主要病因。这些都从症状来观察六淫七情的变化；也就是内经治病必求其根本（《阴阳应象大论》）的具体例子。中医在临床上所说的根本，本人意味着有两个方面：一方面是病因，另一方面是主证。主证是证候群中的主要证候，只要主证消失，其他为主证所引起的症状也自然平复。所以《内经》又有"治病必须制伏主证并先照顾病因"（《至真要大论》）两者并重的说法。必须补充，如前所说任何一个病，绝没有无原因的症状，也没有只有症状而无原因。病因是发病的根源，能直接作用于组织或器官以及功能等引发各种症状。但有些症状由于病体各方面的反应过程发展所致；有些病因已不存在，往往在反应过程中发生一系列的症状。这样，中医所说的病因，就不同于西医学说的病原体，它掌握了人体正气和病邪两方面。即从病体的全身症状来观察，病邪固然是病因，本身功能的衰弱或亢奋也是病因，都属于体内的矛盾现象。要解决因病邪引起的矛盾，还要注意解决疾病过程中所发展的新的矛盾。中医的辨证就包括求因在内，一方面以症状为诊断治疗的对象，一方面把病因作为诊治的依据，二者是不可分离的。

三、四诊的配合

中医辨证是不是光靠症状？我认为症状是辨证的主要对象，而望、闻、问、切四诊又是认识症状的方法。四诊的主要目的是观察与分析证候，必须始终围绕着辨证原则。辨别病症所反映的真象和假象十分重要。以舌苔为例，舌苔的颜色多是黄、白两种，其次灰色和黑色。一般白苔是感冒风寒表证，白而腻是湿重，白腻而且黏浊是痰湿内阻。黄苔有淡黄、老黄和黄糙等不同，表示内热的轻重。灰黑苔滋润的是寒重，焦燥的是热甚，成为相反的现象。在察舌的时候，必须联系症状，看到白苔不能单认为表证，如果没有表证而有胸闷作恶等里证，便是寒湿阻胃；又如虚弱的人没有高热而见黑苔，就要注意到阴亏的一面。所以某一种舌苔不能固定属于某病，也不能武断地说是吉是凶，要结合症状去分析。诊断与症状的密切关系，大概如此。

四诊的特点，在于病人主诉症状以外，客观地从多方面来寻索其他症状作为求得矛盾统一的证据。症状是病因的反映，但是不能单看肤浅的现象，要看到它隐藏的一面，还要看到下一阶段的发展趋向；要看到真实的一面，这样就不为假象所迷惑。这就不能单靠主诉的自觉症状来决定，必须结合四诊来决定。所以有些疾病依据一般症状已经有了初步印象，却往往为四诊所否定。比如病人喊着内热口燥，我们问知渴不多饮，饮后觉胀，并且喜喝热汤，便断定它是一个真寒假热证，并不是真正内热。这种为四诊所否定的事实，在临床上经常有发生，可见四诊对于辨证的正确性有极大帮助。要从全面来观察病症，就不能缺少任何一项诊断。病症有简单的，也有复杂的，复杂并不等于杂乱无章，只要明白症状的相互联系，就能发现它的前因后果，来龙去脉，从而达到全面的正确的认识。

四、如何论治

中医的治疗就是针对着辨证的结果定出方针，根据这一方针来处方用药。但必须概括地重复，内经所指的辨证方法有三个要点。

（1）病所——把躯体、内脏和经络等系统分类。

（2）病因——把六淫、七情及其他因素分类。

（3）病态——把病机的形态分类。

内经中的治疗方法也不离这三项，比如说："在肌表的可用汗法来疏散，在上焦的可用催吐来发泄，在下焦的可用通大便来排除，……"（《阴阳应象大论》），这是关于病所一类。"寒的用温热法来治，热的用寒凉法来治，干燥的用滋润法来治，……"（《至真要大论》），这是关于病因一类。疲劳的应用温养法，结聚的应用消散法，耗散的应用收敛法，惊惕的应用镇静法，……"（《至真要大论》），这是关于病态一类。

以上说明治疗有多种办法，但由于病所、病因和病态的相互关系，治法也不是单纯使用的，每一种疾病，要通过这几方面的考虑才能把治法肯定下来。举两个简单的例子：辨证上认识到病因是停食，病态是胀满，病所是肠胃，在论治上就以排除和宽中为原则，分别在胃在肠可选用催吐、消导、或通大便；又如在辨证上认识到病因是血虚，病态是惊惕不安，病所是心肝两经，在论治上就以滋补心营肝血为主，结合潜阳、安神等镇静方法。依此推广，中医书上没有流行性乙型脑炎的病名，中医居然治好了，其关键就在善于运用"辨证论治"法则。很明显，流行性乙型脑炎的一般症状是：发热、头痛、呕吐、抽风、昏迷、烦躁和谵妄等，中医采用了清胃、退热、解毒、滋阴和镇痉等治法，在这些症状和治法中间，都可分析出病所、病因和病态。故辨证和论治是连贯的，基本的要求在于具体地分析具体的情况，灵活运用。

此外，中医依据病所病因和病态来治疗，还常用相当奥妙的方法。例如腹泻明明是消化系疾患，却用泌尿系的利小便方法医治，李东垣所谓"治湿不利小便，非其治也"。虽然，在今天我们可以理解帮助肾脏把陈宿的水分排泄以后，会转向胃肠里吸收新的水分，大便因而得到改善，但目前只有中医使用此法。又如肺虚健脾的培土生金法，肝虚滋肾的益水涵木法，脾虚温命门的益火补土法，以及血脱益气、滋阴潜阳和逆流挽舟、釜底抽薪等等方法，有人认为玄虚，中医都成为治疗规律。不可否认，这些方法都有中医的理论根据，既在临床上使用有效，还应该加以重视。

五、处方与用药

决定了治疗方针，不难于顺流而下处方用药，所以辨证论治也可说成辨证求因、审因论治、依治定方的一个治病过程。然而处方用药有一定的法则，不是随便凑合的。前人遗留下来的方剂都从实践中得来，它的组织形式、配伍关系，处处可以供给临床参考。在这基础上进行加减，不但有所依据，而且容易估计疗效。张仲景在《伤寒论·自序》里说"博采众方"，孙思邈把唐以前的方剂集成《千金方》，可见前人也极其重视成方。即如近来中医治疗流行性乙型脑炎以白虎汤为主，配合了牛黄丸、至宝丹、紫雪丹等，有些地方还采用清心凉膈散、银翘散、玉女煎、竹叶石膏汤、增液汤、犀角地黄汤、黄连解毒汤、清瘟败毒饮和沙参麦冬饮等等，这说明了他们的处方用药都是有依据的。并且还可以体会到过去有经方派和时方派的争执，现在多认识到时方是经方的发展，从全面来看中医的理法，根本没有什么派别可言，这又是进步的一面。所以处方时能遵守前人的成就，再结合自己的心得随机应变，是一条最好的途径。

其次，用药方面应该细致地分别气味、效能和归经等。有些人认为研究药物只要注意疗效，不必考究气味，更不用考究归经，这样不但把中医用药的经验全盘抛弃，还会与辨证论治发生矛盾。必须郑重指出，中医和中药是一个理论体系的，两者之间具有密切关系。例如黄连、黄芩、黄柏同样清火，但或清心火，或清肝胆之火，或清肾与膀胱之火，应用上就有显著的界限。再例如：有人问头痛吃些什么药？中医在没有经过诊断以前是无法回答的，理由就在头痛的发生不止一种，中药里菊花、防风、天麻、川芎、吴萸、全蝎等性质绝不相同，都可用治头痛，中医根本没有头痛医头的办法。当然，我们对于新的知识如药理、成分等也要吸收，但抛弃了前人的用药经验，虽然理论高明，不能收到良好的效果却是事实，要进一步整理和提高中医学遗产，就更是难说了。

六、张仲景的"病脉证治"

辨证论治的方法，在《内经》里说得非常透彻，张仲景接受了《内经》的思想指导，在《伤寒论》自序里说："勤求古训，撰用素问。"故《伤寒论》和《金匮要略》的基本精神就是辨证论治，《伤寒论》篇首的标题都作"辨某某病脉证并治"，《金匮要略》也作"某某病脉证并治"可以理解。

张仲景在辨证论治上的特殊贡献是，明确地指出了"阴、阳、表、里、虚、实、寒、热"八个类型。

这"阴、阳、表、里、虚、实、寒、热"，后人称做八纲。它的重要意义，先把阴阳分为正反两方面，从表里方面来测定病的浅深，虚实方面来测定病的强弱，寒热方面来测定病的性质，故阴阳是八纲中的纲领。再把各方面测定的联系起来，就成为表虚、表实、表寒、表热、里虚、里实、里寒、里热、表虚里实、表实里虚、表寒里热、表热里寒、表里俱实、表里俱虚、表里俱寒、表里俱热等等不同病类。

仲景的辨证方法是极其可贵的，他对四诊也非常重视。在辨证论治中必须强调配合四诊，若离开了四诊专谈症状，不可避免的会产生片面性的错误。

中医以客观现实及其规律的真实反映做出的辨证论治的法则，具有重要价值已如上述。辨证论治是在中医理论下产生，没有理论指导不可能有这些法则。所以中医的最高理论，应该属于阴阳、五行、脏象和营卫气血等等，它经过长时期的指导临床实践，充分表达了中医的整体观点。如果不了解阴阳就不会理解矛盾的统一，不了解五行就不会理解有机的联系和制约的关系，不了解脏象、营卫气血就不会理解整体的生理和病理生理的变化。最近有人公然发表否定五行的文章，并附和没有中医临床经验的人，表示对五行坚决反对。这种错误的思想，倘从某些人废医存药的路线来看是不足奇怪的，痛惜的是作为一个中医，对于中医本身学术如此浅薄，不免令人齿冷。我们知道在学术方面，需要贯彻"百家争鸣"的方针，然而"百家争鸣"的目的，是为丰富学术的内容而不是叫人主观的一笔抹杀。我们也知道否定是积极的，不过否定过程是新事物对旧事物扬弃的过程而不是虚无主义的破坏过程，新事物不是简单地抛弃了旧事物而是战胜与克服旧事物，并把旧事物的有用因素摄取过来同化到自身当中。倘然我们不能深入事物去研究，也没有本领建立新事物，甚至自己不懂，又不肯独立思考，跟着人云亦云来个粗暴的否定态度，必然会使中医学受到不可估计的损失。

我们应该尊重自己，虚心的在中医原有理论基础上加倍钻研，把所有成果贡献出来，还要把所有经验传授下一代，把完整的中医学术教给他们，那么，对于中医理论和诊疗规律必须精通，也就是说，如何进行中医温课学习，使技术上大家提高一步，是开展中医工作的先决条件。只有这样，才能意见一致，加强团结，避免片面观点和个人英雄主义，更好地为发扬中医学而共同努力。

第五章

命门的初步探讨

命门是中医学生理方面的一个重要问题。中医重视命门，认为它是维持生命的根源，在长期临床实践中，用培补命门的方法治疗某些疾病，取得了显著效果。因此命门问题是当前值得重视的一个研究课题。本文拟从两部分叙述：一是命门的生理与各脏腑的关系；二是命门在指导临床实践中的意义。文内就接受前人经验知识的基础上，提出个人的一些意见，盼读者指正。

一、命门的生理与各脏腑的关系

命门是生命之根，包含真阴和真阳，产生动气，通过脏腑、经络，达脑，通骨髓，走四末，温皮肤腠理等，在维持人体的正常生理活动上，起着主导的作用。

命门这名词最早见于《内经》"命门者目也"，系指足太阳经结于睛明穴而言，与本文讨论的命门有所不同。但从足太阳经和肾经相表里，及五脏六腑之精气皆上注于目来看，不能说它毫无关系。至于一般所说的命门以《难经》记载为最早，还指出了命门的生理作用是："精神之所舍，原气之所系，男子以藏精，女子以系胞。"至于命门的部位和形象，李梴《医学入门》认为："人两肾中间，白膜之内，一点动气，大如筋头，鼓舞变化，大阖周身，熏蒸三焦，消化水谷，外御六淫，内当万虑，昼夜无停。"《内经》虽说"命门者目也"，又曾说"七节之旁，中有小心"，这"小心"却指出了我们所要讨论的命门部位。前人以人身脊骨为共二十一节，自上而下当十四节，自下而上当七节之间，其两旁为肾俞，中央即命门穴。《难经》说："生气之原者，谓肾间动气也，此五脏六腑之本，十二经之根，呼吸之门，三焦之原，一名守邪之神，故气者人之根本也。"《难经》将命门的作用归于两肾中间的一点动气。从以上三种文献的记载中，可以看到中医学在很早以前对命门的认识已经是相当细致的了。

正因为命门居于两肾之间，中医认为肾和命门的关系是不可分割的，惯常引用坎卦（☵）来示意。意思是上下两短划代表阴，代表两肾，中间一长划代表阳，代表命门，张景岳所谓："两肾者坎外之偶，命门一者坎中之奇，一以统两，两以包一。"将肾和命门看作一个整体，总称为水火之府，阴阳之宅。虽然也有些不同的看法，如《难经》以"左为肾，右为命门"，虞抟主张"当以两肾总号命门"等，但是根本上没有离开这个范围，在总的作用方面也没有不同意见。根据中医理论，肾有伎巧、作强等作用，这种作用有赖于命门的促进，同时命门中的真阴真阳亦有赖于肾精的奉养，肾和命门的关系显然十分密切，但肾和命门毕竟是二物，不是一物，尤其《内经》指出两肾之间有小心，分明是说二者具有不同的形态。所以可以合，合之为坎卦，可以分，分之则命门如一太极。

关于命门的功能，前人曾用三个比喻来说明。一是比作走马灯，走马灯的走动全靠灯中一个火，火旺则动速，火微则动缓，火熄则寂然不动。命门正如灯中之灯火，命门火的充旺、衰微、熄灭，足以影响全身功能，因而强调命门的意义就是"立命之门"（见赵献可《医贯》）；二是比做灶底之火，锅中的米须用火来煮熟，少一把火则迟熟一些，加一把火则快熟一些，火力不足便全部不熟。人身营养依靠后天水谷精微，而主要在于命门之火帮助腐熟。所以命门为先天，犹如灶火，先天更重于后天（见张景岳《传忠录》）；其三把命门比作门户的枢纽，静而阖、涵养着一阴的真水，动而开，鼓舞着龙雷的相火，好像枢纽一样具有开阖的作用（见虞抟《医学正传》）。这些比喻虽不免近乎想象，但对于命门功能的描写是比较深刻的，他们的见解均以命门的作用是火的作用，也就是阳气的作用。我以为从坎卦来看命门是以阳气为主，从命门本身太极来说，太极生两仪，便是命门的真阴真阳，当然也不能因此而忽略了肾的关系。这种看法，在《类经》里也曾提到，两肾中间的命门即人身的太极，水火就在这里生长，还说明水火就是元阴元阳，也叫真精真气，命门的阴精即阴中之水，阳气即阴中之火。沈金鳌《沈氏尊生书》里也说过："命门之火涵于真水之内，初非火是火，水是水，截分为二。"这样，真阴真阳的相依相存，相生相长，便是水火既济。所以命门的作用虽然突出在阳气方面，不能片面地只重真阳而忽视了真阴。

命门与各脏腑的关系，陈士铎在《石室秘录》里曾经这样说过："心得命门而神明有主，始可以应物，肝得命门而谋虑，胆得命门而决断，胃得命门而能受纳，脾得命门而能转输，肺得命门而治节，大肠得命门而传导，小肠得命门而布化，肾得命门而作强，三焦得命门而决渎，膀胱得命门而收藏。"他根据《内经》十二官的作用，论及命门为各脏腑活动的根本，命门有损害则各脏腑的生理功能均会受到影响。但是，命门如何和各脏腑取得密切联系，我认为应作如下的说明。

1. 命门和心　命门在两肾之间，心和肾的经络本相贯通，一般称心和命门为君相二火，性质上又是同气相长。故《内经》称命门为"小心"，并指出"君火以明，相火以位"，说明命门阳气和心阳相通，也只有命门阳气通过心经后才能使全身精神焕发。

2. 命门和肾　肾和命门最为接近，两者的关系在前面已经说过。《内经》又说"肾主骨，骨生髓"，又以"脑为髓海"，还说"肾藏精，主蛰封藏之本"。可见肾和骨髓的生成、脑的活动、生殖力的旺盛等，有着密切关系。命门通过肾脏，对这些方面也起着重要作用。

3. 命门和脾　命门和脾为先后二天，后天的生化须赖先天命火的温养，在上面亦曾谈到，但应当注意先天真阴的不匮乏，也需要后天不断地供应。故许叔微说"补脾不若补肾"，而李东垣却说"补肾不若补脾"，说明了先后天的相互关系。

4. 命门和三焦　命门为三焦的发源地，唐容川称为焦原，《内经》所谓（指三焦）"属肾，肾上连肺"。命门阳气的温分肉腠理，即是通过三焦来布达全身，营气出于中焦，卫气出于下焦，也是通过三焦而生化的。

5. 命门和胆　命门为相火，胆亦司相火，命门与胆的性质既相同，由于命火温养胆火，使肝脏春生之气得到畅达，前人以胆为中正，并谓十一脏皆取决于胆，便是这个理由。

6. 命门和督脉　督脉主一身之阳，它的循行路线，根据《内经》营气篇十二经始于肺，络于肝，接任脉，再接督脉，不接任脉而再始于肺，《骨空论》指出督脉属肾、合膀胱、贯脊上脑。这说明命门为督脉行经之处，命门阳气即通过督脉传达十二经，同时也通过督脉与脑和肾取得密切联系，并与膀胱发生气化关系。

因此，我们对于命门的功能与各脏腑及形体组织的关系，概念如下（图3）。

从图内可以看到，命门阳气通过上述各脏腑经脉的联系而传达全身，而各组织与内脏的关系也不是单纯的，如脑和心、肾、督脉均有密切关系

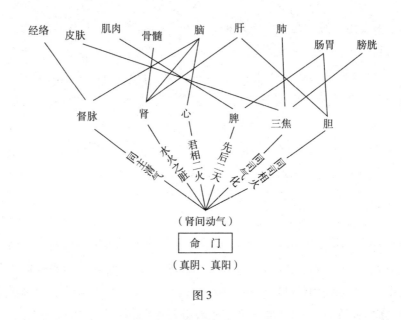

图 3

等，这在临床上就有多种不同的治疗方法。

二、命门在临床实践中的意义

根据中医对命门重要性的认识，运用到临床方面，它的治疗原则是滋补。因为命门包涵真阴和真阳，这两者是对立统一的。所以又分为清补和温补二法，而清补中必须阴中有阳，在养阳的基础上滋阴，同样地温补必须阳中有阴，在养阴的基础上扶阳，纵然真阴真阳失其平衡而产生相对的寒热偏盛现象，也必须遵守阴平阳秘的法则调养，不能单纯地用辛热或苦寒治标。如经常使用的方剂六味地黄丸和附桂八味丸两方，六味丸用熟地、山萸、山药、丹皮、泽泻、茯苓治肾水亏损，头目眩晕，腰腿酸软，阴虚发热，自汗盗汗，憔悴消瘦，精神疲困。八味丸即六味丸加附子、肉桂，治命门火衰而不能生土，以致脾胃虚寒，饮食少思，大便不实，或下元冷惫，脐腹疼痛等症，都是符合于命门的真阴或真阳虚衰的治法。张景岳曾提及薛立斋常用八味丸益火，六味丸壮水，多收到良好效果，因用二方之意，另制左归饮、右归饮和左归丸、右归丸，作为治疗命门真阴或真阳衰微的主方。四方的药物组成如下（表1）。

很明显，张景岳的左归、右归四个方剂，是在六味、八味的基础上，适当地加入了养阴扶阳的龟胶、鹿胶、枸杞、菟丝、当归、杜仲、牛膝等而制成的。我们应该承认，左归、右归治疗命门真阴或真阳衰微是比较恰当

表1　四方的药物组成

左归饮	熟地	山萸	山药	枸杞	炙草	茯苓								
左归丸	+	+	+	+			菟丝	鹿胶	龟胶	牛膝				
右归饮	+	+	+	+	+						附子	肉桂	杜仲	
右归丸	+	+	+	+			+	+			+	+	+	当归

的方剂，在药力上比六味、八味推进了一步，用药法则也更周密地提高了一步。特别是在扶阳中不离滋阴，相对地滋阴中也处处照顾扶阳，对于偏用辛热补火或苦寒泻火者，有很大启发。

为了说明命门在指导临床实践中的价值，下面谈谈我个人的一些临床经验，当然是很不全面的。例如：我们治疗脊髓炎，它的主要症状为下肢瘫痪，或沉重不便步履，筋骨痿弱，肌肤麻木不仁，全身倦怠，四肢不温，腰膝寒冷，阳痿，大小便癃秘或失禁等，证属肝肾两虚，命门火衰，督脉阳气失其温通的现象。就以温补肾命为主，佐以熄风、活络、止痛等法，采用地黄饮子加减，在短时期内使症状消失或减轻，能扶物或独立行走。地黄饮子用熟地、山萸、苁蓉、附子、肉桂、巴戟、麦冬、石斛等，功效亦在滋而不腻，温而不燥，能补下元。在这经验上我们治疗弗里德赖希共济失调，除行路不稳、不耐活动等症外，又表现胸闷、头汗、语涩、音沙似哑、饮食作呛，证属下元虚冷、虚风上扰，兼有舌暗症状，用上方加入远志、菖蒲等宣通心气，很快即见药效。

慢性肾炎是一个顽固疾病，我们根据《内经》"肾者胃之关，关门不利，故聚水而从其类也，上下溢于皮肤，故为胕肿"，因而亦多从温补命门着手以助其气化，并加强中焦健运湿浊的能力，常用金匮肾气丸结合胃苓汤，标本兼顾，收到满意疗效。这种从温养命门来健运中焦，帮助三焦、膀胱的气化，使水湿排除，不再积聚的中医治疗机制，显然与西医学中关于本病的认识有所不同。

腹泻经久不止，或天明泄泻，或经常大便溏薄，一般所说慢性肠炎，虽然属于肠胃疾病，中医却常常从脾肾（包括命门）论治。故常用附子理中汤、四神丸等温补命门、健脾厚肠，称为补火生土法。

气喘证实者多属于肺，虚者多属于肾，在肾多用补肾纳气法如七味都气丸之类。又痰饮咳喘除在肺用小青龙汤外，一般常用苓桂术甘汤温化中焦，严重的有用金匮肾气丸温补下元。实际上都是着眼于命门阳气，故喘甚欲脱，头汗足冷，小便不禁，为命门阳气衰竭，又用黑锡丹直温下元作为急救。

神经衰弱的临床症状，主要表现在失眠、心悸、头晕不能用脑等，中医辨证不离心、肝两经，由于心肝两经与肾命有联系，除一般调养心肝之外，进一步可以结合滋阴以养肝，通阳以补心。又因命门与生殖功能有密切关系，对遗精、阳痿等性神经衰弱，中医常称阴虚或阳虚，统称肾亏，在比较顽固的情况下，除一般滋阴固精外也采用了温养下元的方法。《齐有堂医案》载有强阳壮精丹，用熟地、麦冬、柏子仁、覆盆子、枸杞、虎骨、肉桂等，治疗阳痿有良好效果。他并指出："用热药于补水之中，则火起而不愁炎烧之祸。"这对我们主张治疗命门阳虚应在滋阴的基础上扶阳，给予了有力的证明。

再生障碍性贫血，中医治疗大多依据"心生血、肝藏血、脾统血"的理论，偏重于心、肝、脾三方面调养。本人结合西医诊断为骨髓不能生血，进一步从"肾主骨，骨生髓"考虑并因患者多有形寒、面色苍白及容易感冒等阳虚现象，故常以温补肾命为主，佐以补血，另服鹿茸粉和河车粉，疗效较好。这方法在白血病严重贫血下，也曾使用，并无不良反应。

尝治一八岁小孩，胸椎脊骨突出，将成龟背证，因家属不同意石膏固定治疗，改服中药。我用龟鹿二仙胶为主，黄酒炖烊，另用熟地、附子、桂枝、细辛、巴戟、黄芪、麦冬、补骨脂煎汤调服，意欲从命门通过督脉阳气来改善脊椎病变，两个月内居然达到了理想，并在半年内痊愈。

又治妇科病月经涩少，经行后腹痛下坠，不能行立，带下甚多，平日腰酸，形寒，下肢两膝以下不温，懒于活动，形容憔悴，脉象沉微，曾服十全大补丸达数斤之多，症状未见好转。余诊断为冲、任、督、带均损，尤其是督脉阳虚为其主要原因，用熟地、山萸、鹿角胶、当归、菟丝子、巴戟、淫羊藿、茜草、乌贼骨大补奇经。药后便觉舒适，半月后下肢寒冷逐渐消失，再加艾绒、紫石英等继续服用一月，经来量较多，色转红，经后亦不腹痛。关于月经病有很多与肾命有关，《傅青主女科》里所说"非火之有余，乃水之不足"，及"非水之有余，乃火之不足"等，实际上都指的是肾命真阴真阳相对的偏盛偏衰。

此外，如卫气出于下焦，它的作用能温分肉、充皮肤、肥腠理、司开阖，遇到表虚不固，形寒多汗等症，常用芪附汤加味。又如肾与膀胱为表里，膀胱不能摄纳，遗尿、小便窘急失禁等症，常用固脬丸加减，均是着重在命门治疗，不能一一悉举。

小 结

综上所述，命门是中医学生理方面的一个重要问题。前人对于命门的部位、形象和功能，以及它与各脏腑组织的联系，很早就有相当细致的认识，并制定出了治法和方剂。我们参考前人文献，根据其理论和方法来指导临床实践，也收到了满意的效果，充分说明命门是目前值得重视和研究的一个课题。

我曾将《普济方》内诸虚一门作过统计，这一门包括固精、益气、益血、壮元阳、壮筋骨、治风、消痰、调脏腑、治痼冷、益髭发、明耳目、理腰膝、进饮食、益精髓、强力益志、驻颜色、轻身延年等，共1105方。其中用鹿茸、巴戟、附子、肉桂、苁蓉、补骨脂、胡芦巴等温养下元的达395方之多，占三分之一强，如果一般温补下元的如枸杞等均计算在内，将超过半数以上。这些温养方内，除了少数偏于助火，一般均与滋阴有关。于此可见前人对于命门尤其是命门真阳的重视，也不难体会到命门功能衰弱实为产生虚弱证的重要根源。

前人不仅对于虚弱证，包括慢性劳损或急性病转变的某些虚脱证，多从下元治疗外，所有延寿却老的方法也均以调养命门为主。古代养生家指出精、气、神为人身三宝，李东垣认为"气为神之祖，精为气之子，气者精神之根蒂"。又有丹田、下气海等名称，张景岳释为"气化之原，居丹田之间，是名下气海，天一元气化生于此，元气足则运化有常"。很明显，这里所说的气便是命门动气，丹田和气海等一般都是指的命门，更不难理解古代养生家所谓"调息法"和"还丹内练法"等，主要是调养下元生气。再从现在大家熟悉的"气功"来说，初步认识到它能使人体阴阳平衡，调整神经功能紊乱，而腹式呼吸的运动可以促进内脏血液循环，改善机体组织的营养状态等，这些作用都是与命门不能分离的。

本文虽然引证了一些文献记载，并提出了个人的一些看法及临证经验，显然是很不成熟的。如何深入研究说明这一问题，有待进一步观察，并且运用现代科学方法加以整理提高。

第五章 命门的初步探讨

| 第六章 | 气血湿痰治法述要 |

中医关于气、血、湿、痰的治疗，有其特点。这些名称除了痰、血以外，不见于西医学，但是中医对于痰、血的认识，也有与西医学不同之处。兹为大家便于临床应用，将这四者治法作一简介。

一、气病治法

治疗气病的大法，分为：补、疏、升、降四类。气虚则补，气滞则疏，气陷则升，气逆则降。

（一）补气

中医治病极其重视气，气的名目也相当多，可分为三个方面：一是生理方面的，认为人体内脏活动最重要的是"元气"，亦叫"精气"。为了区别各部分的气的作用以便说明问题，在胸中（肺）称"宗气"，在中焦（脾胃）称"中气"，在下焦（肾命）称真阴、真阳二气，还有属于体表（卫分）的称为"卫气"等。二是病理方面的，指内脏发生病变后所出现的某些病理现象，如肝病呈现胁满，少腹作胀，称为"肝气"；胃病呈现饱满，中脘痞闷，称为"胃气"等。三是病邪方面的，如六淫中寒邪、湿邪也称"寒气"、"湿气"等。所说补气的方法，都用于第一类亏损的证候。

肺主周身之气，脾主中气为后天之本，故补气着重于肺脾两经，而补中气尤为常用。

气与血有密切关系，补气药常与补血相结合。又因气属阳，在极度气虚时常与扶阳药同用。

补气药易于壅滞，一般对中焦有痰湿者不用，但必要时也能补气与化痰、理湿同用。又有因气虚不运而胀满的，用"塞因塞用"法，亦宜稍佐理气。

1. 培补中气法

适应证：精神疲倦，面色萎黄，懒言音低，四肢无力，消化不良，大便溏泄等。

常用药：黄芪　党参　白术　炙草　茯苓　山药　扁豆

中气属于脾胃，一般所说中气虚弱证，多指脾胃薄弱而引起的功能衰退现象。往往先见食欲不振，大便溏薄；从而营养缺乏，面色萎黄；进一步精神疲倦，行动懒怠，言语低微，脉象濡缓。所以培补中气以脾和胃为基础，常用四君子汤为基本方。前人在脾胃虚弱证上运用四君子汤极为广泛，大概可分三类：一类是扩大组织，加强补中的作用，如六神散之加入山药、扁豆、粳米；第二类是结合其他补虚的方剂，形成偶方的组织，如八珍汤之加入四物汤；另一类是照顾兼证，变作标本并治的方剂，这类比较复杂，如异功散之加陈皮行气，六味异功煎之加陈皮、干姜行气止呕，香砂六君子汤之加木香、砂仁、半夏、陈皮化痰止痛，四兽饮之加半夏、陈皮、草果、乌梅化痰截疟，七味白术散之加木香、葛根、藿香化湿热，启脾丸之加山药、陈皮、莲肉、山楂、泽泻消疳积等。在这些用法中可以看到，凡是脾虚所产生的病证，都可在四君子汤的基础上进行加减。但是，脾胃虚弱不等于中气虚弱。中气虚弱的特征，表现为神疲困倦，懒言声低，自觉气短，甚至行动即喘促，这就必须加入善于补中益气的药物。黄芪为补中气的主药，味甘气温，气厚于味，治疗中气不振，清阳下陷，有温养生发的功能。常与党参并用。它们的区别是，党参培元气，主要在补中；黄芪补中气，兼能实表。所以久泻脾虚生化不及等，当以党参为主；如果形羸气乏，自汗亡血等，则以黄芪为主。同时，黄芪升举有余，偏于阳分，气虚阳虚宜升宜提者最为合适。有人用补中益气汤升提，亦注意升麻、柴胡而忽略了它的基本力量，是不够全面的。

2. 补养肺气法

适应证：肺痿，久咳，声低音怯，呼吸气短等。

常用药：黄芪　山药　北沙参　麦冬　五味子　冬虫夏草

肺司呼吸而主皮毛，肺气充盛，则呼吸调畅，皮毛致密。因此，肺气不足的临床表现，多为呼吸气怯，咳嗽声微，皮毛不固，多汗畏风，在补肺益气的治法中应照顾到固表收敛。另一方面，肺能输布津液，气弱则津液不行，汗多亦能伤津，故补养肺气经常照顾肺阴。又因肺脾为母子之脏，益母能使子实，故补肺亦常结合补脾，称为"培土生金法"。这种从肺脏本身的气阴及其与内脏的相互关系来治疗，在肺痨病最为明显。至于与滋肾药同用，多属于兼有阴虚内热的证候，称为"金水相生法"。

3. 益卫固表法

适应证：表虚多汗，汗出恶风，及容易感冒等。

常用药：黄芪　白术　浮小麦　麻黄根　煅牡蛎

肺主卫气，卫气出于下焦。故卫虚皮毛不固，多汗恶风，轻者从上焦治疗，一般用牡蛎散（牡蛎、麻黄根、浮小麦、黄芪）加减，以牡蛎等固涩止汗治主证，即以黄芪益气固表。重者汗出不止，称为亡阳，用附子芍药甘草汤治下焦。这里说明补益卫气，黄芪和附子为主药，芪附汤就是这两药组成的。附子芍药甘草汤用白芍，由于多汗亦能伤津亡阴，出现小便少，四肢挛急等证；如果未到伤阴阶段，不须用此。前人对于一般益气固表大多用黄芪，例如玉屏风散（黄芪、白术、防风）治表虚易感风邪，感冒后邪恋不解，用黄芪为君；当归六黄汤（当归、黄芪、生熟地、黄连、黄柏、黄芩）治血虚火旺，内热盗汗，也是以黄芪固表和滋阴泻火同用。我治体弱患者不耐风冷侵袭，常发关节酸痛，用桂枝汤加黄芪，效果良好，也是在调和营卫的基础上着重固表。

4. 温补肾气法

适应证：畏寒，四肢不温，腰冷酸痛，吸气困难，小便频数不禁等。

常用药：附子　肉桂　熟地　山萸　山药　枸杞子　巴戟天

肾中阳气即命门之火。前人认为命门为人生最重要的部分，命火一熄，则全身机能均停止，故气虚到急救时期，均以附子补火为主。元气虚结合人参，中气虚结合白术，卫气虚结合黄芪，就是参附汤、术附汤和芪附汤。但肾与命门有密切关系，所谓水火之脏。我还认为命门本身就有阴阳二气，故温补肾阳必须滋补肾阴，常用的桂附八味丸即六味地黄丸加附子、肉桂，可以明显地看到在补阴的基础上扶阳了。

（二）疏气

调气、疏气、理气、利气、行气，名称不同，轻重不一，总的说来都是疏畅气分，《内经》所谓"疏气令调"。

中医重视气的作用，疏气方法在治疗上也就用得相当广泛，认为气机畅达，其他方面的障碍均可减轻或消失。所以多数病证的处方，不论补剂、消剂、下剂，包括化痰、利湿、活血等方面，均有疏气药配合，这是一个特点。

气分郁滞的原因以七情为多，其次是痰湿等阻滞。一般所说的疏气，常用于肝胃两经。因肝气易被情志刺激而郁结或横逆，胃气易受痰湿阻滞而发生胸腹胀满等现象。

疏气药大多辛香而燥，重用、久用能耗气、散气和消耗津液，对血虚、阴虚以及火旺等证，均当慎用。

1. 疏肝理气法

适应证：胸膈痞闷，两胁、少腹作胀作痛，嗳气，矢气等。

常用药：郁金　香附　柴胡　青皮　橘叶　延胡索　金铃子　玫瑰花

疏肝理气药常用于肝气横逆，以行气、散气为目的，收效比较迅捷。但这些药物的性味大多辛香而燥，且有耗伤正气的流弊，使用时必须注意两点：肝脏内寄相火，气逆则相火易动，轻者为内热，重者能变肝火冲激，故应斟酌病情，适可而止。其次，肝脏以血为体，以气为用，体和用有密切关系，肝气太过能使肝血暗伤，用理气药也须防止伤血，血虚则气更横逆，有些肝气病往往愈疏气愈加剧，便是为此。处方时可酌加白芍护阴，参考四逆散（柴胡、白芍、枳实、甘草）和柴胡疏肝散（柴胡、陈皮、白芍、川芎、香附、枳壳、甘草）等成方。

肝郁证系肝气郁结，气郁亦当疏气。但肝气横逆是气的作用太过，肝气郁结是气的作用不及，根本上有所不同。虽然肝郁经久也能化为肝气，但在郁结时候不能与横逆同样治疗。很明显，肝郁症状为抑郁寡欢，多疑善虑，胸膈不畅，并影响心脾，闷闷少食，懒于活动，心慌心怯，失眠多梦，不同于肝气为病，一般治疗多用逍遥散（当归、白芍、柴胡、白术、茯苓、甘草、薄荷、煨姜）和血舒气及健中调理。又有越鞠丸（香附、苍术、山栀、川芎、神曲）为解郁的著名方剂，认为气郁则湿郁，湿郁则热郁，热郁则痰郁，痰郁则血郁，血郁则食郁，相因而病。故用香附理气，川芎调血，苍术去湿，山栀泄火，神曲消食，有痰再加贝母。

这种五郁相因的治法，应当理解其用意，不必固执其成方。尤其是逍遥散治血虚之郁，越鞠丸治气实之郁，必须分别清楚。

2. 和胃理气法

适应证：脘腹胀满痞痛，嗳噫吞酸等。

常用药：半夏　陈皮　茯苓　枳壳　砂仁　蔻仁　木香　乌药　厚朴　佛手　藿香

胃气以和降为贵，逆则消化传导失职，引起脘腹胀满作痛等一系列症状。从原因来说，与七情刺激和受寒及痰湿内阻有直接关系；从内脏的影响来说，与肝胆和大小肠的关系最密。因此，和胃理气的药最多，必须根据具体病情选择使用。一般以温胆汤加减。温胆汤即二陈汤加枳实、竹茹，有理气和中及祛痰化湿作用，湿重者可加厚朴，胀痛剧烈者加木香、乌药，此外还有香附、神曲、大腹皮、槟榔、枳壳等，均可随证采用。中医治病，经常从一个脏腑联系到其他脏腑，特别是治疗气分病，在理气方面联系更广，还考虑到其他原因，因而他的处方有主有次，并不是单纯的理气了。

（三）降气

降气，是使上逆之气得以平顺，所以又称平气、顺气。多用于肝气上逆，胸脘胀闷欲绝，胃气上逆，呃逆不止，及冲气上逆和痰浊上壅，肺气不降等证。

降气，宜于实证，不宜于虚证；宜于暂用，不宜于常用。

1. 降气宽胸法

适应证：气逆胸膈，窒息欲绝，及气厥昏倒等。

常用药：沉香　枳实　槟榔　乌药　木香

这方法用于七情气逆，病情比较严重，如胸膈胀闷，气塞欲绝，更重的可出现厥逆昏仆，称为"气厥"。故用药较峻利，一般用五磨饮子（木香、枳壳、乌药、槟榔、沉香），以下气救急为目的，体弱的可加入人参，即四磨饮（槟榔、沉香、乌药、人参）法。凡降气不能离开理气的基础，其他理气药如郁金、香附之类，仍可采用。

气逆证由于气机阻滞，极易兼见痰浊结聚，或阳气郁遏，呈现虚冷心腹绞痛症状，因而降气又和消痰温中等结合，如七气汤（厚朴、半夏、紫苏、茯苓、姜、枣）、四七汤（肉桂、人参、半夏、甘草、生姜）用半夏、茯苓、肉桂之类，但目的在于降气，不同于痰喘治法。假如痰壅满闷，呼吸喘促，不能平卧，主因在于痰，痰不消则气不降，多用苏子降气汤（苏子、前胡、半夏、厚朴、橘红、沉香、当归、甘草）加减，称为"降气化痰法"。

必须补充，降气宽胸以下行为顺，如由肾虚不能固摄，气逆喘促，伴见头汗，尿频，脉象浮数无力，当用七味都气丸（熟地、山萸、山药、丹皮、茯苓、泽泻、五味子）、人参蛤蚧散（人参、蛤蚧尾）等，从下元滋补收敛，称为"纳气"法，不仅治法完全不同，而且禁用降气。

2. 降气止呃法

适应证：胃气上逆，作呃不止。

常用药：丁香　柿蒂　刀豆子　生姜　陈皮　厚朴

呃逆连声不止，以胃寒为多，一般采取丁香柿蒂汤，用丁香温胃，柿蒂苦涩降气。此证最易损伤中气，久病及年老患者须防胃气垂败，可加人参、生姜。此外，寒重的可用吴萸、干姜，痰湿重的厚朴、半夏亦为常用，主要还是从原因治疗。

嗳气频作，常觉胸膈痞结，亦属胃气上逆，宜用代赭旋覆汤，以旋覆、代赭镇逆，生姜、半夏辛散，人参、草、枣甘缓。因由胃气弱而不能和降，故必须镇逆、辛散、甘缓三者相结合，单用降气，只能治标，不能治本。

3. 平降冲气法

适应证：脐下动气筑筑，气冲咽喉不得息，胸膈窒塞，心慌汗出，筋脉拘急等。

常用药：熟地　当归　白芍　菟丝子　枸杞子　紫石英　沉香

冲气指冲脉之气上逆，其见证为脐下跳动，自觉有气上升，胸膈窒塞，甚则难于出声，手臂麻木作痉挛状。引起冲气上逆的原因，有寒有热，有虚有实，故也能出现心悸、汗出、头眩、筋惕肉瞤等证，因而前人根据症状分类，有冲气犯心、犯肝、犯肾的说法。我认为主要由于血亏而下焦虚寒。因冲脉为血海，上灌诸阳，下渗诸阴，血海空虚，即气逆上僭。故在妇科为多见，治疗禁忌汗下，宜在温养血脉的基础上，稍入沉香降气。沉香温而不燥，能直达肾经，效果最好。不可因为病见于上，用一般的降气药。

与冲气证类似者为奔豚证，奔豚有两种：一种是肾脏寒水之气上逆，脐下跳动，有气从小腹上至心，心悸不宁，用桂枝加桂汤或苓桂甘枣汤。另一种是肝脏气火上逆，症状较为危急，气从少腹上冲咽喉，使人窒塞欲死，治宜泄肝降气，用奔豚汤（当归、川芎、半夏、葛根、李根皮、芍药、生姜、甘草）加减。正因为奔豚证也由于气逆，所以《金匮要略》称为"奔豚气"，气字极有意思。

（四）升气

升气法常用于中气下陷，故多在补中的基础上加入升提药，很少单独使用。

升提法有时作为升胃中清气之用，有时也与降气药同用，用来升降气机，实际上是调气的一法。

升气既有升提的作用，不宜于虚火和实火上逆证候，用之更助火势上炎。

1. 升提中气法

适应证：懒怠少气，大便溏泄不止，及妇科崩漏、白带不断等。

常用药：黄芪　党参　白术　炙草　升麻　柴胡　陈皮

这是补中益气汤法。补中益气汤本来不是用来升提的，据李东垣《内外伤辨惑论》所说，主要是治饮食劳倦。因饮食失节，寒温不适，脾胃乃伤，加上喜怒忧恐，劳役过度，损耗元气，故以补中和益气为主。方内用升麻、柴胡的意义是，二药苦平味薄，阴中之阳，能引黄芪、甘草甘温之气上升，补卫气散解而实其表，又能缓带脉的缩急。所以升提中气必须以补脾胃为基础，用补中益气汤而加重升麻用量，可以达到升提目的。

如若只认为升麻、柴胡有升提作用，会失本意。

凡升性的药多兼散，故又有"升散"法，如升麻葛根汤（升麻、葛根、芍药、甘草）的升散阳明，因偏重在表证，即偏重在散外邪，治伤寒中风发热口渴，头痛身疼及发斑欲出不出等证。其他如柴葛解肌汤（柴胡、葛根、羌活、白芷、黄芩、白芍、桔梗、石膏、甘草）、柴胡升麻汤（柴胡、升麻、前胡、黄芩、葛根、桑皮、荆芥、赤芍、石膏、豆豉、生姜）等，与此同类。这些多与发散退热药同用，不与补益中气药同用，所以升气和升散有根本上的区别。也可体会到升提的药物有柴胡、升麻、葛根、桔梗数种，实际上均是表散解热药，因有上升的性能，利用它来协助升提，这是配伍的一种方法。

2. 升降气机法

适应证：邪郁上焦，咳痰不利，胸膈痛闷等。

常用药：桔梗　枳壳　柴胡　前胡

桔梗与枳壳，柴胡与前胡，药性一升一降，杏苏散（紫苏、杏仁、前胡、桔梗、枳壳、半夏、陈皮、茯苓、甘草）和败毒散（羌活、独活、川芎、薄荷、柴胡、前胡、桔梗、枳壳、茯苓、甘草、姜）等方内均曾同用。凡外感咳嗽多日不已，咳嗽不爽，胸闷隐痛，用这升降法来调畅上焦气机，胜于一般的顺气止咳。推而广之，如金沸草散（金沸草、麻黄、荆芥、前胡、半夏、赤芍、甘草）治咳嗽多痰之证，麻黄和金沸草宣肺下气同用，亦有升降意义。

此外，泻利证常用升清降浊法，如以葛根升胃中清气，又以枳实降肠中浊邪，都属于升降的范围，而目的各不相同。

二、血病治法

血分病的治疗大法，分为：补、行、止三类。血虚则补，血瘀则行，血出则止。

（一）补血

心主血，肝藏血，补血方法以心、肝两经为主。

心为肝之子，肝为肾之子，故补心多兼补肝，补肝又兼滋补肾阴，所谓虚则补其母。气为阳，血为阴，根据阳生阴长的理论，血虚证在严重的情况下，补血方内亦常用补气药。

补血药多滋腻，脾胃薄弱者容易引起消化不良，食呆、大便不实者慎用。一般补血方内常用健胃和中之品，便是防止影响消化。

补血药内有偏于辛温的，在血虚内热或有肝阳等证者当忌。

1. 滋肝养血法

适应证：消瘦，目眩，面色不华，不耐烦劳等一般血虚证。

常用药：当归　白芍　阿胶　首乌　潼沙苑　菟丝子　龙眼肉

养血通剂为四物汤。四物汤内地、芍、芎、归的配合，前人譬作春夏秋冬四个不同的气候，认为不仅在加减上，而且在用量的轻重上，均能改变其性质。例如单用或重用地、芍，便是偏于滋阴；单用或重用芎、归，便是偏于活血。因此一般用作养血的用量，熟地、当归较重，白芍次之，川芎又次之；在不用熟地的时候，白芍的用量又往往重于当归。这是用四物汤平补血虚的大法。但在一般补血方内均以归、芍为主，结合首乌、阿胶、潼沙苑等一类药物。

在这基础上，加入牡蛎、菊花、钩藤、天麻的清镇，便是"养血潜阳法"，治血虚肝阳上扰，头眩眼花，两太阳偏痛；严重的再加入生地、龟板等，为"养血熄风法"。

在这基础上，加麦冬、红枣、枣仁、茯神补心安神，便是"养血安神法"，适用于心血不足，神不安舍，心悸易惊，失眠易醒。

在这基础上，加入熟地、山萸、枸杞子等，便是"滋肾养肝法"，为养血的进一步治法。用这治法时，有因肝虚而肾阴亦不足，有肾本不虚，因肝虚久不复原而借助于母气，总之以养肝为主，滋肾为辅，目的必须明确。

2. 益气补血法

适应证：严重血虚，及血虚气分亦虚的证候。

常用药：黄芪　当归　白芍　党参　熟地　阿胶

益气补血是在补血剂内加入益气药，所谓有形之血生于无形之气，亦即阳生阴长的意义。其目的仍在补血，不同于气血双补。著名方剂如李东垣的当归补血汤，黄芪用量五倍于当归，仍称补血。气血双补法如八珍汤，以四君子汤补气，四物汤补血，与益气以补血的要求不同，治法的名称亦跟着不同。总之，治法根据证候，目标明确，用药才有分寸。倘然强调无阳则阴无以生，及有形之血不能速生，无形之气所当急固，随便在补血方中加入补气药，是不符合于治疗法则的。

（二）止血

止血法用于出血证，首先应分别出血部位。因为鼻出血和大小便出血的内脏和病因不同，血出久不止者又多与中焦有关。

治出血，不重在止血而重在治其出血的原因。一般以血得热而妄行，故清血法比较多用。又因气为血之帅，血随气行，故常用顺气或补气以止血、摄血。

止血方内不能都用止血药，止血药也要分辨其性味及主治，前者有凉性止血，温性止血，及补血或化瘀止血，后者有用于一般止血和限用于局部出血。

血证初起，禁用大剂凉血止血，防止瘀血内停；挟有紫黑血块者为已有瘀血，更忌用单纯止血剂。寒凉药久用，并易损伤脾阳，脾阳伤则愈不能统血归经。

1. 清热止血法

适应证：心、肺、肝、胃有热所引起的一般吐血、衄血等。

常用药：生地　赤芍　丹皮　黑山栀　黄芩　黄连　银花炭　侧柏叶　山茶花　藕节　茅花　茜草　仙鹤草

凡外感温邪和内伤志火，均能使血热妄行。这种出血以吐、衄为多，血色多鲜红，治宜清泄血分之热，勿急急止涩。成方中治吐衄的清热解毒汤，用生地、赤芍、丹皮清血热为主，再分别用黄连、山栀、黄芩、连翘、黄柏等清心、肺、肝、胃之热，在一般出血热证，可以依据它来加减。上面所举的常用药便是从本方选择，加入了一些常用的止血药。使用止血药必须注意出血部位，例如：鼻血多用茅花，吐血多用侧柏叶、茜草、藕节，以及小便血多用蒲黄、小蓟，大便血多用槐花、地榆，妇科月经过多多用陈棕炭、血余炭等。

清热止血为最常用治法，假如风热证上出现鼻衄、咳血，症状不严重，不须抓住血证作为重点，只要在桑菊饮（桑叶、菊花、杏仁、连翘、桔梗、甘草、芦根）、银翘散（连翘、银花、薄荷、荆芥、豆豉、牛蒡、桔梗、竹叶、芦根、甘草）等方内加入止血药照顾。所以研究成方必须留心其加减法，如银翘散指出"衄者去荆芥、豆豉，加茅根、侧柏炭、黑山栀"；桑菊饮指出"邪初入营加玄参、犀角，在血分去薄荷、芦根，加麦冬、生地、玉竹、丹皮"。不难体会，一经加减便是一个止血方了。倘然从血证治疗，便会束手束足，或者用了一大堆的炭药。

2. 益气止血法

适应证：便血久不止及妇科崩漏等。

常用药：黄芪　党参　炙草　熟地　阿胶　炮姜炭　陈棕炭　煅龙牡　血余炭

这里的气指中气，中气主升，有提挈能力。故因气虚而血出不止，称为脾不统血，补中气来止血，也称"补气摄血法"。中气属于脾，脾性喜温，补气摄血药多属甘温一类。这种方法常用于便血经久不止，血色暗黑，及妇科崩漏等证。例如黄土汤（灶心土、熟地、白术、附子、阿胶、黄芩、炙甘草）治便血，固本止崩汤（人参、黄芪、白术、熟地、当归、炮姜）治血崩昏晕，均以甘温补中为主，佐以养血收敛。我治胃和十二指肠溃疡用黄芪建中汤，对出血和防止出血，将生姜改为炮姜，再加阿胶，也是这个意思。因此，出血证使用益气法，可分两类：一种是脾胃虚寒，气不摄血，根本由于中气不足，如黄土汤证是；一种是血出过多，中气大伤，有气血两脱之势，如固本止崩汤证是。但不论属于哪一类，除血虚外多有气短食少，行动疲乏，脉象虚细等气虚证。即使用独参汤治大吐血，也必具气促、头汗、怔忡等虚脱现象。一般出血证不用补气，尤其有内热者忌用。

3. 平肝止血法

适应证：肝脏气火上逆，吐血、呕血、衄血等。

常用药：白芍　枳壳　广郁金　青黛　丹皮　焦山栀　生石决　降香

缪仲淳说过，吐血有三诀：一是宜行血不宜止血，血不循经络，由于气逆上壅；二是宜补肝不宜伐肝，养肝则肝气平而血有所归；三是宜降气不宜降火，气有余便是火，气降则火降，火降则气不上升，血随气行，无溢出之患。我体会虽分三诀，只是一个平肝法，故这方法在肝病上用得比较多。如果肝病一见出血，遽予凉止，往往出现胸胁痛；再认为气滞而破气，往往伤肝而血更不止。

4. 清肺止血法

适应证：肺虚内热引起的咳血。

常用药：马兜铃　甜杏仁　海蛤壳　川贝母　侧柏叶　藕节　仙鹤草　旱莲草　百合　北沙参　麦冬

一般见到咳血，均有延成肺痨的顾虑。因而处方侧重于清补宁络。其实有很多由火气和风热引起的，只要按照清热止血法治疗。如果经久不愈，出现肺虚症状，始用沙参、麦冬等清补；虚甚而血不止的，并可加入生地、阿胶、白及之类。前人对于咳血证极其重视，方剂甚多，但治疗原则是一致的。在这原则下，或结合补气，或结合滋肾，或结合清肝，就有许多具体治法和复杂的方剂。

5. 祛瘀止血法

适应证：跌打损伤，内脏出血，瘀血内停的胸胁刺痛等。

常用药：当归　赤芍　桃仁　红花　三七　郁金　丹皮

这方法多用于呕血盈口色紫，及内有瘀血，一方面当止血，一方面又当祛瘀。但主要在于祛瘀。因为瘀不去则血不归经，所以伤科有很多止血药实际上是和血、活血药。这里牵涉到一个用炭药止血的问题。《本草纲目》上曾说"烧灰诸黑药皆能止血"，后来有很多止血药均炒成炭，即使不以止血为目的的药也炒成炭用。我以为有些止血药应当用炭，有些药炒黑后会改变其性质或减低作用。前人有十灰散（大小蓟、侧柏叶、荷叶、茅根、茜草、大黄、山栀、棕榈、丹皮），也有四生丸（侧柏叶、荷叶、艾绒、生地），不可一概而论。

（三）行血

行血包括活血祛瘀、通经和络。由于血得寒则凝滞，一般多用温性药物。又因气行则血行，气滞则血滞，故常与理气药同用。内脏癥瘕，经络痹痛，以及妇科月经闭阻，外科肿疡等证，虽然原因不一，均与营卫流行不利和气血凝滞有关，活血散瘀在所常用。

无论活血、去瘀，多在和血的基础上进行，所以一般方剂并不猛峻；如欲大剂逐瘀常与攻下法结合。

1. 理气活血法

适应证：脘腹刺痛，妇科痛经和月经后期等属于气滞瘀凝者。

常用药：当归　赤芍　桃仁　红花　香附　延胡索　金铃子

气为血帅，活血多与理气结合，这是行血剂中最常用的治法。活血中的理气药又以香附为多用，前人尝用一味为末，治血凝气滞引起的杂证，称为独胜丸。但既以活血为主，应与血药配伍，如归附汤是。

胁痛久则入络，可于这类药内加入柴胡、青皮，一面作为引经，一面亦能疏气。叶天士曾用逍遥散去白术加香附治胁痛，一味药的出入，作用便改变，可谓心灵手敏。

2. 温经活络法

适应证：经络受寒，气血流行不利，四肢痹痛等。

常用药：当归　川芎　红花　威灵仙　桂枝　苏木　羌活　独活　川乌　草乌　姜黄

四肢痹痛都因风寒湿邪侵袭经络，然与气血凝涩不利有密切关系。故一般用辛温祛邪的同时，常佐和血行血之品，以期达到温经活络的目的。活血用当归、川芎、红花、苏木，祛邪用桂枝、秦艽、羌独活、川草乌，其他能走四肢经络的如桑枝、丝瓜络、威灵仙、海风藤、络石藤、伸筋草、千年健等，均在采用之列。

咳嗽吐血引起胸膺掣痛，惯常在治咳方内加入桃仁、郁金。因郁金为气中血药，桃仁祛瘀而有润下作用，其目的亦为和络。

妇科冲任受寒，经阻腹痛，或后期量少色瘀，用延胡索散（延胡索、肉桂、当归、川芎、蒲黄、乳香、没药）祛寒行血，也叫温经法，含义不同。同时，妇科月经病用行血法，一般以芎归汤为主，酌加泽兰、茺蔚子、川牛膝、红花、月季花等。

3. 攻逐血瘀法

适应证：蓄血、癥瘕等属于血块内停者。

常用药：当归　桃仁　红花　大黄　穿山甲　赤芍　五灵脂　蒲黄　王不留行　三棱　莪术

逐瘀的方剂甚多，并且有相当猛峻的，非必要时不可孟浪。上面所举的几种逐瘀药，在一般瘀血证上足够应用。我认为在和血的基础上行血，在行血的基础上逐瘀，这是一个原则。再从瘀阻的原因，或加温药散其寒凝，或加气药疏其郁结，这是处方的方法。必须指出，前人用逐瘀法比较郑重，王清任善用逐瘀，亦以行血为主。如果见到一点瘀血症状，便用逐瘀来尝试，是不合理的。

三、湿病治法

湿的治疗，主要分为：化、利、逐三个大法。轻者在中焦者用化，较重者在下焦用利，积而成水则用逐。

（一）化湿

湿分外湿、内湿。感受雾露或淋雨等，病在于表者为外湿，属于外感范围。一般所说的湿，多指过啖生冷肥甘以及脾不运化所引起的内生之湿。也有居处潮湿，或常在水边生活不讲卫生，发生下肢浮肿等病，虽然病从外来，但已经侵淫入里，治疗上亦归入内湿范围。

脾恶湿，胃恶燥，故湿证以脾脏为主。但胃虽恶燥，由于内湿多自饮食不节得来，与胃有直接关系，并且湿证初起，往往先见胃症状，因而治疗上脾胃并重，认为湿证多属中焦。

湿为阴邪，性最黏滞，用药宜于香燥，可分两种：一为芳香化湿，能理气舒郁，用于湿阻轻证；一为苦温燥湿，燥性较烈，用于湿浊较重证候，总称为化湿。

湿与热邪结合，叫做湿热。由于两者的性质不同，一经结合以后，如油入面，极难速解。一面清热，一面化湿，并依湿和热的孰轻孰重，用药亦或多或少，称为"清化"。

化湿药虽能除湿，亦易耗伤津液，宜适可而止。并且湿性凝滞，消除较缓，如果香燥过分，往往湿未尽化，津液先伤，反成僵局。

1. 芳香化湿法

适应证：胸闷，饮食呆减，口淡，泛漾欲恶，舌苔白腻等。

常用药：藿香　佩兰　陈皮　砂仁壳　白蔻壳　佛手　川朴花

芳香化湿药比较平淡，临床上经常使用而很难找一成方为例，可能是前人认为没有记载价值的缘故。我以为不论外感杂病，经常伴见这些湿证，而且必须照顾，不能视为轻描淡写。轻浅的湿邪，既不需燥，又不能利，譬如桌上微尘，只要拂而去之。但微湿不去，能影响气机和消化功能，因气机和消化功能障碍而更使湿邪停留，所以芳香是化湿的第一步。如果湿邪较重，出现胸脘痞闷，身体困倦，食呆呕恶，舌苔厚腻，则宜进一步香燥化湿，用除湿汤加减。燥湿以平胃散为通剂，除湿汤即平胃散加半夏、茯苓、藿香，常用的化湿剂不能离开这法则。如兼外湿表邪，可加紫苏、防风、羌活一类，常用的藿香正气散（藿香、紫苏、厚朴、白术、白芷、半夏、陈皮、桔梗、大腹皮、茯苓、甘草）便是这样组织的。

2. 苦温燥湿法

适应证：食呆，消化迟钝，嗳噫吞酸，中脘痞闷，大便不实，舌苔白滑黏腻等。

常用药：苍术　厚朴　干姜　草果　砂仁　茯苓

芳香化湿和进一步香燥化湿，都用于湿浊停胃，苦温燥湿则偏在于脾。胃湿和脾湿原是一种，因脾和胃的性质不同，胃湿多由湿浊暂时郁遏，芳化宣通，郁滞即解；脾湿多由中阳虚弱，不能健运，必须温化，即使也有脾阳暂时被郁，亦宜照顾其本，加强化湿的能力。且必须明确脾湿多偏于寒，与单纯的湿有所不同，用药只有与脏气结合，才疗效较速，这是治疗中的一个关键。所以进一步可用桂枝，加强温通力量，称为"辛温苦燥法"，如苓姜术桂汤便是。

凡治中焦湿邪较重的，可以结合利尿，一般多用茯苓，亦可用泽泻、车前。

3. 清化湿热法

适应证：胸闷心烦，口渴不多饮，小便短赤，舌苔黄腻，脉象濡滑而数，以及暑湿、湿温证等。

常用药：藿香　佩兰　蔻仁　苡仁　黄芩　厚朴　滑石　通草

湿热证以中焦阳明为主。由于湿为阴邪，热为阳邪，结合后出现矛盾证状。一般从三仁汤（杏仁、蔻仁、苡仁、滑石、竹叶、厚朴、半夏、通草）加减。吴鞠通曾说：湿温证不像寒邪的一汗即解，温热的一凉即退，氤氲弥漫，不宜重药，用三仁汤轻开肺气，气化则湿亦化。他还指出：不可用辛温发表药，用之则蒸腾上逆，变为神昏；不可用大下，用之则脾气下陷，变为泄泻；不可用柔润药，用之则锢结不解，愈治愈坏。所以治湿热证只宜清化，即一边清热，一边化湿。但由于同一病中湿和热有轻重，或侧重于清，或侧重于化，必须很好掌握。据我个人经验，能侧重湿邪，使湿邪先去，收效比较迅捷。并有几种药值得提出：一是黄连，寒能清热，苦能燥湿，一药两用；一是菖蒲，辛香化湿，不同于温燥；一是茵陈，清化湿热，能引湿下行而不伤阴。成方中如甘露消毒丹（藿香、蔻仁、茵陈、黄芩、滑石、连翘、菖蒲、木通、薄荷、射干、川贝），亦配合得相当周密。

治疗湿热还有几个应当注意的证候：一是湿遏热伏，表现为舌苔厚腻，舌尖舌边红绛，用化湿药不可太香燥，防止助热烁津，苔亦干糙；倘已干糙而苔仍厚腻，色带深黄或焦黄，可在清化内酌加石斛、瓜蒌，舌润则苔白化。二是湿浊蒙窍，表现为胸闷，神识似明似昧，或有谵语，系浊邪蒙蔽，不同于温病的热入心包。《温病条辨》虽然指出用最轻的至宝丹去秽浊，但不如《温热经纬》用神犀丹［犀角（水牛角代）、金汁、生地、菖蒲、紫草、银花、连翘、黄芩、玄参、豆豉、花粉、板蓝根］为佳，具有清营解毒，化浊透发的作用，不离清化原则。

（二）利湿

利湿是使湿从小便而去，这是内湿的唯一出路，所以李东垣说"治湿不利小便，非其治也"。但是利小便法侧重于湿在下焦，所以应下一转语"利湿不分三焦，亦非其治也"。

利湿可分淡渗及通利：淡渗是取淡味渗利，常与化湿结合，不以利小便为主要目的；通利则着重于下焦，以利小便为主。

利湿太过，亦能伤阴，并使大便困难。

1. 淡渗除湿法

适应证：湿热内蕴，或湿阻肺脾，气机不宣的证候。

常用药：苡仁 通草 茯苓 赤苓 冬瓜皮

淡渗药不以利尿为主要目的，故很少单独处方，常在芳化剂内加入一两味。且多数用于湿热证。湿热内阻，不能过于利尿，只宜轻淡微渗，宣通湿邪，例如黄芩滑石汤（黄芩、滑石、蔻仁、茯苓皮、大腹皮、通草、猪苓）。

2. 通利小便法

适应证：湿停中下焦，小便短少不利，大便泄泻等。

常用药：茯苓 猪苓 泽泻 车前子 汉防己

单纯的利尿剂，多以四苓散（白术、茯苓、猪苓、泽泻）为主。或加肉桂即五苓散，助膀胱气化；或去白术加滑石、阿胶，即猪苓汤，利湿热。

利尿都在化湿的基础上进行。湿浊中阻，不仅使小便短少，还能影响大便溏薄，及脘腹痞满等。吴鞠通有五个加减正气散方，足供用药参考。这五个方剂是：①加减正气散（藿梗、厚朴、陈皮、杏仁、神曲、麦芽、茯苓、大腹皮、茵陈）治三焦湿郁，升降失司，脘连腹胀，大便不爽；②加减正气散（藿梗、大豆卷、厚朴、陈皮、茯苓、防己、通草、苡仁）治湿郁三焦，脘闷便溏，身痛，舌白，脉象模糊；③加减正气散（藿香、厚朴、陈皮、杏仁、滑石、茯苓皮）治秽湿着里，舌黄，脘闷，气机不宣，久则酿热；④加减正气散（藿香、厚朴、草果、陈皮、神曲、山楂、茯苓）治秽湿着里，邪阻气分，舌白滑，脉右缓；⑤加减正气散（藿梗、苍术、厚朴、陈皮、谷芽、茯苓、大腹皮）治秽湿着里，脘闷便泄。这里指出了化湿、利湿在临床上的具体运用，也说明了治疗湿证应注意脾胃和三焦的关系。

一般利尿多用于小便黄赤短小。假如小便不通的癃证，小便点滴涩痛的淋证，便不合适。癃证的治疗，由于肾阳虚而膀胱气化不及者，用熟地、苁蓉、附子、巴戟、肉桂、山萸等温化下元；因热结膀胱，气痹不通者，用冬葵子、木通、车前、通天草、猪苓、枳壳等疏导。癃证水湿内聚，不得排泄，脘腹胀满，病情极其严重者，前人也有用葱管导尿的治法，在今天当然要改进了。淋证多由湿热下注，用瞿麦、萹蓄、木通、萆薢、海金沙等，药多偏于苦寒泻火清利。

（三）逐水

逐水用于水湿蓄积，浮肿，腹满作胀，大小便癃闭等证。

逐水法大多猛峻，损伤元气，宜于体实证实，用时须慎重。

1. 疏肠逐水法

适应证：水肿水胀，二便癃闭，形气俱实的证候。

常用药：甘遂　芫花　大戟　商陆　牵牛　椒目

这里拟举舟车丸（黑丑、大黄、甘遂、大戟、芫花、青皮、橘红、木香、轻粉）为例。十枣汤（大戟、甘遂、芫花、枣）已为泻水猛剂，此则在十枣汤内除去红枣之甘缓，再加泻水行气药，可谓猛上加猛，这种专以泻水为主的治法，临床上必须慎用。凡治水湿当利小便。肿势严重，利水不应，才用开泄大肠逐水，譬如夏禹治水，凿河开渠，所以还有其他逐水的著名方剂取禹功、浚川、疏凿等命名，顾名思义，可以理解是急于排水的一种措施，不是常法。费伯雄曾说："逐水自前阴出者得生，自后阴出者必死。"但用逐水剂多从后阴出，也有泻后见好的，虚证用之多不效，实证用之腹满消而复起者亦不治，主要在于中气的败坏与否。

2. 健脾逐水法

适应证：肢体浮肿，腹胀，小便少，伴见中气不足者。

常用药：白术　干姜　茯苓皮　大腹皮　槟榔　厚朴　木香　葫芦瓢

脾虚不运，水湿内停，其特征为大便通利，小便不长，不能用泻下法。

实脾饮（附子、白术、茯苓、甘草、炮姜、厚朴、大腹皮、木香、豆蔻、木瓜、姜、枣）温运中焦为主，佐以行气，导湿下行，最为合理。通过这方剂，可以理解治疗水湿不是单纯的一个治法，应把多种治法适当地结合起来。

四、痰病治法

痰病的治法，主要分为：化、消、涤三类。一般均用化，较重用消，留而不去则涤。

（一）化痰

痰证常见于咳嗽，故化痰以肺为主。由于痰的生成，间接与脾胃虚弱及湿浊停聚有关，故化痰又常同和胃、健脾结合。

痰的种类，有风痰、寒痰、热痰、湿痰，有因外邪引起的，也有属于内因的。因而一般治法有宣化、清化、温化之分。

化痰中往往伴用开肺药，除疏散外邪外兼有促使排痰的作用。

化痰的禁忌比较少，因为见痰治痰，辨别寒热，均较简单。问题在于化的含义是逐渐消除，收效比较慢，不宜操之过急；同时要注意痰的成因和本质，前人所说"见痰休治痰"，便是指此。

1. 宣肺化痰法

适应证：外感风寒，喉痒咳嗽，痰多薄白等。

常用药：牛蒡　前胡　苦桔梗　光杏仁　象贝母　半夏　橘红　胖大海　蝉衣

外感咳嗽以祛除外邪为主，故宣肺散邪，结合化痰，便是宣肺化痰法。在外感证上常用的化痰止咳药不外上面所举的几种。祛邪方面，散风宜辛平，可用防风、荆芥；散寒宜辛温，可用紫苏、麻黄。我的意见，外感咳嗽并不是重证，处方可以简化一些，三拗汤（麻黄、杏仁、甘草）轻开肺气，又能顺气，所谓"轻能去实"，疗效良好。只要在这方剂上分辨风寒、风热，适当加味，就成为辛温、辛凉的治法了。

2. 清化痰热法

适应证：肺有痰热，咳嗽痰黏不爽，口燥咽干等。

常用药：桑叶　蝉衣　光杏仁　川贝母　胆星　橘红　枇杷叶　瓜蒌皮　地枯萝

这些药物在清化痰热中仍有宣散性质，因为一般痰热多由风温、风热形成，初起治法不离清宣范围。很可能发展为高热，咳喘胸痛等，可结合泻白散（桑皮、地骨皮、甘草、粳米），并可加入黄芩、知母和石膏等以清肺泻肺。倘然纯粹属于痰热恋肺，则只需清肺化痰，百合、海蛤壳、马兜铃、天竺黄、竹沥，及王孟英常用的雪羹汤（海蛇、荸荠），均可采取。

附带说明燥痰的治法。燥是六气之一，亦属于外邪，常见于夏暑刚退，秋凉初起的时期，所谓秋燥。另一方面，一般热证耗伤津液，也能出现枯燥现象，所谓燥为火之余气。前人对此均另立治法。我认为燥与热的性质有共同之点，治疗燥痰也可在这基础上加减，不必另起炉灶。

3. 燥湿化痰法

适应证：咳嗽，胃呆恶心，舌苔厚腻等一般痰浊证。

常用药：制苍术　厚朴　半夏　陈皮　茯苓　苡仁

燥湿用平胃散，化痰用二陈汤，这是通用方。将两方结合起来称做平陈汤，便是燥湿化痰法。一般化痰药偏重在肺，此则重在脾胃，因为湿痰的根源在于脾胃运化不及；并且湿性凝滞，气能行湿，化湿痰不能离开理气，如厚朴、陈皮等燥湿化痰，均有行气的作用。

二陈汤成为著名的化痰通治方，主要在于半夏能化湿痰，配合茯苓除湿，陈皮利气，甘草和中，气顺湿除，痰浊自蠲。湿重者固然可以配合平胃散，有热者也可配合清热，如清气化痰丸就用了半夏、茯苓、橘红，加胆星以助半夏化痰，枳实、杏仁以助橘红平气，再加黄芩、瓜蒌清热。温胆汤即二陈汤加竹茹、枳实，虽然名称温胆，实际上还是化痰和胃为主，胃气和则少阳之气自然调顺。

4. 温化痰饮法

适应证：痰饮咳嗽，畏寒，气短喘促，不能平卧等。

常用药：桂枝　白术　茯苓　炙甘草　干姜　半夏　五味子　鹅管石　细辛

痰饮是痰证中的一个特殊证候，也叫饮邪、水饮。痰饮的特征是，一般痰证均由咳嗽引起，唯独痰饮咳嗽是由痰饮引起。原因是脾阳虚弱，不能化湿，积湿生痰，影响肺气的肃降。故治法必须温运和中，从根本着手，《金匮要略》所谓"病痰饮者，当以温药和之"。

上面所说的燥湿化痰亦偏于温，但与温化痰饮的性质有根本上不同。湿痰系暂时的，湿化痰除便达到了治疗的目的；而痰饮乃由于脾阳衰弱形成的慢性病，须从健脾扶阳来制止痰浊的产生，不是暂时化痰所能解决。

（二）消痰

痰浊内恋，不能化除，则用消法。化是着重在痰浊的原因，使其自然消失；消是强迫使其排除。因此消痰法含有克伐的意思，多用能损伤元气，体弱的患者亦宜谨慎。

痰浊凝滞经络，如瘰疬等，亦用消法，因其症状坚硬有形，也叫软坚法。

哮喘证喉中拽锯有声，亦以消痰为主，使痰降则气自顺，与顺气化痰又有不同。

1. 消痰平喘法

适应证：痰浊阻肺，咳嗽气喘，呼吸有声等。

常用药：白芥子　莱菔子　苏子　射干　厚朴　猪牙皂

痰浊内阻，妨碍呼吸，气逆喘促，甚至不能平卧，多用消痰以期缓解。一般用三子养亲汤（白芥子、莱菔子、苏子），三子除消痰外均有下气作用，亦可与导痰汤之类结合。消痰是一种治标方法，多用于化痰无效和痰浊上壅的时候，也有用猴枣粉急救者。

哮喘证发作时，痰堵咽喉，声如拽锯或作水鸡声，严重的喘息抬肩，目脱汗出。多为实证，并且多由寒邪引发，热证较少。重者用冷哮丸（白矾、猪牙皂、半夏、胆星、麻黄、紫菀、细辛、川椒），轻者用清金丹（猪牙皂、莱菔子）。此证极为顽固，不同于一般的痰喘，也不可与其他气喘含混。治疗上虽然以消痰为主，应当结合治本，并适当地佐以宣肺或泻肺。

2. 消痰软坚法

适应证：痰核、瘰疬等。

常用药：象贝母　僵蚕　海藻　昆布　山慈菇　半夏　夏枯草

痰核和瘰疬等多由肝胆逆气与痰浊郁结而成，故消散中应佐疏气。又因其多生于肝胆经部位，往往伴见郁热，常用柴胡、夏枯草，取其具有解郁和引经作用。至于破溃后或兼见潮热、咳嗽、妇女经闭等虚劳现象，当全面考虑，不能专与消法。

（三）涤痰

涤是荡涤，有攻逐意义。顽痰、痰饮停聚，化之不去，消之亦不去，始用此法。

用荡涤法后，黏痰多从大便而出，药峻的能使泄泻不禁，故非体实者尤其中气虚弱及孕妇，不可轻用。

1. 荡涤痰涎法

适应证：痰饮黏涎壅塞，呼吸不利，或停留胸胁作痛，及癫狂证等。

常用药：礞石滚痰丸　控涎丹

涤痰药多峻利，临床上常用成药，如礞石滚痰丸（青礞石、沉香、大黄、黄芩）、控涎丹（甘遂、大戟、白芥子）等。控涎丹攻逐水饮黏涎，礞石滚痰丸荡涤痰火，用量均应适当掌握。比较和缓的为竹沥滚痰丸（青礞石、半夏、橘红、甘草、竹沥、姜汁）。但礞石辛寒而燥，前人曾用此一味治小儿急慢惊风，痰黏壅塞，称为夺命丹，可见其攻逐的力量了。用汤剂涤痰相同于逐水法，轻者如葶苈大枣泻肺汤，重者如十枣汤。

2. 搜逐风痰法

适应证：中风昏愦，痰涎上壅等。

常用药：生南星　川乌　生附子　木香

中风证多猝然昏愦，痰涎上壅咽喉，极为危急，常用三生饮（生南星、生川乌、生附子、木香、人参）法，以南星散风除痰，川乌、附子温经逐风寒，皆用生者，取其力峻行速；佐木香行其逆气；又因邪之所凑，其气必虚，故加人参扶正。这是一种急救法。苏醒后口眼歪斜，半身瘫痪等后遗证，用牵正散（白僵蚕、白附子、全蝎）、大秦艽汤（秦艽、羌独活、防风、白芷、细辛、生地、黄芩、石膏、川芎、当归、白芍、白术、茯苓、甘草）以及大、小活络丹，广义地说，均是搜风逐痰以和经络。

附带谈一谈涌吐痰涎法。涌吐和荡涤恰恰相反，但目的同为迅速排痰，如中风用稀涎散（皂角、白矾），先使吐出黏涎，以便进药。这里说明了痰浊壅阻，不论用涤用吐，都是急则治标，不在急救阶段内必须慎用。

小结

中医治疗气、血、湿、痰的方法，简单的介绍如上。我认为治疗任何一种病证，必须通过辨证施治，同时也要掌握比较全面的治法。学习了中医的西医同志们，在临床上用中、西医两套诊断，并以中药为主进行治疗，这是一种好现象。但是往往对一种病证想用一个药方收效，或者只会用一个药方，不见效时就应付困难，甚至怀疑中药疗效不合理想，我以为这也是学习过程中一种很自然的现象。如何来解决这些问题？主要是进一步熟练辨证施治的法则，及更多地熟悉每一证的治疗方法和应用方药。比如说，我在最后介绍的痰病治法，包括了不少病证和不同治法，假使只掌握了一个二陈汤，认为中医的化痰剂就是二陈汤加减，显然不够，也肯定不能收到满意的效果。当然，我所谈的也不够全面，只能作为举例来说明。希望通过这例子来提高认识，并在这基础上加以补充，可能对临床有帮助。请大家考虑和指正。

第七章

十六种退热法

发热是一个常见的明显症状。由于它的原因复杂，牵涉疾病的种类较多，在临床上对于以发热为主诉的初诊病人，尤其是初发现发热的病人，很难做出确切的诊断。中医运用辨证论治的法则，鉴别发热的不同形态及其兼症来分析发热的病因和病灶，从而估计其病程和发展情况，及时地进行种种适当治疗，有着详尽的文献记载。单从我们的临床经验来说，中医的退热治法就有不少大纲细目，还意味着这种种退热方法，在中医学里具有完整的理论体系，比之西医学似乎更加全面。我现在把自己初步认识到的发热证的中医治法，向同道们介绍一个轮廓。所述的病证不够完备也不够细微，所引的方剂也只是举例说明，不等于是特效方剂。不妥当的地方，请大家不吝指正！

一、发汗退热法

使用发汗药物来放散体温，使升高的体温降低，在中西医的观点上是一致的。中医认为发汗退热法适用于体表受外邪的发热，外邪发热病在表，就称表证，用发汗治表热也就叫作解表法。外邪的种类不一，性质不同，发汗仅仅是一个基本法则，具体应用必须诊断是哪一种外邪，然后选择哪一类药来解表。主要是分辛温发汗和辛凉发汗两大类，就是把有发汗作用的辛味药作为主体，再结合温性的或凉性的药物来治疗。辛温多用于感冒风寒，辛凉多用于感冒风温。风寒和风温证的区别是：前者发热恶寒，不欲揭去衣被，肤燥无汗，头痛及后项不舒，周身肌肉关节疼痛，舌苔薄白或厚腻，脉象浮紧而数；后者发热恶风，头胀，自汗出，口干，舌苔薄腻或带黄色，脉滑数或两寸独大。不论风寒或风温都属于外感，多有呼吸道感染症状，如喉痒、咳嗽、鼻塞流涕，但风温证不似风寒的严重，并且鼻腔常有热感，咯痰不爽利，或觉咽喉梗痛。

辛温发汗剂如麻黄汤（张仲景方：麻黄、桂枝、杏仁、炙甘草），香苏饮（和剂局方：紫苏、香附、陈皮、甘草、生姜、葱白）；辛凉发汗剂如银翘散（吴鞠通方：银花、连翘、薄荷、荆芥、桔梗、豆豉、牛蒡子、竹叶、甘草、芦根），桑菊饮（吴鞠通方：桑叶、菊花、薄荷、杏仁、连翘、桔梗、甘草、芦根）等。这些方剂里并非单纯用辛温性或辛凉性发汗药，而是配合清热、止咳、清头目等药物在内，故汗出以后症状随着消失，恢复健康比较迅速。且有一部分解毒和胃药，对胃没有不良反应，很少引起食呆恶心，以及耳鸣、浮肿、荨麻疹等现象。

外邪中除了风寒、风温，还有常见的外湿、暑气和秋燥，虽然湿的性质偏于寒，暑和燥的性质偏于温热，但用药上各有差别。外湿是感冒雾露之邪，症见发热、头胀如裹、胸闷、一身烦疼，宜神术散（苍术、藿香、厚朴、陈皮、菖蒲、甘草、姜、枣）；暑气是中冒暑热，皮肤蒸热、头痛头重、倦怠、烦渴、宜加味香薷饮（和剂局方：香薷、黄连、扁豆、厚朴）；秋燥系秋季的一种时令病，患者微有身热，鼻孔觉烘热，干咳，口唇枯燥脱皮，宜桑杏汤（吴鞠通方：桑叶、杏仁、香豉、沙参、象贝、山栀皮、梨皮）等。

外邪还可以引起多种发热的疾患：如痄腮即腮腺炎，寒热、耳前耳后漫肿压痛；乳蛾即扁桃体炎，寒热、咽喉如肿、咽饮梗痛；赤眼即结膜炎，寒热、目赤、迎风流泪；又如龈肿即牙龈炎，寒热、牙龈肿胀作痛、化脓等等。方剂有柴胡葛根汤（医宗金鉴方：柴胡、葛根、黄芩、石膏、花粉、牛蒡子、连翘、桔梗、甘草、升麻）；甘桔射干汤（沈氏尊生书方：甘草、桔梗、射干、山豆根、连翘、防风、荆芥、玄参、牛蒡子、竹叶）；洗肝散（审视瑶函方：当归、川芎、薄荷、生地、羌活、山栀、防风、大黄、龙胆草、甘草）；泻黄散（钱乙方：防风、藿香、山栀子、石膏、甘草）一类，可随着症状及病位不同而选用。

发汗方法在发热证上应用最为广泛，虽分辛温和辛凉两大法，因其外邪的性质及呈现的症状各异，并结合了清热、镇痛、解毒等，随时据症变其方剂组成，所以处方亦最为复杂。此外发汗能退热，也能损伤津液，并使汗出不止，造成多种病变和亡阳虚脱等症，故除掌握适当剂量外，对于虚弱证和虚弱体质的人使用时应非常慎重。

二、调和营卫退热法

调和营卫的意义，简单地说，就是调整气血的不平衡。血营于内，气卫于外，卫分受了风邪的感染，肌肤发热，鼻塞呼吸有声，自汗出，形成营弱卫强的现象。在这种情况下必须把风邪驱出，才能气血和谐。故调和营卫实际上也是解表的一法，典型方剂如桂枝汤（张仲景方：桂枝、白芍、炙甘草、姜、枣）。但调和营卫不等于发汗，桂枝汤用桂枝祛风，又用白芍和血，用了生姜发表，又用红枣补中，两两对称，与发汗剂的专持发汗退热，显然不同。我认为：调和营卫是增强本身功能来祛邪外出，服桂枝汤后，还应喝稀粥和盖被安卧，帮助出汗。

桂枝汤的疏风退热既不同于一般的发汗剂，故桂枝汤不宜用于无汗的表实证，用量也要适当配合。根据桂枝汤原方桂枝和白芍的用量相等，如果桂枝重于白芍，或白芍超过桂枝，均会变更其作用。也因为桂枝汤能调和营卫，经过加味以后又能治疗虚弱证候，例如：黄芪建中汤、小建中汤等，这又是一个突出的特点。

三、清气退热法

外感发热不解，病邪逐渐深入，其症状为持续高热，不恶寒，反恶热，下午热势加剧，汗出较多，口渴饮水量增加，舌苔薄黄，脉象洪大而数，中医称作"阳明经证"。阳明指胃经，此时不能用发汗法，误用后有阳脱阴竭的危险，也不能单用养阴，促成阴遏阳伏的病变，宜予微辛甘寒清胃，方如白虎汤（张仲景方：石膏、知母、炙甘草、粳米），一方面保持津液，一方面使热邪仍从肌表缓缓透泄。这种证候在伤寒或温病过程中极为多见，因为还是希望病邪从表透达，故服药后自然汗出，大多挟有秽气。在这时期中医不主张用冰袋凉遏，便是为了避免治法上的冲突。

在类似里热证中，有心烦，错语，不是甘寒能胜任的，则用苦寒法，如大黄黄连泻心汤（张仲景方：大黄、黄连），黄连解毒汤（崔氏方：黄连、黄芩、黄柏、山栀）等。我认为甘寒和苦寒的用法完全不同，要求和目的亦不一致，但均有清热解毒能力。甘寒退热的特长，在于能使邪从汗出，限制体温产生和防止体液枯涸；苦寒剂则使邪从下泄，因而一般精神症状可得以减轻或消除。这是中医善于先治病因和克服主症的一个最好例子。

四、通便退热法

胃中热盛，势必消耗津液水分，影响到肠，大便因而闭结。这时候非但身热不退，而且热势蒸蒸有增无减，日晡更剧，还会烦躁不宁，神昏谵语，舌苔黄腻而糙或黑有芒刺。急予大承气汤（张仲景方：大黄、芒硝、枳实、厚朴）通利大便，比如釜底抽薪、水自不沸。大承气汤为攻下重剂，应具有燥、实、坚、满见症，即腹胀作痛拒按，确断肠中有燥屎的方可予之。如其津液不足的，比如舟底无水，无法推动，可佐用润肠，如脾约麻仁丸（张仲景方：麻仁、白芍、杏仁、大黄、枳实、川朴）。又有津液极伤，不能接受内服泻剂，可用外导法，过去有蜜煎（张仲景方：蜂蜜、皂角末）和猪胆汁（张仲景方：猪胆汁、醋）等方法，相似于现在用的甘油栓、灌肠等。但温热病阴分枯燥过甚，或病人阴液素虚的，非但不能用泻剂，连外导法亦不可轻用，故后来又有增液汤（吴鞠通方：玄参、麦冬、生地）的处方，此方以补药之体，作泻药之用，既可去实，又能防虚，在临床上值得重视。

我们感觉到就一般通便药而言，现代制剂有些优于中药，可以考虑替代，但发热证中的泻剂，兼有清热、解毒、护阴、生津等作用，这是它的特点，不能同一般泻剂相提并论。

五、催吐退热法

发热证心中懊侬，或曾经下后身热不退，心下结聚作痛，可用催吐法，方如栀子豉汤（张仲景方：山栀子、豆豉）服后令其微吐。

前人治热性病以汗、吐、下为三大法则，近来用吐法的时候比较少，可能因为用催吐法往往使病人有不愉快的感觉，在体质薄弱的患者一经涌吐，常常汗出气促，增加病变。然而必须说明，吐法含有发散作用，邪热壅结上焦的，实为清除的捷径，如果畏用吐法，改投降下，亦能因逆其性而变生不测。所以前人有可汗、可下、可吐和不可汗、不可下、不可吐等重要指示，总之以适应病症为是。

六、和解退热法

发热证中有忽冷，忽热，一天内可以几次发作，形似疟疾而不是疟疾，称作"寒热往来"。它的病灶既不在表，又不在里，界于半表、半里的少阳经部位，因此既不能汗，又不能下，便采取和解方法。寒热往来是少阳经病的特征，还伴有胸胁痞满、心烦呕恶、口苦、目眩、耳聋、脉弦等症，主方如小柴胡汤（张仲景方：柴胡、黄芩、人参、半夏、炙甘草、姜、枣）

安内攘外。因为少阳病亦由表邪传入，故一方面用柴胡、黄芩迎而夺之，另一方面所以和解不是讲和，因为邪正不能并立，不是正胜邪，便是邪胜正，二者根本不能调和。所以和解的企图是和其里而解其表，和其里则邪不再犯，解其表则使邪仍从外出，它的目的还是在于祛邪，形势不同，战略上亦应有所不同了。

从这方法推论，凡是具有安内之力兼有攘外之能的，都属于和解的范畴。例如：藿香正气散（和剂局方：藿香、紫苏、白芷、大腹皮、茯苓、白术、陈皮、半夏曲、厚朴、桔梗、甘草、姜、枣）治外感风寒、内伤湿食，症见寒热、头痛、呕恶、胸膈满闷等。用藿香疏散和中兼治表里为君药，苏、芷、桔梗散寒利膈，帮助发表，朴、腹、陈、夏化湿消食行气，帮助疏里，再用苓、术、甘草补益正气。

七、表里双解退热法

表热当汗，里热当清当下，这是大法。有的病初起表里证俱见，或数天后表证未除，又见里证，可以用疏表清里双管齐下，称做表里双解法。例如三黄石膏汤（陶节庵方：石膏、黄芩、黄连、黄柏、山栀、麻黄、豆豉、姜、枣）治表里、上下均热，脉象洪数。不能单纯使用麻黄汤和白虎汤时，就在这两方的基础上改用麻黄、豆豉解表热；石膏、山栀、黄连、黄芩、黄柏清内部上中下三焦之热。比较复杂的如防风通圣散（刘河间方：防风、荆芥、连翘、麻黄、薄荷、川芎、当归、白芍、白术、山栀、大黄、芒硝、黄芩、滑石、石膏、桔梗、甘草、葱白、姜）治怕冷、高热、目赤、鼻塞、口苦口干、咳嗽、咽喉不利、大便闭结、小溲赤涩等。用麻、防、荆、薄、桔梗宣肺散风；翘、栀、芩、膏、滑石清里热；硝、黄泻实通便；又因饥饱劳役，气血怫郁，加入归、芍、芎、术、甘草等调肝健脾，一经分析，眉目朗然。可以明确复杂的病症上用退热方法，应从多方面考虑，中医的复方组织是在一定的理论基础上发展形成的。

中医对表证分为三个阶段，最初是太阳经，其次阳明经，再次少阳经，统称三阳经，都有发热，症状的鉴别，如前所述，在太阳为恶寒发热，以麻黄为主；在阳明不恶寒，但发热，以葛根为主；在少阳为往来寒热，以柴胡为主。但外邪传变过程中，往往两经并见，便须同时处理，例如太阳阳明合病用葛根汤（张仲景方：葛根、麻黄、桂枝、白芍、炙甘草、姜、枣），少阳阳明合病用柴胡升麻汤（和剂局方：柴胡、葛根、前胡、黄芩、升麻、桑皮、荆芥、赤芍、石膏、豆豉、姜），同样的在里证中有上中焦同病的，有中下焦同病的，也有上中下三焦同病的，亦应兼筹并顾，均可称为双解法。

八、清化湿热退热法

湿为阴邪，热为阳邪，性质根本不同，可是一经结合，如油入面，不易分散。最明显的如湿温病，往往像抽茧剥蕉，去了一层，又来一层，湿温病的特征是：身热、午后增加，两足不温，口干不能多饮，饮喜热汤，有头痛、自汗、心烦等热症，又有胸闷、恶心、舌苔厚腻等湿症。严重的有神昏症状，亦时明昧，似睡非睡，不同于热证的狂躁不卧，原因是湿热氤氲，蒙蔽清阳，不似热邪犯脑，精神失常。治疗方法，以清热化湿为主，但湿热有偏胜，如何斟酌轻重用药，是一个重要问题，同时还应结合宣透、芳香、舒郁、淡渗、苦燥等方法，分解病势。常用方剂如三仁汤（吴鞠通方：杏仁、蔻仁、苡仁、滑石、通草、竹叶、厚朴、半夏），取竹叶、滑石的清；厚朴、半夏、蔻仁的燥；杏仁的宣；通草、苡仁的利。又如甘露消毒丹（叶天士方：藿香、蔻仁、菖蒲、射干、薄荷、茵陈、滑石、川贝、黄芩、连翘、木通），用芩、石的凉；蔻仁的辛；薄荷的轻扬；藿香的芳香；菖蒲的开窍；川贝的化痰；射干的利咽；木通的导尿，再加连翘、茵陈的善于清化中下焦湿热，组方都很周密。因此，治湿热的神昏，大多采用神犀丹［温热经纬方：鲜生地、紫草、板蓝根、豆豉、天花粉、连翘、玄参、人中黄、黄芩、犀角（水牛角代）、银花、菖蒲］，取其清热镇静之中兼有化浊开窍作用，处处照顾到发病的双重原因。

黄疸病证有发热，头部汗出而身上无汗，小便不利，口渴，胸闷，恶心，皮肤鲜明如橘子色，肝脏肿大，西医称为传染性肝炎，中医亦归入湿热，称作阳黄证。用茵陈蒿汤（张仲景方：茵陈、山栀、大黄）清利。据我们观察，传染性肝炎是黄疸的病种，但不一定发黄，发黄之前必小便黄赤，故中医清化利小便，实为防止发黄的最好方法。

九、清营解毒退热法

治发热证，除分辨表里并在表里中分辨三阳、三焦外，还要分辨卫、气、营、血。邪已侵入营血部分，不宜单从卫气治疗，但又不可遽用凉血抑遏。如温邪发斑用化斑汤［吴鞠通方：犀角（水牛角代）、玄参、知母、石膏、炙甘草、粳米]，即从甘寒清胃剂内加入血分药；又如小儿麻疹用竹叶柳蒡汤（缪仲醇方：西河柳、荆芥、薄荷、甘草、葛根、牛蒡子、竹叶、石膏、知母、玄参、麦冬、蝉衣），亦从辛凉解表剂内加入清泄血热药。斑疹的变化甚多，这里所举的是一个初起治法，说明邪入营分即宜加血分药。至于营与血有深浅之别，邪在营分犹可望转其气分，在血则直须清血凉血了。

邪入营血最严重的症状，为神昏、躁狂、惊厥，中医认为热入心包，用紫雪丹（本事方：磁石、石膏、寒水石、滑石、羚羊角、木香、犀角（水牛角代）、沉香、丁香、升麻、玄参、甘草）；牛黄清心丸（万氏方：牛黄、黄连、黄芩、郁金、朱砂、山栀仁）等。我认为此时是指病毒犯脑，中枢神经发生错乱现象，故用药偏于镇静和清热解毒。

温热之邪传入营分，更易引起鼻衄，痰内带血等症。凡有发热症的大多用清营凉血法，不主张以止血为能事，因为血得热而妄行，不清其营，血必不止。例如：加减玉女煎（吴鞠通方：生地、知母、石膏、玄参、麦冬）治气血两燔，症情危急者用犀角地黄汤［济生方：犀角（水牛角代）、生地黄、赤芍药、丹皮］，均能退热止血。

十、舒郁退热法

五脏都有郁证，郁而发热，在原因上以七情为主，在内脏中以肝胆两经为多。症状是：午后发热，或时寒、时热或心中不称意即觉浑身轰热，面部充血，性情急躁，易于恼怒，头胀，耳鸣，睡眠多梦惊醒，妇女月经失调。肝郁证极易影响脾胃，往往伴有食呆、胸闷、嗳噫、便闭等症。治宜疏通肝气，肝气条达则火自散，血自和，消化系统也自然恢复正常。逍遥散（和剂局方：柴胡、当归、白芍、薄荷、白术、茯苓、甘草、煨姜）以调畅肝气，宣通胆气为主，佐以和养脾胃，为解郁常用方剂。化肝煎（魏玉璜方：青皮、陈皮、白芍、贝母、山栀、泽泻）着重理气、清火，用意相仿。

郁证经久，能使血液暗枯，肌肉消瘦，骨蒸劳郁，并发生颈项瘰疬，月经停止等，虽似虚劳，而且也可成为虚劳，但初期不宜纯用补剂，当予苦辛，凉润宣通。因苦能泄热，辛能理气，凉润能滋燥，宣通能发郁、治情志之病必须药性与证情气味相投，以柔制刚，才能取效。处方仍从逍遥散和化肝煎出入，或添左金丸（朱丹溪方：黄连、吴萸）之类。

十一、去瘀退热法

发热如见狂证而不同于热入心包，兼见小腹急结，小便自利的，审属蓄血，当予桃仁承气汤（张仲景方：桃仁、桂枝、大黄、芒硝、甘草）。又少阳经寒热往来，适值妇女月经来潮或经行方净，忽增谵语，胁部和脐部结痛，是为热入血室，亦当清热、祛瘀并用，方如陶氏小柴胡汤（陶节庵方：柴胡、黄芩、半夏、生地、丹皮、桃仁、山楂、甘草）。

肠痈似急性阑尾炎，在小腹作痛，按之更剧，不便转侧，腿缩较舒，身发高热，初起亦以祛瘀为急，大黄牡丹皮汤（张仲景方：大黄、丹皮、桃仁、冬瓜仁、芒硝）下之。外科肿疡发热，多由气滞瘀凝引起，中医惯用内服药来退热消散，不离和营活血，例子更多。

我认为人体内"气"的作用，为中医学所特有，与气相对而又互相发生作用的为"血"。"气血"在中医生理上非常重视，因而在病理方面极其注意气郁和血瘀，因它能使生理功能障碍产生多种疾患。所以对发热这个全身症状，从整体疗法出发，应当对郁证和瘀证有深入的认识。

十二、消导退热法

消导退热法多用于胃肠病，因饮食不节或食物中毒引发的胃炎和肠炎一类疾患。常见的如食积证，胃痛饱闷，呕吐，嗳腐吞酸，或腹痛泄泻，往往身热骤升，用保和丸（朱丹溪方：神曲、山楂、莱菔子、半夏、陈皮、麦芽、茯苓、连翘）消化食滞，其热自退。又如痢疾腹痛，身热，多因肠有积滞，用枳实导滞丸（李东垣方：大黄、枳实、黄芩、黄连、神曲、白术、茯苓、泽泻）去其积，热亦随解。倘然不兼外邪，无须清疏。

中医对泻痢初起发热，并不认为严重。如果久泻久痢不止，本无热度而见发热，这发热又不因外感引起，则十分重视。因多数由于伤阴所致，禁忌消导疏散，当用阿胶连梅丸（证治准绳方：阿胶、黄连、乌梅、当归、赤芍、赤苓、黄柏、炮姜）之类。

小儿疳积证，肌肤潮热，形体日瘦，面色不华，肝腹膨胀，烦躁多啼，亦由恣食损伤肠胃形成。初起可用消导和中，既成之后，则宜补中、清热、消运、磨积并用，方如肥儿丸（医宗金鉴方：人参、白术、黄连、胡黄连、茯苓、使君子、神曲、麦芽、山楂、甘草、芦荟）标本兼顾。

十三、截疟退热法

过去中医不了解疟疾是由于疟原虫的感染，但很早以前的截疟主方，如常山饮（和剂局方：常山、草果、槟榔、知母、贝母、乌梅、姜、枣）和七宝饮（易简方：常山、草果、槟榔、青皮、厚朴、陈皮、甘草）中常用常山作为抗疟专药。据近人研究常山的抗疟效能远远超过奎宁，反映了中医学内容的精湛。

疟疾先冷后热，一日一次，或间日一次，或三日一次，在诊断上比较明显。然而它的热型并不一致，有先寒后热，有先热后寒，有寒多热少，有但热不寒，有发于午前，有发于午后或夜间，在兼症上更有不同的症状。中医分别为痰疟、寒疟、瘅疟和三阴疟等等，定出柴朴汤（证治准绳方：柴胡、厚朴、独活、前胡、黄芩、苍术、陈皮、半夏曲、茯苓、藿香、甘草）；蜀漆散（张仲景方：蜀漆、云母、龙骨）；桂枝黄芩汤（证治准绳方：桂枝、黄芩、人参、甘草、柴胡、半夏、石膏、知母）；柴胡芎归汤（沈氏尊生书方：柴胡、川芎、当归、桔梗、赤芍、人参、厚朴、白术、茯苓、陈皮、葛根、红花、甘草、乌梅，姜、枣）等方剂，按证治疗，并不以常山为特效药而一概使用。

疟疾最易破坏红血细胞造成贫血，不但发病中面无华色，四肢软弱，且有寒热停止，劳动力不恢复，稍稍劳动寒热复发，中医称作劳疟，治以补养气血，方如何人饮（张景岳方：首乌、人参、当归、陈皮、煨姜、红枣）。也有久疟脾脏肿大，左胁下一片坚满如癥瘕状，称作疟母，疲劳后亦寒热随起，则用疟母丸（证治准绳方：鳖甲、青皮、莪术、三棱、桃仁、神曲、海粉、香附、红花、麦芽）和血消滞。这些说明了中医对于疟疾，有对症疗法，也注意辨证施治。

十四、辟疫退热法

疫证是指传染秽浊之邪，这种病邪多从口鼻吸入直犯肠胃，故初起头晕脑涨，背微恶寒，呕恶，胸闷，或下利绕脐作痛，旋即高热，有汗不解。并且即使药后汗出热减，亦不能一次便尽，常有热势起伏，或热退两三天后复发的，必须看其内蕴之邪是否从里达表，彻底消除。一般用达原饮（吴又可方：黄芩、白芍、厚朴、草果、知母、槟榔、甘草、姜、枣），目的就在透泄里邪。

大头瘟为温疫证之一，初起发热，口干舌燥，咽喉不利，渐见头面红肿，目不能开。成方中如普济消毒饮（东垣方：黄芩、黄连、橘红、甘草、玄参、连翘、板蓝根、马勃、牛蒡子、薄荷、僵蚕、升麻、柴胡、桔梗），用辛凉的薄荷、牛蒡子、连翘散风热，苦寒的黄芩、黄连泻实火，并用柴胡、升麻、桔梗、橘红疏气，僵蚕、马勃、甘草消肿，因与血分有关，又有玄参、板蓝根走血分以解毒。疫证甚多，这里仅举两例，以见治法的一斑。

十五、温经退热法

外感发热初起，神疲困倦，脉不浮而反沉，这是体力衰弱，阳气极虚。虽受风寒，不可发汗，汗出易致亡阳虚脱，然又不能不祛邪，邪不去势必乘虚直入，此为太阳、少阴同病，治以温经为主。温经是温少阴经以发挥其捍卫功能，再佐发散药以祛除太阳表邪，方如麻黄附子细辛汤（张仲景方：麻黄、附子、细辛），附子能温少阴助阳气，麻黄散太阳风寒，细辛为少阴经的表药，用来联络其间，药味简单，却有力地显示出它的治疗目的。

这种证候不多见，治法有似和解及表里双解但性质实不相同，而且又不能通用于一般虚弱人的感冒发热。一般虚弱体质容易感冒，因而引起寒热自汗，多由于卫气不固，通用玉屏风散（世医得效方：黄芪、防风、白术）固表祛邪。

十六、滋补退热法

中医把疾病分为外感和内伤两大类，滋补退热用于内伤虚证。虚证见发热多不轻浅，大概可分为三类。

一为阴虚：形体羸瘦，五心烦热，下午体温上升，自觉从肌骨之间蒸发，习用方如清骨散（证治准绳方：银柴胡、胡黄连、地骨皮、青蒿、知母、鳖甲、秦艽、甘草）。这种发热都由阴分损伤引起，阴伤则肝胆之火必旺，故用鳖甲养阴，地骨皮、胡黄连、知母除阴分之热而平于内，银柴胡、青蒿等除肝胆之火而散之于表，为退虚热的一般法则。其他如治肺痨骨蒸、咳嗽、体弱自汗的秦艽扶羸汤（直指方：柴胡、秦艽、鳖甲、人参、当归、地骨皮、紫菀、半夏、甘草、姜、枣），或治风痨骨蒸、午后高热、咳嗽肌瘦、面赤盗汗、脉象细数的秦艽鳖甲散（罗谦甫方：鳖甲、秦艽、知母、当归、柴胡、地骨皮、乌梅、青蒿），基本上不离滋阴清热的规矩。

一为阳虚：形寒恶风，神萎懒言，头不痛，饮食少味，心烦身热，脉大无力，当用补中益气汤（李东垣方：黄芪、人参、白术、当归、甘草、陈皮、升麻、柴胡、姜、枣）。阳虚发热的特点，在子午之分为多，交阴即止，就是以下半夜和上午为常见，恰恰与阴虚发热的时间相反；它的恶风最畏风窗隙风，怕冷得暖便减，不像外感证的厚衣拥炉，仍然凛寒。如果不用甘温退热，误予发散则汗出不止，误予清凉则呃逆连声，或误予滋阴则神疲昏愦，大便溏泄。

另一种为血虚，血虚发热和阴虚发热相近，但阴虚发热以下午为多，入夜逐渐降低，血虚发热则小有劳即热，缺乏规律，轻者身不发热，但觉面部充血发烧，手足心有热感，体力疲乏异常。方如当归补血汤（李东垣方：黄芪、当归）；人参养荣汤（和剂局方：人参、白术、黄芪、肉桂、当归、熟地、五味子、白芍、远志、茯苓、甘草、姜、枣），因心生血，肝藏血，脾统血，故用药以心、肝、脾三经为重点。又因有形之血生于无形之气，所谓阳生阴长，故虽属血分，亦用气药。血虚或津液虚的能成项强、角弓反张的痉病，但兼发热症的一般多与外感有关，如刚痉用葛根汤（张仲景方：葛根、麻黄、桂枝、白芍、甘草、姜、枣）；柔痉用瓜蒌桂枝汤（张仲景方：瓜蒌、桂枝、白芍、甘草、姜、枣）。又有金刃创伤、跌扑损破皮肉，或疮疡溃后，受外邪而寒热间作，牙关微紧，项强体直，称作破伤风，通用万灵丹（张氏医通方：当归、川芎、荆芥、防风、细辛、甘草、麻黄、天麻、川乌、全蝎、首乌、茅术、雄黄、石斛），另煎葱豉汤（千金方：豆豉、葱白）送服。这些虽与血虚有关系，但不作血虚发热治疗。

最后补充，中医对发热证有种种退热治法，在饮食营养上也十分注意。一般在外感热证中，认为食粥汤、藕粉及清淡蔬菜为佳，禁忌油腻，尤其荤腥一类，以免影响胃肠功能增加热势，即使热退以后也得过一个时期，否则会继续引起发热，称作食复。但对虚热并不禁忌，相反地有多种食养疗法，如牛、羊肉汤，鸡、鸭、牛奶、鸡蛋、鲫鱼、海参等，常劝其选食。

小结

综合以上中医的种种退热治法，包括了不少病因和疾病，使我们首先感到中医学的内容丰富。除了内服药之外，还有渍形和水浴等外治退热法，除内科之外，针灸、推拿等也有多种多样的退热法，如果能把它汇集起来，会更加丰富多彩。

就本文所述，在中医八法里具备了汗、吐、下、和、温、清、消、补；在八纲里具备了阴阳、表里、寒热、虚实；在三因、四诊里也指出了它的重点。我们知道三因、四诊和八纲、八法是中医辨证论治的基本理论，用来指导实践，不难看到在这发热一证里就运用了这完整的方法。主要是分成外感和内伤两大系统，再从外感和内伤里分析其不同的因素，又在外感和内伤之间随时观察其联系和变化，更密切地联系本身的体力和功能。这种从全面考虑，随着病情的发展和个体的特殊情况而决定适当的处置，是极其合理的，所以中医治病有其一定的规律，方剂的组成均有法度，用药却又非常灵活，这些都可在发热证里得到体会。

我认为中西医的退热方法各有所长，但中医的方法比较多，在使用同样的方法时，中医的方剂作用也比较全面。例如：发汗退热法，在西医临床上应用范围较小，常用于一般感冒，对其他高烧疾病偶尔用作减轻症状的办法，于病程无多大影响，而中医的应用范围甚广，不仅能改善症状，并且可以缩短疗程，不单纯作为一般高烧的姑息疗法。其次，发热的后期病人多数体力衰弱，中西医均采取支持疗法，但中医的支持疗法兼有治本作用，能使维持体力的同时，病理上也得到好转。类似这些治法中的优越性，有进一步探索的必要，不能等闲视之。

当然，这不是说中医退热治法没有缺点。在临床上常见有些发热证很难找出结论，中医能够及时给予医治做到早期治疗，并且收到了很高疗效，我们应当充分地发挥自己的特长，进行更加深入的研究。

第八章

如何用中医方药治疗西医诊断的疾病

我想大家都会有这样的体会。病人急于治愈病，有时请中医看过再去找西医，或者请西医看过再来找中医。因此，会遇到这样的情况：当中医大夫问他有什么不舒服？病人首先回答的往往是："我是再障"、"我是肝炎"、"我是神经衰弱"……临床上遇到这些经过西医诊断的疾病，中医如何来正确地对待并进行适应的治疗，这是一个重要的问题，也是大家经常议论的一个问题。有人要我谈谈对这个问题的看法，我认为很有必要。

我对这问题的看法很简单：中医治疗西医诊断的疾病，必须根据中医的理法进行辨证，重新做出中医的诊断，西医的诊断可供参考。理由也很简单：既然是要用中医中药来治疗，就一定要以中医的理论为指导；既然经过西医诊断，作为参考也无害处。

中、西医两个理论体系，目前还没有汇通。因此，在现阶段，中医治疗必须根据中医的理论进行辨证施治，正如西医的治疗必须根据西医的理论做出确切的诊断后才能进行。中医绝不能按西医的诊断用药，也正如西医不可能按中医的诊断用药一样。比如西医诊断是原发性高血压病，根据这个诊断用西药，那自然是可以用降压药物治疗；反之，如果按这个诊断要用中药，那简直无从下手，因为中药里哪些是降血压的呢？这是目前存在的事实。不少实例证明，中医治疗了不少西医诊断的疾病，谁依据中医理论运用辨证施治的效果就好，谁不从中医理论运用辨证施治的效果就差。

中医能不能参考西医的诊断呢？我认为病人既然已经经过西医检查，有的已经做出了明确的诊断，又何尝不可作为参考，问题在于是否正确地对待。若能正确地对待西医诊断，有时候可以帮助中医深入一步对某些疾病的性质、发展及转归的认识。例如，西医诊断的溃疡病与某些早期胃癌患者的症状极为近似，但这两种病的发展和预后有很大差异，只从临床症状上分析是有困难的，这时如果参考西医诊断，就能提供一定的方便。当然这不是说中医看的病人必须经过西医诊断，否则中医就无法判断疾病的性质和预后，中医在治疗上，不依中医的理论去分析客观存在的脉证，便依照西医的诊断用中药，是肯定不合理的。比如听到肝炎就用逍遥散，或者用西医的病名将中药配制成药。西医诊断一个疾病不那么简单，难道中医中药就这样简捷，可以不辨病因病机了吗？

在参考西医的诊断时，还应该防止另一种偏向，即似是而非的去理解西医的一些术语。例如西医诊断为癌肿，便认作毒瘤，用攻毒、解毒的治法；遇到炎症，便用银花、连翘清热。再一种情况是，找中医治疗的患者中，有不少疾病是西医认为预后很坏的，若一味听从，结果会被弄得束手无策，对治疗失去信心和勇气。诚然，这些例子都是个别的，但关键在于必须正确地对待西医诊断及正确地运用中医理法治疗。特别是对有些经过西医诊断认为缺少治法或预后不良的病证，既要参考西医诊断而又不受其束缚，要有信心和勇气使用中医理法进行治疗。

这里所说用中医理法来治疗，就必须有充分的理论根据，恰当的治疗法则。在西医诊断的疾病中，有不少与中医的病名相同，也有是一种综合征而散见于中医各门病证里，从中医看来比较熟悉。但是理论和治法并不一样，不能生搬硬套，含糊地依照一般病名施治。也就是说中医从来没有根据病名来治疗，总是分析不同证候，在同一证候里又分别年龄、体质和发病经过等予以适当的处理。此外，引证中医文献的时候，也要了解一个病的发生和发展，通过自己独立思考，注意逻辑性和科学性，才能说明道理，指导临床实践，并为总结经验做好基础。总之，中、西医学术之汇通，将来自会水到渠成，目前不必强求结合，但是中医治疗西医诊断的疾病可以阐发自己的学术见解，而且必须用中医的理法方药来治疗，来总结经验，才能反映中医的特点，互相促进。假如因为已经西医诊断，就根据西医办事，不再探讨中医理法，或者只想找到些有效中药，都会对继承和发扬中医学带来损失。说得严重一点，会走向废医存药的道路，这与党的中医政策是格格不入的。

必须声明，中、西医团结合作是十分必要的，问题是放在中医面前的西医诊断的疾病，中医在临床上如何取得疗效，提高疗效，从而找出一套治疗规律，就必须有正确的态度和方法。

我治西医诊断的疾病没有什么心得。临床遇到的又往往是顽固的、严重的疾患，只看一次或几次，这就更难做系统的介绍。下面随便举几个疾病来谈谈，主要是借此说明一些具体问题，同时也借此交换些意见。

一、神经衰弱

西医诊断的神经衰弱，是神经官能症的一种。它的临床症状错综复杂，西医认为都是大脑皮层的兴奋过程和抑制过程的不平衡，或者由于这些过程有某些不协调所致。从中医的理论来分析这些临床表现，可以归纳为以下几个方面：

（1）身体消瘦，极易疲劳，面色不华，筋惕肉瞤，脉象细弱——肝血虚。

（2）头涨头痛，面部轰热，手足心热，潮汗，舌质红，脉细数——肝热。

（3）头晕，偏头痛，眼花目干，泛漾欲吐，脉细虚弦——肝阳。

（4）四肢麻木，颤抖；头晕欲倒，脉沉细弱或浮弦无根——肝风。

（5）头胀，胸闷太息，胁肋胀痛，腹胀腹痛，嗳气矢气，脉弦——肝气。

（6）头昏，胸膈不畅，多疑善感，忧郁不乐，食呆寡味，脉沉弦或细涩——肝郁。

（7）头脑胀痛，口苦口干，急躁易怒，大便秘结，舌苔黄糙，脉弦数——肝火。

（8）心慌心悸，健忘惊惕，思想不易集中——心血虚。

（9）心烦闷乱，不易入睡，睡则易醒，多梦多汗——心火旺。

（10）耳鸣，腰膝酸软，遗精早泄，咽喉干痛，手足心热，小便黄赤，脉象细数——肾阴虚，相火旺。

（11）怕冷，手足不温，性欲减退，阳痿，小便频数清长，脉沉迟无力——肾阳虚。

（12）消化迟钝，脘腹饱闷，大便溏泄，脉濡缓——脾阳虚。

（13）纳食减少，嗳腐恶心，脘腹胀痛——胃气滞。

（14）神思淡荡，困倦无力，心悸，失眠，胸烦，足冷——心肾不交。

就上面分析，可以看出神经衰弱所出现的一系列临床表现，从中医理论来讲，病因方面，应以七情、劳倦为主，与体质和大病、久病后也有一定关系；在脏腑经络方面，多为肝、心、肾和脾胃的病变。总的来说，属于内伤范围。进一步从这些症状的主和次，多见和少见及各脏之间的相互关系来分析，其中肝的病变又占着重要位置。因肝同心、肾和脾胃有生克关系，当肝有病变时往往影响到这些内脏，而这些内脏有病也多影响到肝，这就会出现许多复杂的症状，特别是肝症状最为多见亦比较突出。因此，从中医理论来探讨神经衰弱的发病机制，我的初步意见是，以肝为主。

肝以血为体，气为用，血宜充盈，气宜条畅。如果受到某种原因而使血分亏耗，一般称为肝虚；若是气分横逆和郁结，称为肝气和肝郁。所以肝病总的表现可分为气和血两个方面，在血多虚，在气有虚有实，而以实证居多。肝血也可发生瘀结，但据临床观察，它在神经衰弱中比较少见。肝的病变，若因血虚而生热，便为肝热；因肝热而阳升，便为肝阳；又因阴不敛阳，则为肝风；气盛化火，则为肝火。同时肝阳能发展为肝风，肝郁亦能转化为肝火，肝血虚能引起肝气横逆和肝火旺盛，反过来，肝气横逆和肝火旺盛也能损害肝血。为此，肝病上产生的多种证候，都是肝脏的体、用失去平衡所致，并且相互影响而形成了复杂现象。另一方面，由于肝和心是母子相生，故肝血不足，相生不及，可以产生心血虚，肝火旺也能影响到心，产生心火旺，因而引起心神不安等现象。肝和肾为子和母，肝脏须赖肾水滋养，肝虚而肾阴亦虚，便成水不涵木。并且肾为水火之脏，无论肾阴和肾阳不足或肾脏相火偏旺，均能影响肝和脾胃，成为火不生土、阴虚阳亢现象。至于脾胃又最畏木横克土和木不疏土，产生功能障碍，引起一系列消化失常的症状。

事实上，神经衰弱患者所出现的临床表现很少属于单独一个证候，往往是几个证候错综出现，但是通过上述的分析研究，就不难分清哪些是主证，哪些是兼证，从而给立法处方指出明确的方向。比如说，一般用于神经衰弱的方剂很多，有逍遥散、归脾汤、补心丹、人参养营汤、驯龙汤、香砂六君丸、柴胡疏肝散、黄连阿胶汤、六味地黄丸、交泰丸、金锁固精丸、左归饮、右归饮等等。那么多的方剂，在临床应用时如何具体掌握呢？我以为首先从内脏病变了解它的基本治法，然后再依具体病情适当地将这些基本治法结合起来，参考成方加减。本病基本治法，根据上述辨证分析，大概可以归纳为：养肝血、清肝热、平肝阳、熄肝风、疏肝气、降肝火、补心血、安心神、清心火、滋肾阴、温肾阳、清相火、补脾土、和胃气等十四个。由于神经衰弱的临床表现往往不是单一的而是错综复杂的，所以实际治疗时这些基本治法也多结合起来运用，如：养血清热法，养血潜阳法，养血熄风法，养血调气法，疏肝理气法，清肝降火法，养血安神法，滋肾清心法，交通心肾法，滋补肝肾法，温肾扶阳法，温补脾肾法，滋阴降火法，调养肝脾法，调养心脾法，疏肝和胃法等。这些治法，也就是复方的组成法则。

通过辨证，掌握基本治法灵活运用，便不难选方用药了。例如：养肝血是神经衰弱属于血虚的基本治法，单纯的肝血不足便是养血补肝，因血虚而引起的肝脏其他病变及兼有其他内脏症状时均可与之结合。所以适用于消瘦疲乏、不耐烦劳等血虚证外，凡是肝热手足心热，肝阳头晕眼花，肝风四肢麻木颤抖，肝气胸胁满闷，以及心神不安，肾阴不足，脾土虚弱等，只要与血虚有关的都不能离开这个基础。具体地说，养肝血的常用药物有当归、白芍、首乌、阿胶等，如果肝热可加丹皮、山栀，肝阳可加菊花、牡蛎，肝风可加羚羊、天麻，肝气和肝郁可加青陈皮、香附、柴胡，心神不安可加枣仁、茯神；肾阴不足可加生地、枸杞，脾胃虚弱可加白术、茯苓等等，这样就成为养血清热、养血潜阳、养血熄风、养血调气、养血安神、滋补肝肾、调养肝脾等复方了。

顾名思义，西医诊断的神经衰弱似乎是一种虚弱证。中医认为有虚有实，也有虚实夹杂，因而从各方面来调整其偏盛偏衰，有多种不同的疗法，可以看到辨证施治的重要性了。

二、慢性型传染性肝炎

传染性肝炎西医分为若干类型，我在临床上遇见的多为慢性型传染性肝炎（以下简称肝炎），现在只对这方面来谈。

肝炎的临床表现相当复杂，从中医理论来分析，大致可以归纳为两类。①属于肝的：右胁部隐隐胀痛，遇劳则痛加剧，或有较明显的疼痛，头痛头晕，潮热或头面、掌心热，或自觉轰热而体温不高，失眠，易出汗，小便黄，皮肤偶有瘙痒或落屑，月经不调等；②属于脾胃（包括肠）的：纳食呆钝，厌恶油腻，泛恶，嗳气，腹胀肠鸣，便秘或便溏，消瘦，倦怠无力，精神不振，黄疸等。从病因病机来说，在肝症状方面，有虚实、气血之分，其中包括气虚和血虚，气滞和血瘀，并由于气血不和，出现偏寒、偏热现象；脾胃方面的症状多由肝病引起，其中有因木旺克土而使脾胃薄弱，也有因木不疏土而使肠胃壅滞，更因木与土之间存在此胜彼负的相互关系，在脾胃不和的情况下又能使肝症状加重。为此，西医诊断的肝炎，从中医来诊断也是以肝病为主，但在治疗上认为不能单治肝脏，而且也不是单用一种方法治肝。

治疗任何一个疾病，必须将主证明确提出。我认为肝炎一般有胁痛（肝区痛），从辨证来看，应该以胁痛为主证。中医对于胁痛，以新病在气，久则入络来分别气血，又以痛的不同情况区别为隐痛多虚，压痛多实，剧痛多寒，刺痛多瘀，及胀痛和时痛时止多属于气，再结合兼证和脉象、舌苔等，做出确诊。肝炎的胁痛可以因血虚、血瘀、气逆、气郁等因素引起，又可出现气逆化火、血虚生热现象，从而产生头晕、头痛、头面掌心灼热、小便黄等种种兼证。只有结合这些反映不同的病理现象的兼证，才能确定胁痛的性质，分别治疗。

我在临床上以胁痛为肝炎的主证，再结合经常伴见的肝、脾、肠胃症状，初步定出两个治疗原则：胁部胀痛，痛的程度较剧，兼见腹胀、食减等肠胃轻证，脉弦滑或细弦，舌苔薄腻，用疏肝为主；胁痛不甚剧烈，或痛虽重而肠胃症状特别明显，包括脾困湿阻，食呆恶心，食后腹胀更甚，嗳气矢气，大便不调，脉濡细，舌苔厚腻等，则用调理脾胃为主。在这治疗原则下具体使用是：疏肝法采用柴胡疏肝散加减，以白芍、柴胡、丹参、郁金、枳壳、青陈皮为基本方。白芍养血护阴，兼能止痛，丹参和血而无辛温流弊，用来调养肝体为主，佐以柴胡、郁金、青皮疏肝气，枳壳、陈皮调理肠胃。如果胁痛较重或牵及少腹胀痛的加金铃子、延胡索；久痛不止，痛如针刺，或日轻夜重的加红花、制乳没；痛处有内热感的加大小蓟、大青叶；掌心热的加丹皮、山栀。调理脾胃法采用解肝煎加减，以白芍、柴胡、厚朴、半夏、茯苓、砂仁、枳壳、青皮为基本方。仍取白芍、柴胡、青皮疏肝止痛，针对主证，结合厚朴、半夏、陈皮、茯苓、枳壳、砂仁，侧重在和中化湿。如果腹胀甚的加木香；腹满大便不畅的加大腹皮或大腹子；舌苔厚腻的加苍术；肠鸣大便溏薄的加乌药；兼见黄疸的加茵陈等。

这是肝炎的一般治法，由于肝和脾胃有密切关系，并且肝炎经常出现肝和脾胃的错杂症状，必须分别主次，全面照顾。遇到特别情况，也能用黄芪、首乌、当归补肝，桃仁、三棱、莪术破瘀。此外还有很多疏肝理气的中药，如香附、香橼、荔枝核、白蒺藜、藿香、蔻仁、佛手、鸡内金、神曲等，均可选用，不受限制。总之，掌握原则，根据临床表现辨证施治，不要受肝病的拘束，也不能忽视肝脏体用的相互影响。正因为此，中医治疗肝炎取得了一定的疗效。但对没有症状和症状已经消失，仅凭化验结果肝功能不正常的患者，如何进行治疗，是一个新问题，有待今后研究。

附带说明，中医文献关于肝脏部位的记载，因《内经》上有"肝生于左"的字句，有人以为根本不对头。其实《内经》这字句出在《刺禁篇》，是指针刺的禁忌部位。它的原文是："脏有要害，不可不察：肝生于左，肺藏于右；心部于表，肾治于里；脾为之使，胃为之市。"如果认清题目，不将文字割裂来看，意思是十分清楚的。故张景岳《类经图翼》里指出："肝为之脏，其治在左，其藏在右胁右肾之间。"中医治病从整体出发，往往不固执于本脏的部位，而就其生理作用和经络部位治疗。例如《医学正传》治左胁痛用枳芎散（枳实、川芎、甘草），《得效方》治右胁痛用推气散（枳壳、姜黄、肉桂、甘草），《医宗必读》和《医学心悟》里治胁痛，均以左为肝气不和，右为肝移邪于肺，并指出"凡治实证胁痛，左用枳壳，右用郁金"。他们对于左右的部位都区别甚清。我以为不妨从前人的观点来深入探讨，不要粗暴地一笔抹杀。

三、心绞痛

西医诊断的心绞痛，以冠状动脉硬化最为普遍，由于冠状循环功能不全，引起心肌供血不足所致。从中医临床观察，其主要症状为心前区部位疼痛，常放射至左肩和左臂。多属骤起的阵发性掣痛，每次发作时间常只数分钟，短者数秒钟。痛时多半伴有胸部痞闷和窒息感觉，也有经常胸宇不畅，兼呈心慌心悸、自汗盗汗、疲劳乏力、睡眠不佳等症。四诊方面，面色不华，剧痛时呈苍白色；舌质或淡，或尖部嫩红起刺；脉象或细或大，或弱或紧，或迟或数，或促或结，在活动后变化更多。

依据心绞痛的临床表现来引证中医文献，《内经》上说："心手少阴之脉……是动则病嗌干，心痛，渴而欲饮，是为臂厥，是主心所生病者。"又说："心病者，胸中痛，胁支痛，膺背肩胛间痛，两臂内痛。"关于心脏病理，《内经》也指出："忧思则心系急，心系急则气道约，约则不利。"又指出："手少阴气绝则脉不通，脉不通则血不流。"于此可见，前人对于心痛的认识亦属心脏病变，它的发病机制，主要是气血不利，不通则痛。因为心主脉，脉为血之府，血液充盛，循行脉内，周流不息。而血液的循行有赖于心阳的鼓动，如果心阳衰弱，便使功能障碍，血行不利。所以心脏以血为体，以阳为用，心血和心阳偏衰，均能发生病变。我认为心绞痛的症状，有心血不足的一面，也有心阳衰弱的一面，在治疗上必须两面兼顾。也就是一方面补养心血，一方面加强心阳的功能，促进血液的循环顺利。

但是，临床上不能笼统使用，尤其是已经发生障碍，必须在养血扶阳的基础上消除障碍，才能使证状迅速改善。因此我的初步体会，成方中的复脉汤治脉象结代，心动怔悸，用生地、麦冬、阿胶养心血，人参、桂枝扶心阳，切合于心痛的发病机制，可以作为基本方。由于心藏神，汗为心之液，因本病常伴心悸，多汗，睡眠不安，故可参考养心汤和归脾汤，酌加当归、远志、枣仁、五味子、茯神、龙眼肉、柏子仁之类，但不能以养血安神作为主治。另一方面，必须注意到本病的主症是疼痛，疼痛的主因是气血循行不利，如何促使排除障碍而血行通畅，是其中重要的一环。我以为可从活血及祛瘀生新考虑，初步采用了丹参饮为主方。本方原治心胃疼痛，兹取丹参入心与心包两经，能通血脉；檀香散胸中气滞，而无香燥耗散的流弊。此外也用了手拈散中的五灵脂、延胡索、乳香等，入血止痛。但临床证明，除丹参最为和平外，三七、西红花温通活血，散瘀定痛，效果良好；郁金入心，系气中血药，兼有破宿生新功能，亦为常用要药。

在心绞痛用养血、扶阳和活血，有相互联系，主要是加强心脏功能，促进血液循环通畅。但须根据具体病情分别主次，同时也要注意与本病有关的一切证候和因素，给予适当的处理。比如虚弱比较明显的，养血扶阳为主，佐以丹参、郁金；疼痛比较频繁的，活血为主，佐以生地、阿胶；在巩固阶段又可用人参和三七研粉常服。扶心阳以桂枝为主，结合人参；如果受寒痛频，可酌加细辛温经。也有胸闷连及中脘，或饱食后心痛易作，宜稍入薤白、瓜蒌和中；或胸闷窒塞，气短欲绝，亦可加旋覆花、香附。兹录病例数则如下。

案1 男性，39岁。心前区刺痛，间断性发作已有12年。近来发作较频，痛时放射至左肩臂，特别表现在两手臂内侧肘腕之间有一线作痛，伴见胸闷心悸，睡眠不安，脉象细数，舌苔薄腻。初拟和心血，通心气。处方：丹参、红花、郁金、旋覆花、菖蒲、远志、枣仁、橘络。服半个月后，疼痛次数减少，程度亦轻，接拟养心为主，佐以调气和血，用人参、生地、麦冬、桂枝、远志、枣仁、丹参、西红花、血竭、郁金、香附、乳香、檀香、三七粉等，随证加减。服至8个月后，据患者自己总结，心前区疼痛由原来每天十多次减为1~2次；原为刺痛，现在是隐痛，亦不放射至肩臂；以前疲劳即发，须卧床数日，近2个月来工作较忙且上夜班，亦能支持；其他面色、睡眠均佳。当服药3个月时，因肘腕间掣痛不减，曾用大活络丹协助和络，每日半丸。连服十余天后痛即消失，亦未复发。

案2 男性，47岁，心前区痛1年，痛时不放射至左手臂，但觉胸闷不舒，左乳头内侧跳动不宁，脉象滑数，舌苔黄腻。拟从心脏调畅气血，用丹参、五灵脂、郁金、蒲黄、远志、枣仁、云苓。因兼有胃病，酌用枳壳、陈皮、神曲等。治疗4个半月后，疼痛减轻，接予党参、生地、丹参、桂枝、远志、枣仁、龙齿等调养心气。又4个月，病情基本上平稳，单用人参粉、三七粉各3分，每日分2次开水送服，连服1年。据患者自述，过去心前区刺痛连续至数分钟即觉难受，现在已不复发；过去一天有二十多次痛1～2秒钟，现在亦仅4～5次，程度也轻得多了。

案3　男性，53岁。半年前发现心悸，近3个月又增心前区掣痛，胸部胀闷，兼见腹胀多矢气，脉象滑数，舌苔腻黄。拟调理心气，佐以和胃。处方：丹参、檀香、郁金、砂仁、云苓、枳壳、陈皮、竹茹、佛手，另用三七粉冲服。经过4个月的加减调理，据述治疗前每周痛2～3次，也有每天痛几次的，服药3个月后痛即停止，近来停药1个月，仅痛过2～3次，心慌心悸亦好转。

案4　男性，38岁。6年前发现心前区痛，经常发作，痛时放射至左肩臂，两手觉麻，心悸胸闷，食后便觉不舒，头晕，睡眠不熟，脉细，舌苔薄白。拟养心和胃法。处方：党参、丹参、郁金、菖蒲、远志、枣仁、枳壳、陈皮，加三七粉冲服。6剂后心痛即轻减，纳食亦增，手麻减而指尖觉凉，原方去枳壳，加生地、桂枝。在初步好转时，用过阿胶、麦冬、白芍、西红花之类，半年后基本上心痛停止。

案5　女性，43岁。心前区微痛，胸闷，呼吸困难，头晕，疲劳，睡眠多梦，已有2年，舌净，脉沉细弱。拟调养心气为主。处方：党参、麦冬、阿胶、桂枝、丹参、远志、枣仁、红枣、郁金。6剂后心痛见轻，依此加减，自觉症状均有明显好转。经过4个月的治疗，除特殊原因感到疲劳外，心痛从未复发。

两年来治疗了不少本病患者，他们都经过西医院确诊并按期作了复查，尚待进一步总结。所有病例中，有的停用西药后用中药，有的改用中药后偶用西药。然经过中药治疗以后，症状方面均有不同程度的好转，特别表现在大多数患者能坚持工作，而且从未有过突然发生意外变化。这里说明了中医中药是否能使本病的根本问题得到解决是另一回事，但最低限度反映了能够控制病情的发展，如果中、西医取得更为密切的结合，早期即用中医治疗，可能会收到更好的效果。当然，这是我个人的想法，但相信用中医养心、通阳和活血的法则来治疗心绞痛，是比较有效而且值得研究的。

心痛的治法，在中医文献上比较少见，原因是以心为君主之官，因而强调心不受邪，心不可痛。然而对心痛的描述甚细致，不能忽视。如《内经》在《厥病篇》里说："厥心痛，与背相控，善瘛，如从后触其心，伛偻者，肾心痛也；厥心痛，腹胀，胸满，心尤痛者，胃心痛也；厥心痛，痛如以锥针刺其心，心痛甚者，脾心痛也；厥心痛，色苍苍如死状，终日不得太息，肝心痛也；厥心痛，卧若徒居，心痛，间动作痛益甚，色不变，肺心痛也。"又指出："真心痛，手足清至节，心痛甚，旦发夕死，夕发旦死。"这意味着心痛证有随时发生骤死的可能，这里所说的是真心痛便是指骤死的证候，也就是所谓心不可痛。再因心不受邪，认为心痛的出现多受内脏逆气的影响，不是心脏本身的病变，因而加上一个"厥"字，并据不同兼证区别为肾心痛、胃心痛等。假如将这些症状联系起来做成如下的语译："心痛的证候，胸痛如针刺，牵引肩背痛，手臂拘急疼痛，四肢不温，胸胁满闷，也有连及脘腹觉胀；平时容易心慌，活动则惊悸，痛更加剧；严重的面色苍白，蜷卧静默，呼吸窒塞，能猝然死亡。"可以看到前人对于心痛证的认识和描写是相当完整的，主要在于正确的分析地接受。至于前人提出的九种心痛——虫心痛、蛀心痛、风心痛、悸心痛、食心痛、饮心痛、冷心痛、热心痛、去来痛，大多不属于心脏本病。正如《医学正传》所说："夫九种心痛，详其所由，皆在胃脘而实不在于心也。"

四、白血病、再生障碍性贫血、血小板减少性紫癜

白血病、再生障碍性贫血和血小板减少性紫癜都是相当严重的疾患，目前尚缺乏特效疗法。这几种病同属于血液病范围，虽然各有特征，诊断上必须通过临床化验尤其是周围血和骨髓的细胞形态学检查，才能确诊。中医如何进行辨证及治疗呢？我认为仍然以表现的症状为依据，分析症状来探索其病因和传变。如果表现的症状有出入，治疗的方法便不同；相反，不同疾病表现为相同性质的症状时，治疗的法则基本一致。常说的"同病异治"和"异病同治"，在这几种血液病上得到了充分的证实。

白血病、再生障碍性贫血和血小板减少性紫癜病的临床表现各有不同，其中尤以白血病最为复杂，变化也特别多和特别迅速。据我初步观察，急性白血病突出的是发热、感染和出血，慢性白血病以贫血和肝脾或淋巴结肿大为主证；再生障碍性贫血除严重的贫血外，也容易出血和感染；而血小板减少性紫癜病则以出血为主。从总的来看，这三种病有其共同点，即：

贫血、出血与发热和感染。

贫血的诊断，西医根据血液检查及临床表现，它的一般症状有面色㿠白、心跳、气短、头痛晕眩、耳鸣以及体力和脑力疲劳等现象。中医还注意到言语低微，自汗盗汗，形寒肢冷，手足心热，腰膝酸软，并观察到脉象多是细弱或浮大，舌质淡红或淡白等。这些表现多属于中医的血虚，中医治疗血虚牵涉到好几个内脏，处方有轻重、浅深。例如一般所见的头晕、目眩、面色不华、疲劳、脉细等症，多从肝脏治疗，用当归、白芍、阿胶、首乌、菟丝子、沙苑子之类。倘见心悸，健忘，失眠等，多从心脏治疗，用人参、当归、枣仁、柏子仁、生地之类。较严重的兼见浑身倦怠，懒言少气，行动喘促多汗，脉象虚弱濡缓等，认为中气不足，应结合党参、黄芪、白术、山药、甘草之类补中益气。进一步见到形寒肢冷，性欲减退，夜尿频数等证，又以先天肾脏为主，用熟地、山萸、肉桂、鹿角胶、补骨脂、紫河车之类。这是治疗血虚的一般方法。在上述这几种血液病中出现的贫血，大多复杂而严重，不仅需要多方面结合，还须考虑病情的发展迎头赶上。

这几种血液病的出血，包括了中医的所有出血证候，有吐血、呕血、鼻衄、牙衄、舌衄、尿血、便血及妇人崩漏。病因病机方面，有虚火、实热和气不摄血，对于内脏的关系也相当广泛。为此，治疗上采用一般的止血药如仙鹤草、茜草炭、侧柏叶、蒲黄炭、地榆、藕节之外，必须根据出血部位，分别内脏，结合原因治疗。例如前人分血上溢为阳络损伤，血下溢为阴络损伤，所说阳络指上中焦的阳脏，阴络指中下焦的阴脏。虽然不能这样绝对划分，因为上出血的病因病机很多属于阴脏，同样地下出血也有属于阳脏，但是明确地指出了出血的部位和内脏的关系。因此，用于血液病出血的止血方法，有清肺、补肺、清肝、平肝、清胃、清肠、滋肾等，药如麦冬、生地、石膏、丹皮、阿胶、连翘、银花、黄柏、知母之类，均在选用之列。必须注意，血液妄行多由火动，故一般止血药偏于寒凉，但由于血液病的本身往往存在严重的血虚阴亏现象，苦寒药应当慎用，防止正气败坏。突出的有不少证候还用了益气固摄和引火归原之药，如黄芪、党参、肉桂、龙骨、牡蛎、五味子、升麻、炮姜炭等。

这几种血液病的过程中，常有不规则发热或长期低热。大概有三种性质：一种是单纯的内伤发热，由本身引起的虚热；一种是一时性的外感发热，由外邪引起；另一种是在内伤虚热的基础上兼有外感，属于本虚标实。

所以使用退热方法时，应根据不同证候分别用养血清热、滋阴退蒸、扶正疏邪以及甘温除热等，常用药物如生地、鳖甲、白芍、黄芪、地骨皮、白薇、银柴胡、青蒿、升麻、薄荷等，相当复杂。

以上是这几种血液病的共同性的一般证候及其一般治法，当处理这些证候时，还必须注意各个病的特点。例如贫血，在再生障碍性贫血最为顽固。虽然用中药能够控制发展或减少输血，但血象恢复很缓慢。特别是妇女患本病，往往因每次月经来潮量多，使已经收到的效果下降。我曾经掌握患者的月经规律，在每次月经前采取补气摄血法，用黄芪、党参、山药、甘草、阿胶、归身、白芍、炮姜炭、仙鹤草、血余炭、煅龙牡等，再配合西医用肾上腺皮质激素等，收到良好效果。例如一青年女性患者，病程半年，血红蛋白 40g/L，红细胞 1.39×10^{12}/L，白细胞 25×10^9/L，中性粒细胞 0.43，血小板 28×10^9/L，网织红细胞 0.002%，骨髓增生减低。每次月经来潮，血流不止，血红蛋白明显下降。由于经前采取积极措施，减少经期出血，血红蛋白逐渐上升至 100g/L，红细胞增加至 3.5×10^{12}/L，白细胞增至 40.5×10^9/L，血小板 88×10^9/L，网织红细胞 0.13，贫血症状基本消失。

其次，控制一般口、鼻、大小便出血比较容易着手，在血小板减少性紫癜病的皮肤出血点和紫斑，就较为困难，这类皮肤出血在白血病、再生障碍性贫血也有出现，虽然用中药治疗亦曾收到满意的效果，并认识到不能因为出血而用一般的止血剂，总之有待进一步探讨。此外，有些血液病患者伴有眼底出血，表现为视力模糊。这类病例在再生障碍性贫血和血小板减少性紫癜多兼一派衰弱现象，在白血病特别是急性白血病则常有皮肤出血点及发热伴随。中医根据肝开窍于目，给予养肝、清肝，有时亦得到缓解。最严重的为脑出血，多发于血液病晚期，身体已经极度虚弱，加上神昏、高热和其他部分出血，显然与中风不同，也不同于温病的神昏谵语，不是用宣窍清热所能收效。

其三，发热与感染方面，在白血病最为复杂，兹先举几个病例来说。

案 1　女性患者，急性淋巴细胞白血病，高热达 40℃以上。据述 3 个月来常有不规则发热，疲劳即发，伴有形寒、咳嗽、头晕、心悸、温温欲吐、唇燥，脉象细数，汗出甚多。诊断为阴虚内热，挟有新感。处方：生地、鳖甲、黄芪、升麻、青蒿、桑叶、丹皮、前胡等。3 剂后热渐退清。

案 2　男性患者，慢性粒细胞白血病。每天傍晚开始发热达 40℃，下半夜自汗身凉，大起大落，已有半年。平时手心微热，两足不温，腰以下特别酸痛，大便数天一次。舌苔厚腻，脉沉细无力。诊断为下焦阴阳并虚，中气不振，用黄芪、生熟地、归身、苁蓉、升麻、白术、泽泻等甘温除热，次日晚上热即平静。

案3 男性患者，慢性粒细胞白血病急性发作。1个月来时有咳嗽，1周来每夜发热，近3天来又一夜连续发作。发热前先有目赤，胸闷，寒战，身热高达40℃，自汗而解。伴见口干，小便短少，舌苔黄厚黏腻，脉象细滑有力。诊断为体虚受邪，痰湿交阻，不能透泄，即用柴胡、黄芩、半夏、黄连、厚朴、知贝母、橘红等和解清化法。下午服药，晚间寒热即定，次日上午续发一次，热势亦仅达38.5℃。

案4 男性患者，急性淋巴细胞白血病，身热不退，咳嗽痰黏，右胁掣痛，喉痛白腐，舌苔糙腻，脉细滑数。诊断为肺有伏热，气阴两伤。处方：玄参、麦冬、石膏、知贝母、桑皮、葶苈、芦茅根等。逐渐热退咳宁。

案5 男性患者，急性粒细胞白血病。身热，手心热，两太阳及前额胀痛，胸腹痞满，口糜口臭，便秘溲赤，舌腻，脉大滑数。诊断为肺肾阴虚，肠胃湿热积滞。用西洋参、沙参、知母、佩兰、山栀，另服芦荟粉清热导滞。药后大便畅行，胸腹渐舒，身热随平。

从这些病例中，可以看到白血病的发热相当复杂，中医的处理就是随证治疗，尽管这些病的预后多不良，但在这一时期解决了问题。又如白血病外感常合并肺炎，亦用麻黄、杏仁、石膏、桑皮、知贝母、芦根；肺炎也能转变为肺脓疡，可用赤芍、败酱草、丹皮、桃仁、苡仁、冬瓜子、芦根。白血病中还经常出现口腔咽喉或两侧上腭部分有溃疡病变，这可能与使用西药有关，产生所谓二重感染。从中医考虑，系属口疳和口糜，主要是胃阴受伤，虚火上炎，或因肾阴虚而虚火上浮，初步用石斛、生地、玄参、麦冬，进一步酌加肉桂引火归原，并配合青黛散外搽，清热解毒。

这几种血液病，症状复杂，变化迅速，容易反复，特别是白血病大多后果不良。我在中、西医合作下，抓住本质，随证施治，收到一些效果，尚待积累经验。

五、一氧化碳中毒

一氧化碳中毒即煤气中毒。西医认为是由于一氧化碳被吸入肺泡，再进入到血液，与血中红细胞的血红蛋白结合在一起，形成碳氧血红蛋白。

在正常情况下，血红蛋白是与吸入的氧气结合成氧合血红蛋白，并将氧输送到各个组织中，以供给新陈代谢的需要。当一氧化碳中毒时，因血红蛋白与一氧化碳结合在一起，这样就减少了能与氧气结合的血红蛋白，结果造成组织缺氧。一氧化碳中毒后，轻者出现头晕、头痛、耳鸣、眼花、心慌、四肢无力、呼吸急促等症状，严重者则很快进入昏迷、惊厥、呼吸不规则、虚脱等症状，最后可因呼吸衰竭而死亡。若是昏迷到 24 小时以上，纵使嗣后神识恢复，由于脑部组织因缺氧所致的严重损害，常遗留严重的后遗症，如智力减退、痴呆、轻度瘫痪、两手震颤等。西医关于本病的治疗有多种急救措施，对抢救患者的生命起到一定作用。但是如何使患者的神志迅速恢复，减少或防止后遗症的产生，还存在着一些问题。

中医治疗本病的机会比较少，我所遇见的都是经西医急救后，血内已无一氧化碳存在，持续昏迷的严重患者。当时的临床表现是：昏迷不醒，身热肤燥无汗，呼吸急促，面红如妆，口唇红如点朱，牙关紧闭，肢体强直，大小便癃秘，脉象细疾有力，舌质红绛，苔黄干糙。这些症状，根据中医辨证，均为热邪充斥三焦，营血受到燔灼。再从短时间内即现神昏等来探讨，接近于叶天士所说"温邪上受，首先犯肺，逆传心包"的证候。因此我对本病的治法，便采取了叶天士的"入血乃恐耗血动血，直须凉血散血"的温病治疗方针。再结合具体症状，以清营汤、沙参麦冬饮和玉女煎等加减，用鲜生地、鲜石斛、沙参、玄参、麦冬、石膏、赤芍、丹皮、犀角（水牛角代）、竹叶、青黛等一类药物，取其入心兼入肝、肺两经，清解血分邪热，并有滋肾作用，防止体力衰竭及病情更进一步的发展。浓煎鼻饲送下，多在 2 剂后逐渐清醒。醒后大多感觉头痛，周身疼痛，口舌干燥引饮，小便微通而短赤，乃除去犀角（水牛角代）、赤芍、石膏、青黛，加入益元散、菊花、忍冬藤等，又仿五汁饮意用橘子水或生梨、芦根煎汤频饮。也有个别患者清醒后不能言语，或大汗出，或咳呛痰黏，或两眼动作不灵活，或四肢阵发性抽搐，可随证加入菖蒲、远志、枣仁、浮小麦、川贝母、钩藤、僵蚕、珍珠母等。

治疗本病最突出的一次会诊，是在北京协和医院遇到 5 例同时中毒的重型患者，经急救 2 天后持续昏迷，而且有的昏迷加深，均用人工冬眠疗法维持。据他们的经验，过去曾用人工冬眠救活过一例昏迷 20 多天的病人，但如何进一步提高疗效，缩短疗程，减少或消除后遗症，尚还没有例子。当时我也用了凉血清热的治法，都在 2～4 天内清醒，大大缩短了疗程，而且避免了任何后遗症，经过2个月的随访仍然健康。诚然，这是中、西医合作取得的效果，不完全是中医中药的作用。但足以说明中医治疗可以参考西医的诊断，而不能无原则地依据西医诊断来处方。如果因为本病由中毒引起而用解毒方法，显然不符合于中医辨证施治，效果也是很难想象的。

小结

如何运用中医理法治疗西医诊断的疾病，我认为是目前一个重要问题。为了具体地说明这问题，特提出几个病例，便于讨论。总的说来，有以下几点。

（1）中医治疗西医诊断的疾病，必须掌握中医的理法方药一套法则。根据本病的客观症状，运用四诊八纲进行细致的辨证，确定中医的诊断和治疗方针后处方用药。在辨证的时候，既要重视西医的诊断，又要避免先入为主。

（2）既然是西医诊断的疾病，有必要了解西医对于本病的认识，同时注意当前的具体病情，不能含糊地依据病名使用一般的治疗。比如诊断溃疡病是中医胃脘痛之一，一方面要了解它的发生和发展及其特征，另一方面找出主治主方之后，仍然需要根据具体病情进行具体治疗。

（3）中医诊断，主要是依据临床表现的症状。在西医诊断的疾病里，如胃溃疡、肝炎和脊髓痨等，有很多症状从西医角度看来无足轻重，而在中医辨证上却认为相当重要，必须细致观察，不能忽视中医辨证的依据。

（4）中、西医的理论体系不同，尽管在诊断上有接近的地方，而治法仍不相同。像中医诊断肝炎亦属肝病，溃疡病中医也认识是胃脘痛，但治法就有很大出入。所以理法方药必须一环扣住一环，绝不容许脱节。假如认为中、西医对于肝炎和溃疡病同样是肝病和胃病，中医也专从肝和胃考虑，便会走向狭窄的道路。特别是有很多西医诊断的病名，在中医早很熟悉，或在临床相沿使用，因而生搬硬套，甚至遗忘了中医的病名，那是更须注意的。

（5）正确地参考西医诊断和进一步参考西医文献，对治疗西医诊断的疾病有好处。然而也要确切的理解西医诊断以及某些术语的含义，不能单从字面上似是而非的去领会。同样地，中医对这些西医诊断的疾病要做出正确的诊断，必须参考中医文献，也要引证恰当，分析明确，更重要的是通过独立思考，提出论点，使理论与实际密切结合。

（6）临床上不可能急切地把西医诊断的某一疾病用中医来全部解决，凡是在某一阶段或某一环节，真能运用中医理法取得确实疗效，便是反映了一定的客观科学性，都要做好记录，等到积累更多的病例，便能说明全面问题。不应当以完全解决为标准，使点滴的成果遭受散失，结果一无所获。

（7）用中医理法来治疗西医诊断的疾病，应该在取得疗效以后再将西医治疗的效果缜密地对照一下，用以说明中医学的优越性，检验中医学理论原则和技术的正确性。但是必须有学通中医的西医同志合作，要有严肃的、严密的和严格的科学态度。

在党的中医政策指引下，近年来，中、西医团结合作，中医对西医诊断的疾病获得了一些治疗经验，今后中、西医合作的机会越来越多，中医将会遇到更多西医诊断的疾病。如何在已经取得的成绩上，进一步运用中医理法辨证施治，提高疗效，是值得重视的一大问题，请大家讨论。

第九章

漫谈处方用药

处方用药的一般法则如七方、十剂等，同学们都很熟悉，不准备多谈。现在谈我所看到实际工作中存在的一些问题，抱着"知无不言，言无不尽"的态度，可能有批评的地方。希望同学们也抱"有则改之，无则加勉"的态度，互相促进。

一、处方用药必须根据理法

处方用药是根据理法而来，也就是从辨证施治而来的。所以就理法方药来说：说理、立法、选方、议药。从辨证施治来说：辨证求因，审因论治，依法选方，据方议药。因此，看到一个处方，对药与证是否符合，药与药的配合是否密切，药量的轻重是否恰当，药物次序的排列是否合适等，都能衡量理论水平。

处方的目的为了治病，就必须从本病的病因病机对证下药。因而处方的组成包括三个方面，如果用一个公式来表达。即：

（病因 + 病位）＋症状

病因是致病的根源，病位是发病的所在，均为用药的目的，要首先明确。症状是病情的具体表现，经过治疗后多数跟随病因的消失而消失，所以临床上根据症状来辨证施治，在处方时又往往不受症状的拘束。但是既有症状的存在，而且病人的痛苦和精神威胁常随症状的轻重和增减而转移，应该适当地照顾。《内经》论治法"寒者热之，热者寒之"，便是指病因。又说"其高者因而越之，其下者引而竭之，中满者泻之于内"，便是指病位。又说"散者收之，惊者平之，急者缓之"等，便是指症状。重要的环节在于治疗症状不能离开病因和病位，因为病因、病位是本，症状是标，归根到底不外"治病必求于本"。例如：患者恶寒，喉痒，咳嗽，痰多稀白，脉象浮滑，舌苔白腻。诊断为风寒咳嗽，肺气宣化失职。处方用药就需要针对疏风散寒、宣肺和化痰止嗽几个方面。纳入上面分式，便是：

（疏散风寒＋宣肺）＋化痰止咳

处方用药不能离开这治疗的方针和范围。比如常用的杏苏散，就是这样组成的。方内紫苏、前胡辛散风寒，均走肺经，前胡兼能降气化痰；杏仁、桔梗、枳壳、甘草同用，能宣肺而调胸中之气；半夏、陈皮、茯苓有化痰顺气止咳作用。也就是：

（紫苏、前胡＋杏仁、桔梗、枳壳、甘草）＋半夏、陈皮、茯苓

通过这例子，可以理解处方用药的大法，并能看到几个问题。首先是处方根据治法，有一定的方向和范围，针对病因、病位和症状三方面用药，应该互相呼应。如前胡祛风寒，又能降气化痰；杏仁宣肺，又能顺气止咳。其二，引用成方在分析组成药物的作用后，再根据适应证加减，能使其更加亲切。如胸不满闷可减枳壳，痰浊不多可减半夏、茯苓；又如牛蒡、象贝的宣肺化痰，胖大海的润喉止咳，均可加入。其三，在这原则上，只要符合于本病治法的方剂都能采用，不符合于治法的方剂也能一望而知。如不用杏苏散，可以改用三拗汤，虽然药味简单得多，但麻黄入肺散寒，杏仁宣肺顺气止咳，均切合于病因和病位，并能照顾到症状，所以三拗汤亦为外感咳嗽的有效方剂。反之，用外感风温的银翘散，虽能宣化上焦，先与主因不符，当然不恰当了。其四，所说照顾症状，是从根本上考虑，标本结合，不同于一般的对症疗法。如外感咳嗽目的在于疏邪，绝对不用镇咳药，使外邪能解，肺气清肃，咳嗽自然消失，效果反好。这些都是根据中医理论指导。处方用药必须根据理法，理由也就在此。

二、掌握基本治法有助处方用药

临床上要使处方成熟，应当多掌握些基本治法，包括某一病因和某一证候的一般治疗法则。这些治疗法则虽然书本上都有，还需要下一番功夫把它整理成为更有条理的东西，才能胸有成竹，随机应变。比如遇见虚证，大家都知道补，知道脾虚补脾，肾虚补肾；而且知道"补脾不若补肾，补肾不若补脾"；"土旺则生金，勿拘拘于保肺；水旺则火熄，勿汲汲于清心"；"补脾须不碍肺，滋肾须不妨脾"等等学说。但到具体治疗上，由于证候的复杂，往往会迷糊，或者感到治法不多，没有适当的成方可用。我认为正确地使用补剂，必须辨别虚了什么？虚在哪脏？虚到什么程度？并考虑从哪方面去补？用直接还是用间接方法？以及用补有没有不良反应？要解决这一系列的问题，首先要了解致成虚证的原因有哪些？虚证的证候

有哪几种？虚证在内脏的机制和影响如何？以及成方中补剂的性质和药物的配合、禁忌等等。兹举治疗虚证的滋养气阴法，来说明具体处方用药。

滋养气阴法主要用于肺气、肺阴不足，多因温邪久恋，五志火燔，耗散气分，消烁津液。由于气阴两虚，肺肃无权，多见气短、干咳，或有少量黏痰，咯血、口干，并因肺主皮毛，卫气不固，亦能出现多汗、畏风等症。这样，除了补肺的药物须分补气、补阴之外，还要熟悉肺虚证上适用的止咳、化痰、止汗、止血等药物。再因肺与心、肝、脾、肾有相互关系，还能伴见心烦，心悸，睡眠不安，急躁易怒，潮热，大便不实等，这就需要联系到更为广泛的与肺虚相适应的其他内脏药物。所以滋养气阴是一个大法，在处方用药时还会牵涉到一系列问题。正因为如此，掌握一个基本治法，包含不少基本方剂和基本药物，谁能掌握得比较全面，便是谁在处方用药上能够比较成熟。再从滋养气阴法来说，至少应了解以下一些药物：

补肺气：黄芪　人参　西洋参

补肺阴：沙参　麦冬　天花粉　百合

止咳：杏仁　枇杷叶　兜铃　诃子

化痰：贝母　海蛤壳　冬瓜子　苡仁

止血：仙鹤草　侧柏叶　茜草　藕节

止渴：茅根　芦根

止汗：浮小麦　糯稻根　桑叶　五味子

清肝：青黛　黄芩　夏枯草

滋肾：生地　鳖甲　天冬

扶脾：山药　冬术　扁豆　甘草

方剂方面，如张景岳《新方八阵》和《古方八阵》里《补阵》门补肺方剂之外，也要熟悉些《和阵》及《寒阵》门有关肺虚的方剂。如：

四阴煎：生地　麦冬　沙参　白芍　百合　茯苓　甘草

麦门冬饮子：麦冬　黄芪　人参　归身　生地　五味子

阿胶散：阿胶　白及　天冬　五味子　人参　生地　茯苓

天门冬丸：天冬　贝母　杏仁　阿胶　茯苓　甘草

绿云散：侧柏叶　人参　阿胶　百合

人参清肺汤：人参　杏仁　阿胶　粟壳　甘草　桑皮　知母　地骨皮乌梅

人参平肺散：人参　天冬　黄芩　地骨皮　陈皮　青皮　茯苓　知母

五味子　甘草　桑皮

　　二母散：贝母　知母

　　紫菀散：紫菀　阿胶　知母　贝母　人参　甘草　茯苓　桔梗　五味子

　　玉泉丸：人参　麦冬　黄芪　茯苓　乌梅　甘草　天花粉　葛根

　　掌握了一些基本方剂和基本药物，还要多方面吸取前人的用药经验，做到知宜知避。例如《丹溪心法》上指出"口燥咽干有痰者，不用半夏、南星，用瓜蒌、贝母"；又"杏仁泻肺气，气虚久嗽者一二服即止"；又"治嗽多用粟壳，但要先去病根，此乃收后药也"；又"知母止嗽清肺，滋阴降火"。总之，既要知常法，也要知变化，不仅在处方用药时可以减少差错，并且收到疗效后也能说明道理。

三、关于成方的灵活运用

　　成方是前人的处方用药经过实践有效后遗留下来的，必须加以重视，而且要做好处方用药，也必须胸中有较多的成方作为资本。但是，成方中有通治方和主治方，必须分清。什么叫作通治和主治？徐灵胎曾说"一病必有一方，专治者名曰主方，而一病又有几种，每种亦有主方"；又说"专治一病为主方，如一方而所治之病甚多者，则为通治之方"。因此，他在《兰台轨范》里分别通治门和各病门。我认为通治方和主治方各有特点，通治方也有主病，但治疗范围比较广泛。如能对通治方善于加减使用，在处方用药上是良好的基本方剂；相反地将它随便套用，就会浮而不实，成为庸俗化了。例如六味地黄丸主要是治肾阴亏损引起的瘦弱腰痛等证，虽然书上说治肝肾不足也有说三阴并治，并谓自汗盗汗、水泛为痰、遗精便血、喉痛牙痛……都能治疗，毕竟要认清主因、主脏、主证，根据具体病情而加减。假如认为阴虚证都能通治，对所有阴虚证都用六味地黄丸，肯定是疗效不高的。事实证明，前人治肺肾两虚的劳嗽，加麦冬、五味子名为长寿丸；治肝肾两虚的目眩昏糊，加枸杞子、菊花，名为杞菊地黄丸；再有治本脏虚弱的腰膝酸痛，也加杜仲、牛膝；小便频数加益智仁，并去泽泻。因此，我认为处方用药应当有一个成方作为依据，但在具体运用时必须通过独立思考，这样才能在前人的基础上有不断地创造性的新的事迹出现。大家知道左归饮和左归丸也是补肾的著名方剂，而且力量胜于六味地黄丸。其实左归饮就是在六味丸内去丹皮、泽泻，加枸杞子、炙草；左归丸就是在六味丸内去丹皮、泽泻、茯苓，加枸杞子、鹿角胶、龟板胶、菟丝子、牛膝。张景岳自己曾说"用六味之意，而不用六味之方"，所以六味丸的主药根本没有变动，很自然地达到了推陈出新的境界。同时又指出了临床上具体使用方法：用左归饮的时候，见肺热而烦者加麦冬，肺热多嗽者加百合，脾热易饥者加芍药，心热多躁者加玄参，肾热骨蒸者加地骨皮，阴虚不宁者加女贞子，血热妄动者加生地；用左归丸的时候，如大便燥涩者去菟丝加苁蓉，虚火上炎者去枸杞、鹿角胶加女贞子、麦冬。更可看到在临床具体使用时，也不是一成不变的。

通过张景岳的启发，我以为运用成方必须分析主治、主药，同时也必须根据具体病情加减。比如归芍地黄汤治肝肾阴虚的证候，即六味地黄汤加当归、白芍，其中归、芍当然为补肝血的主药，补肾阴的主药则为熟地、山萸。处方时可将这四种作为基本药，再考虑同样能滋补肝肾阴血的枸杞、女贞、首乌、阿胶等作为协助，这使原方的主治不变而力量更加雄厚。另一方面，滋补肝肾是偶方的一种，有平衡的补法，也有侧重的补法，这就须视具体病情来决定。所以把这些药物配合起来，可以产生三个不同的形式。

（1）肝肾两补法，即肝肾并重的通治方

熟地、山茱萸、枸杞、女贞 + 当归、白芍、首乌、阿胶

（2）滋肾柔肝法，即滋肾为主佐以养肝的通治方

熟地、山萸、枸杞、女贞 + 当归、白芍

（3）子虚补母法，即补肝为主兼予滋肾的通治方

当归、白芍、首乌、阿胶 + 熟地、山茱萸

滋补肝肾的药不止这几种，配合也并非那么机械，尤其效力的轻重须视药物本身的力量和用量如何，不能单从药味的数量来衡量。这里仅是用来说明，在成方的基础上可以适当地加减，在双方兼顾的时候应当分别主次。但是这样的处方比原方虽有变化，总之是一个通治方，因为肝肾阴虚能引起多种病证，究竟治哪一种病证不够明确。假如见头晕、目眩、耳鸣加入龟板、牡蛎、菊花、天麻，午后潮热、手心灼热多汗加入鳖甲、丹皮、地骨皮、白薇之类，将原因疗法密切结合证状，便能将通治方转变为主治方。这是处方用药的常规，只有掌握这些常规才能出入变化，得其环中，超乎象外。当然，适应地选用成方和适当地加减，还须注意药物的不良反应和病人的体质。例如熟地性温滋腻，对内热的患者可改用生地，肠胃薄弱的或将熟地炒用，或砂仁拌用。这类经验在老大夫最为丰富，必须细心

学习。

此外，选用成方大多以主证为主，但在上面说过，病因和病位实占重要地位，所以选择主证方剂的同时，必须注意到病因和病位是否符合。如果主证相同而病因或病位不符，不能认为就是对证处方用药。反过来说，假如病因和病位相符，即使主证不尽相合，却有值得考虑的必要。我尝用黄芪建中汤治疗虚寒胃痛，又用桂枝汤加黄芪、当归治体弱容易感冒及引起关节疼痛的患者，收到良好效果，更在于此。推而广之，我常用外科的阳和汤治疗顽固的痰饮咳喘，效果胜于小青龙汤。理由很简单，小青龙汤是治风寒引起的痰饮咳喘，阳和汤却与痰饮的发病原因和病理相吻合，且能结合到痰多的症状。这里充分说明了所谓成方的灵活运用，不仅在于加减方面，主要是在理论指导下独立思考，才能在使用上更为灵活广泛。正因为此，倘然允许说重视主症而忽视病因、病位是舍本逐末，那么可以体会到不但用方如此，用药也是如此。近来有人只讲药物的主治，不讲究它的气味归经，我以为主治固然要讲，气味归经绝不能放弃，否则便会与辨证施治脱节。

四、重视药物的配伍

处方上经常当归、白芍同用，苍术、厚朴同用，半夏、陈皮同用……这种药物的配伍，主要是前人经验的积累，有根据，有理论，不是随便凑合的。通过适当配伍，能加强药物的效能，扩大治疗的范围，值得我们重视。兹为便于大家掌握和进一步理解它的作用，拟分三类叙述如下。

1. 第一类 用两种相对的性质和不同气味、不同功能的药物结合，如气与血，寒与热，补与泻，散与收，升与降，辛与苦等，在相反相成中，改变其本来的功效或取得另一种新的效果。这类最有意义。例如：

桂 枝——白 芍（气——血）	桂枝汤，调和营卫。
人 参——丹 参（气——血）	二参丹，养心和血。
金铃子——延胡索（气——血）	金铃子散，止腹痛。
香 附——高良姜（气——血）	良附丸，止胃脘痛。
山 栀——丹 皮（气——血）	加味逍遥散，清肝热。
黄 连——肉 桂（寒——热）	交泰丸，治心肾不交失眠。
黄 连——吴 萸（寒——热）	左金丸，平肝制吞酸。
黄 连——干 姜（寒——热）	泻心汤，除胸中邪结。

柿　蒂——丁　香（寒——热）　　　丁香柿蒂汤，止呃逆。

石　膏——细　辛（寒——热）　　　二辛散，消牙龈肿痛。

黄　连——木　香（寒——温）　　　香连丸，止赤白痢。

黄　芩——厚　朴（寒——燥）　　　芩朴散，化脾胃湿热。

黄　柏——苍　术（寒——燥）　　　二妙丸，治下焦湿热。

白　术——枳　实（补——消）　　　枳术丸，健脾消痞。

黄　芪——防　风（补——散）　　　玉屏风散，治体虚感冒。

白　芍——柴　胡（补——散）　　　四逆散，和肝泄热。

红　枣——生　姜（补——散）　　　桂枝汤，和气血。

鳖　甲——青　蒿（补——清）　　　青蒿鳖甲汤，退骨蒸。

黑芝麻——桑　叶（补——清）　　　桑麻丸，治肝阳头晕。

枸杞子——菊　花（补——清）　　　杞菊地黄丸，明目。

干　姜——五味子（散——收）　　　苓甘五味姜辛汤，化痰饮。

白　矾——郁　金（敛——散）　　　白金丸，治癫痫。

柴　胡——前　胡（升——降）　　　败毒散，疏邪止咳。

桔　梗——枳　壳（升——降）　　　杏苏散，调胸膈气滞。

半　夏——黄　连（辛——苦）　　　泻心汤，止呕。

皂　角——白　矾（辛——酸）　　　稀涎散，涌吐风痰。

乌　梅——生　地（酸——甘）　　　连梅汤，化阴生津。

乌　梅——黄　连（酸——苦）　　　连梅汤，泄烦热。

当　归——白　芍（动——静）　　　四物汤，养血和血。

2. 第二类　用两种药物相辅而行，互相发挥其特长，从而增强其作用，如化湿结合理气，发汗结合通阳，包括上下、表里结合，以及相须、相使等在内。这类在临床上最为多用，例如：

苍　术——厚　朴　　平胃散，燥湿行气。

豆　豉——葱　白　　葱豉汤，散寒通阳。

半　夏——陈　皮　　二陈汤，化痰顺气。

杏　仁——贝　母　　桑杏汤，顺气化痰。

知　母——贝　母　　二母散，清热化痰。

枳　实——竹　茹　　温胆汤，和胃止呕。

木　香——槟　榔　　木香槟榔丸，行气导滞。

人　参——蛤　蚧　　人参蛤蚧散，纳气。

黄　芪——防　　己　　黄芪防己汤，行皮水。

人　参——附　　子　　参附汤，温补元气。

黄　芪——附　　子　　芪附汤，温固卫气。

白　术——附　　子　　术附汤，温补中气。

附　子——茯　　苓　　（相使）温肾利水。

黄　柏——知　　母　　（相须）清下焦湿热。

3. 第三类　取性质和功效类似的两种药物同用，目的在于加强药效，或使内脏之间得到兼顾。例如：

党　参——黄　　芪　　补气。

附　子——肉　　桂　　温肾回阳。

山　药——扁　　豆　　补脾止泻。

沙　参——麦　　冬　　润肺生津。

柏子仁——枣　　仁　　养心安神。

杜　仲——续　　断　　补肾强腰。

麻　仁——瓜蒌仁　　润肠通便。

龙　骨——牡　　蛎　　固脱。

金樱子——芡　　实　　固精。

赤石脂——禹余粮　　涩肠。

谷　芽——麦　　芽　　助消化。

桑　枝——丝瓜络　　活络。

牡　蛎——石决明　　潜阳。

升　麻——柴　　胡　　升提气分。

旋覆花——代赭石　　降气。

橘　核——荔枝核　　消疝气。

甘　松——山　　奈　　止胃气痛。

海　藻——昆　　布　　消痰核。

荆三棱——蓬莪术　　消癥瘕痞块。

白茯苓——赤　　苓　　利水。

甘　遂——芫　　花　　逐水。

常　山——草　　果　　截疟。

当　归——川　　芎　　活血祛瘀。

桃　仁——红　　花　　破瘀。

蒲　黄——五灵脂　　祛瘀。

乳　香——没　药　　理气散瘀止痛。

藿　香——佩　兰　　清暑。

银　花——连　翘　　清热解毒。

黄　连——黄　芩　　泻火。

桑　叶——菊　花　　清风热。

羌　活——独　活　　治风湿疼痛。

川　乌——草　乌　　治寒湿疼痛。

青　皮——陈　皮　　疏肝胃气。

苏　梗——藿　梗　　理脾胃气。

天　冬——麦　冬　　滋养肺肾。

芦　根——茅　根　　清肺胃热。

砂　仁——蔻　仁　　健脾胃。

神　曲——山　楂　　消谷肉食积。

关于药物配伍应用的例子很多，不能悉举。如外感咳嗽常用苦杏仁、象贝母，但肺阴不足，兼见内热，或外邪不解，咳痰不爽的，可与甜杏仁、川贝母合用，处方惯写甜苦杏、川象贝。还有三种药配伍，如杏仁、苡仁、蔻仁同用，宣化三焦之湿，以及个别地区用神曲、山楂、麦芽消食，处方惯写焦三仙之类，没有提及。总之，药物配伍有其重要意义，如果知其然而不知其所以然，或随意凑合，将会造成杂乱和叠床架屋的现象。

五、用药的数量和重量问题

目前处方的药味多少和用量轻重，很不一致。一般的处方有多至二十多味，一味药重至数两，因此引起不少争论。我以为这现象不是现在如此，以前也是这样，即使一个人的处方亦有出入。但是总之应有一标准，主要是根据病情的需要。需要有两种：一种是病情严重的须数多量重，轻浅的数少量轻；另一种是相反地对严重的数少量重，取其力专而猛，轻浅的数多量轻，取其力散而薄。所以在《内经》上很早就提出大方、小方，认为"大则数少，小则数多，多则九之，少则二之"；又说"君一臣二，制之小也；君二臣三佐五，制之中也；君一臣三佐九，制之大也"。于此可见，处方药味的多少向来相差很大，在临床上不可能一致。不过不从实际出发，徒以多为全面，以重为胆识过人，却是一个问题。不但浪费药材，还会使人误解中药的效能薄弱。

前人对于不合理的数多量重的处方现象，曾经批评过。方广在《丹溪心法附余》里大致说：仲景用药一方不过三、五味，君臣佐使、主治、引经和分两均有秩序，不像后世一方多至二三十味。并引证朱丹溪立方效法仲景，用药效法东垣。所说效法仲景是指处方组织的谨严，效法东垣是指用药配合的周密。一般认为李东垣的用药比较多，但在一方之内能互相联系，故多而不乱，也是值得取法的。所以处方和用药是一回事，不是两回事，主要是先讲理法，再议方药。否则只知搬用几个成方，不管适应不适应的药物一齐用上，或者见一证用一药，不抓住重点，不知道如何结合，前者称作有方无药，后者称作有药无方，都是要不得的。李东垣就不是这样，举两个他在脾胃方面的著名方剂来说，他常用张洁古依据张仲景枳术汤改变的枳术丸，认为白术倍于枳实，一补一泻，一缓一急，作用不同。但在临床应用时有加半夏的（半夏枳术丸），加橘皮的（橘皮枳术丸），加神曲、麦芽的（曲麦枳术丸），也有加黄连、黄芩、大黄、橘皮、神曲的（三黄枳术丸），并非呆板使用。再如甘温除热的补中益气汤，在脾胃不足，喜甘恶苦，喜补恶攻，喜温恶寒，喜通恶滞，喜升恶降，喜燥恶湿的原则下，用黄芪、人参、甘草补其气，升麻、柴胡升其阳，以生血的当归和之，理湿的白术健之，疏气的陈皮调之。虽然药味较多，而目标明确，主次分清，配合严密。尤其举出了二十多条加减法，包括防风、羌活、青皮、木香、豆蔻、槟榔、白芍、川芎、砂仁、半夏、附子、黄连、麦冬、五味子等多种药物。剂量方面均在一钱（3g）以内，病重的再服，所谓"量轻重治"。这里举例说明了前人处方用药方法的一斑，当然不必也不应当墨守古人成规。

总而言之，如何来适当地掌握处方用药的多少轻重，是关于基本功的问题。我认为有标准，但也不能硬性规定。然从一般病证来说，一个药方都是十五六味以至二十多味，黄芪、附子都要用到一两以上，连桑、菊、荆、防等也用到三四钱，似乎没有必要。

六、处方的形式

我一再谈过中医的处方形式，可能有些同学不太理解，或错当作形式主义。其实，处方应该有一定的形式，过去所谓老一套的形式里，有关优良传统，还是应当保留。比如过去处方都直行写，自右至左，现在多横写，自左至右，显然不同。过去对于药物的排列，一般分为三行，一行分为三排，它的次序是第一排的三行先写，再与第二、第三排，如有药引，低一字写在第四行。这样就将君药写在前，臣药和佐使药依次书写，主次分明。如果改为横写，我认为第一行先写三味，依次写第二、第三行，也很清楚，而且药味多的时候，还能四行、五行连续的写，更为方便。必须指出，处方用药总之有主次，将主要的先写，再写次要的，不仅能掌握治疗的方向，井然不乱，对配伍方面也可一目了然。举个例子来说，一般用银翘散，多把银花、连翘写在前面。我认为在温病上采用银翘散，当然可将银、翘领先，但银、翘是否是君药，值得考虑。如果银、翘是君，那么臣药又是什么呢？我的意见，银翘散的主病是风温，风温是一个外感病，外邪初期都应解表，所以银翘散的根据是"风淫于内，治以辛凉，佐以苦甘"，称为辛凉解表法。这样，它的组成就应该以豆豉、荆芥、薄荷的疏风解表为君；因系温邪，用银、翘、竹叶为臣；又因邪在于肺，再用牛蒡，桔梗开宣上焦；最后加生甘草清热解毒，以鲜芦根清热止渴煎汤。处方时依此排列，似乎比较恰当。既然以解表为主，为什么用清热药作为方名？这是为了纠正当时用辛温发汗法治疗温病的错误，不等于风温病只要清热不要解表。当然，这是研究方剂的学问，但处方时必须懂得此理，才不致方向模糊，颠倒杂乱。

过去处方上药名的写法与本草有所不同，有些加上产地，有些标出质量，也有注明炮制方法。因而所谓"处方用名"。为什么要这样写？主要是要求地道，提高疗效，所以药铺里同样用"道地药材"的市招来号召。今天的药材由国家统购分销，认真处理，早为广大人民所信任，我认为关于产地、质量方面的字样以及炮制等方法，可以考虑节省。但是也有人太不注意，惯常按着本草书写。例如杏仁有甜、苦两种，用时都去皮尖打碎，在一般处方均用苦杏仁，故习惯上写"光杏仁"，如果需要连皮的就写"带皮杏"。现在有些处方只写"杏仁"二字，未免太简。类似这样的例子甚多，如贝母有象贝、川贝，只写贝母；牛膝有怀牛膝、川牛膝，只写牛膝；又如石膏有生用、熟用，只写石膏；半夏有生用制用，制用的又有姜半夏、清半夏、竹沥半夏等，只写半夏；等等均有问题。必须知道，中药的品种和炮制是一个重要问题，尤其在各地供应上还存在着习惯的不同。比如单写石膏，有些地方供应生的，有些地方供应熟的，从功效来说就有很大出入。为此，我认为对某些重要的药物和产地不同而效用也不同的药物，宁可多写一字，不要偷懒。至于过去有惯用花名的习惯，如金银花写作"二宝花"和"双花"，也有把胖大海写作"安南子"，槟榔写作"海南子"等，立异矜奇，自炫广博，在今天里必须改革。

处方是给药铺配药用的，药名、用量，必须写得整齐清楚，不要潦草。简写的字应遵照国务院公布的《汉字简化方案》，不要随便杜撰。这样的要求似乎苛刻，但可以避免意外的差错事故，同时开始慢一些，多费点时间，纯熟之后并不费力。

总之，注意处方的形式，不仅是提高自己业务水平的问题，也有利于药铺配方。一切为人民服务，就必须一切从人民利益着想，特别是在党的培养下作为一个高级中医师，应该继承优良传统，做出更好的榜样。

下 篇

临 证 心 得

温病一得

大家已经学过温病，学得很好。今天分两个部分来谈：一是温病的一般治疗规律，二是温病上若干问题的分析。温病的治疗相当复杂，在临床上必须掌握规律；同时历来存在些不同意见，必须加以分析。这两个问题，前人没有很好解决，目前也悬而未决。现在提出我个人的一些心得体会，可能与书本上有些出入，这些出入的地方正需要大家进一步研究，以期提高认识，统一认识。

一、温病的四个时期

我对于温病的认识，在总的方面分为四项：①病因，感受时令温邪，属于外感病范畴之一。②分类，由于时令的不同，因素的夹杂和症状的特异，有春温、暑温、秋温、冬温、风温、湿温、温毒、温疫等，应以风温为主。③性质，属于热性，其特点为易于化热，易于伤津伤阴，易于动血。④传变，以上、中、下三焦和卫、气、营、血为纲，从上焦肺到中焦胃（包括肠）再到下焦肝肾，依卫、气、营、血的次序传变的为顺传；从肺直传心包络即由卫入营的为逆传。逆传的证候在顺传里也能出现，并不是特殊的，所以应以顺传为主。因此，我认为治疗温病应当抓住风温发病和传变的途径为重点，明白了风温的治疗规律，对其他证候的不同情况和处理方法都易理解。

风温的诊断和治疗，可以分为恶风、化热、入营、伤阴四个时期。这是整个发病过程中的四个阶段，也是四个关键。温病的变化比较多，一般不外这四个时期；观察病情的发展，必须掌握这四个关键；治疗的方法和方剂，也都是根据这四个阶段随机应变。这四个时期，包括八纲辨证、三焦辨证、卫气营血辨证、脏腑辨证和主证、主治、主方。兹列表如下（表2），以便说明。

表 2　温病的四个时期

分期	恶风期	化热期	入营期	伤阴期
八纲辨证	表、实、热	里、实、热	里、实、热	里、虚、热
三焦辨证	上焦	上焦、中焦	上焦、中焦	下焦
卫气营血辨证	卫	气	营	血
脏腑辨证	肺	肺、胃、肠	胃、心包	肝、肾
主要证候	寒热 咳嗽	发热 便秘 伤津	神昏 斑疹 出血	伤阴 痉厥
主要治法	解表 宣肺	清气 泻下 生津	清营 开窍 化斑 止血	滋阴 熄风
主要方剂	银翘散 桑菊饮	桑菊饮加石膏 白虎汤 凉膈散 增液承气汤 益胃汤	清营汤 牛黄丸 紫雪丹 至宝丹 化斑汤 银翘散去豆豉， 加生地、丹皮、 大青叶 犀角地黄汤	青蒿鳖甲汤 加减复脉汤 三甲复脉汤 大定风珠

1. 恶风期　发热是外感病的主症，没有一个外感病不发热，温病也不例外，特别是在整个病程中都有发热。外感发热的特征，初期均有恶风恶寒，所以前人有"有一分恶寒即有一分表证"的说法，温病同样如此。但温病初起恶寒不严重，大多稍稍恶风，并且很快消失。这里必须注意，恶风消失而身热稽留，不发现其他新的变化，还是属于表证；如果恶风消失后身热增高，口渴引饮，便有化热传里的倾向。这说明了恶风存在和恶风消失后有无新的变化，是诊断温病初期传变的关键。书上说"但热不恶寒而渴者为温病"，系与伤寒的恶寒发热鉴别，当温病开始时期不能固执为准则。临床证明，无论伤寒和温病，在开始一两天内是很难确诊的。比如口渴，凡是发热多数思饮，伤寒初期也能见口渴。再如自汗，新邪外袭多数皮毛致密，温病初起也不是就有汗出。其他头痛、四肢酸疼和脉象浮数等，在外感证几乎都有出现。所以诊断温病初期，需要经过细致观察，主要是掌握恶风、发热、头痛、咳嗽、自汗、口渴、舌苔薄白、脉象浮数等症，也不是都要出现，更不是没有变动的。假如自汗出后，恶风轻减或消失，

身热稽留，咳嗽、口渴加重，这时候诊断为温病当然更明确了。正因为如此，治疗温病初期有疏表法，也有宣肺法，即常用的银翘散和桑菊饮。这两个方剂的治疗原则同样是辛凉解表，因为是外感就要辛散，是温邪就要清凉。桑菊饮是辛凉轻剂，力量比较轻，侧重在宣肺；银翘散是辛凉平剂，平指轻重而言，即不太重而比轻剂要重些，侧重在发汗和清热。这时期可以出现咽痛、鼻衄、小便黄、大便干燥，首先要认清是表证，同时要防止传为里证。主要是掌握辛凉的原则，透邪外出，不要急于清里，能使邪从外出，便是削弱内传的趋势。所以叶天士说："在卫汗之可也，到气才可清气。"如果只看到银翘散的银花、连翘，忽略了方内的豆豉、荆芥、薄荷、牛蒡、桔梗等大部分辛散宣肺药，显然是不对的。

2. 化热期 恶风消失，身热增高，口渴引饮，胸膈烦闷，多汗，为温邪化热的特征。这时期必须分别开始化热和已经化热传里。开始化热邪仍在肺，可在菊桑饮内加石膏清解。为什么不用较重的银翘散？因为银翘散内多解表药，证已化热多汗，不当再散，只需微辛透泄。如果传里入胃，便用白虎汤清中焦为主，不再用肺经药了。退热必须使邪有出路，白虎汤仍有使邪从表外泄的作用，故称为辛凉重剂。一般温邪化热，初期病在气分，治疗原则为清气，清气不等于泻火，忌用黄连等苦寒之味。

化热入里后有两个证候经常出现。一为热邪由胃到肠，大便秘结，腹内胀满。因腑气不通，化火上炎，一方面消耗津液，唇燥舌干，一方面影响神志，烦躁不安，防止燎原之势，应予攻下法。攻下方剂以承气汤最为典型，但在温病上可考虑凉膈散表里双解及护胃承气汤的润肠攻下。二为热邪损伤胃阴，津液消耗，口舌干燥。由于津液不足，热势愈盛，变化更速，此时必须以生津为急务。留得一分津液，便有一分生机，这是治疗温病和防止恶化的关键。这里说明了温病化热期也有阶段，并且不纯粹是中焦证，也有上焦证；不纯粹是气分热证，也兼便秘、伤津等症。假如一见化热，便认作阳明腑证，或者一见口干便用滋阴，一见便秘便用攻下，都是不恰当的。

3. 入营期 温邪从气入营，为温病中一个重要环节，有很多严重证候都在这一时期发现，甚至导致死亡。因此，温病必须防止入营，已见入营的苗头，必须想法转归气分，叶天士所谓"入营犹可透热转气"。何以知其入营？其前驱症为舌质红绛，苔色渐呈深黄少液，伴见烦躁不安等。如何望其转气？在清气方内加入丹皮、赤芍等清泄营分热邪，切忌一派滋阴遏伏，促使愈陷愈深。假如已经深入营分，便会出现三种证候：一是神昏，或者合目便谵语，或者时昏时醒，或者完全昏迷；二是斑疹，皮肤发出红点，或者发出红斑，由胸背到四肢逐渐增多；三是出血，包括鼻衄、齿衄和吐血等，血色多呈鲜红。这些证候的出现，能使病情走向恶化，发生剧变，所以一般治法转入清营，并多取紫雪丹、至宝丹和犀角地黄汤等开窍、止血急救措施。邪入营分与心包有密切关系，而病邪的根据地没有完全脱离中焦，并且气分仍然有热。所以清营汤内清营和清气并重，治疗气血两燔的加减玉女煎，治疗发斑的化斑汤，都在白虎汤的基础上加减。如果逆传心包的神昏，或由肺热伤络的咳嗽带血，不通过中焦传变的，自当别论。必须懂得病理机制的来龙去脉，才不会见到营分病就用凉血滋腻药；同时也可体会到用紫雪、至宝等急救是一回事，如何处方治本又是一回事，应当标本密切配合。

4. 伤阴期　入营是温邪传入血分，尚是热盛扰乱时期；伤阴则指精血亏损，为温病最后阶段，病在下焦肝肾。肝藏血，肾主阴，阴血亏损，余热稽留，或风阳妄动，出现潮热、口糜、耳聋、齿焦、心悸、眩晕、四肢抽搐痉厥、舌光干绛、脉象细数微弱等。这时必须养血滋阴为主，佐以潜阳熄风治标，如加减复脉汤、三甲复脉汤和大定风珠之类；即使有热，也应青蒿鳖甲汤从阴分清泄，切忌升散。必须指出，从恶寒期至化热期至入营期，是一个顺传的次序，但伤阴期不一定都由入营后传变，如果温邪化热，久留中焦，也能损伤肾阴。若正气未到溃败，同时兼有实证，脉象沉实有力，尚可考虑急下存阴；倘然脉虚虚热，必须养阴，误用下法，势必更伤津液而促其死亡。这也说明了温病至伤阴是正气消亡的时期，阴复则生，阴不复便死，实为极其严重的关头。

上面四个时期，是我个人根据临床体会提出的，足以概括温病的整个发展过程。诚然，温病从发生到痊愈，不是都要经过这四个时期，但可以经过这四个时期。温病的死亡多在伤阴之后，但也能够发生在另一个时期，要看体质有无特殊情况和治疗有无耽误。这四个时期的辨证，以上、中、下三焦和卫、气、营、血为次序，这次序不是一般的分类法，而是根据脏腑和卫气营血在发病变化过程中生理和病理功能紊乱的客观反映。因此，上中下三焦不能离开卫气营血的分辨，卫气营血也不能离开三焦的部位。温邪自上焦而中焦而下焦，越来越深，自卫分而气分而营分而血分，越来越重，从病邪的发展可以看到生理的损害。这样，临床上要随时制止其发展，并且要使之由深转浅，化重为轻，才能减少恶化的机会。叶天士所说："在卫汗之可也，到气才可清气，入营犹可透热转气，入血乃恐耗血动血，直须凉血散血。"扼要地说明了发病的机制，也指出了治疗的关键。

二、温病的辨证施治

《温病条辨》里对于温病的辨证施治，总共有238法，198方。这里包括风温、暑温、伏暑、冬温、湿温、温热、秋燥、温毒、温疟等在内，还牵涉到寒湿和痢疾、黄疸、痹痛、疝瘕等方面。如果单从风温来说，并不那么复杂。我认为治疗温病应当以风温为主，尤其要抓住风温的主证、主治和主方。《温病条辨》所包括的病证不尽属于温病范畴，在风温证内也有不少是兼证和坏证，必须加以区别。理解了风温的主证、主治和主方之后，再结合发病的时令和夹杂的因素，尽管变化错杂，不难迎刃而解。因为只要属于温病范畴之内的，无论哪一病证都有共同性，能够抓住这共同性，便能摸索出一套治疗规律。

三、特殊温病——湿温

简单地说，湿温是温邪夹湿的一个证候，治法也就在清温的基础上加入化湿。叶天士说过"治应清凉，用到十分之六七，即不可过于寒凉"，便是照顾湿温。如果湿邪化尽，温邪未解，可都依温病治疗。我认为湿温初期，大多温邪在表，湿邪在里，个别的兼见头胀如裹、关节酸重等表湿症状。治法根据风湿初起，加入藿香、厚朴等芳香化湿，并不困难。主要是湿热氤氲，盘踞中焦。因湿与热的性质不同，一经结合，如油入面，故症状复杂，变化多端，都在这一时期。从湿温整个病程来说，也以这个时期为最长。所说症状复杂，特别表现在矛盾的两方面，比如身热而两足不温，口干而不多饮，有头痛、自汗、心烦等热的一面，又有胸闷、恶心、便溏等湿的一面。所说变化多端是：能使谵语、神昏；能使布发白㾦；也能使发生黄疸、呃逆；以及时轻时重，好像剥蕉抽茧。所以湿温在中焦的治疗原则，不外苦寒清热，芳香化湿，淡渗利湿，但是斟酌病情运用，却不简单。叶天士曾说"救阴不在血，而在津与汗；通阳不在温，而在利小便"，在一般温病治法之外，提出了极其重要的指示。一般以三仁汤为湿温证的通用方。它的配合，用杏仁辛宣肺气以开其上，蔻仁、厚朴、半夏苦辛温通以降其中，苡仁、通草、滑石淡渗湿热以利其下，虽然三焦兼顾，其实偏重中焦。但总的作用为芳香苦辛，轻泄淡渗，用来应付湿温变化是不够的。所以《温病条辨·中焦篇》里还提出了半夏泻心汤、三香汤、茯苓皮汤、橘皮竹茹汤、黄芩滑石汤、薏苡竹叶散等方剂，使用了三仁汤以外的很多药物，如黄连、黄芩、连翘、枳实、枳壳、山栀、香豉、豆卷、郁李仁、蒌皮、茯苓、猪苓、腹皮、藿香、陈皮、茵陈、神曲之类。我认为以三仁汤为主方，再用这些药物随证加减，也是一个方法。

下面再谈谈湿温证的几个重要证候。

1. 发热　湿温发热，稽留不清，午后增高，伴见头胀，胸闷，口干少饮，自汗体倦，大便不畅，舌苔黄腻，脉象濡数模糊。治疗必须全面考虑：不能作日晡潮热治，用凉药则湿不化，用下剂则变泻利；不能作寒热往来治，用和解升散则增加烦闷；不能作表证治，用发汗则湿热熏蒸，容易神昏；也不能作阴虚治，用滋腻之剂，则邪更胶结，纠缠不清。合理的治法，应在清化的基础上佐以宣透。宣透的药以豆卷为最佳，能透发中焦陈腐之气从表外泄，不同于宣肺发汗；其他藿香、佩兰的芳香透泄，亦在常用之列。同时应当注意欲速不达，可观察湿与热孰轻孰重，适当加减，稳步前进。

2. 白㾦　本证只在湿温出现，可以说是湿温证的特征。但是湿温能够避免白㾦，并不是湿温都要见白㾦。主要是汗出不透，邪无出路，蒸发于皮肤所致。所以有人认为见白㾦比较严重，有人认为是病邪发泄的机会，也有认识到白㾦随汗而出，出一阵能使病情轻一分。但湿温证禁忌发汗，出现白㾦之后不能强迫透发，除了掌握清化退热方法外，没有特殊疗法。《温病条辨》上只提出薏苡竹叶散，用薏苡、竹叶、滑石、蔻仁、连翘、茯苓、通草之类。我以为白㾦既然是病邪的出路，虽然不能发汗，也应趁此透达病势；同时白㾦的出现毕竟湿热蕴伏较重、欲使透达必须宣畅内部，不是一般清化所能治。为此，我曾经制订"氤氲汤"一方，用大豆卷、藿香、佩兰芳香化湿助其透泄，青蒿、焦栀皮、连翘、滑石清表里之热，菖蒲、郁金调畅气机而散内湿，通草淡渗湿热，具有上下内外分消的作用。大概白㾦先见于颈胸部，渐及腹背，再遍四肢，也有不全身发遍的。大约从出现起，经过三四天至七八天后，身热渐低，不需再予透发。发出时以晶莹饱绽者为佳，称为"晶㾦"；如果发至枯燥如虮壳，称为"枯㾦"，说明气阴两虚，非特不可再透，而且应在清化中加入人参须、沙参、石斛等。白㾦病在气分，不用营分药，即使发时微有谵语，系湿浊蒙蔽心包，亦用菖蒲辛香为主，不可清营开窍。倘与红疹同见，称为"红白疹"，可加丹皮、赤芍、紫草根，亦忌大剂养阴凉血。

3. 神昏 湿温神昏多由湿热熏蒸，其特征为神识似明似昧，不同于热入心包。一般不用紫雪丹、至宝丹，轻者用甘露消毒丹，重者用神犀丹。甘露消毒丹用藿香、薄荷、黄芩、滑石、连翘、射干、豆蔻、菖蒲、川贝、茵陈、木通。神犀丹用犀角（水牛角代）、生地、玄参、板蓝根、银花、黄芩、连翘、天花粉、紫草根、豆豉、菖蒲、金汁，都在清热中结合芳香化浊，宣透开窍，处处照顾湿浊。为此，根据我的临床经验，治疗湿温病无论任何时期，尤其是在初、中两期，应侧重化湿，湿浊能化，清热较易；相反地侧重清热，常使缠绵难愈。

4. 便溏 湿温证大便见溏，次数不多，肛门觉热，气味臭秽，亦为湿热的出路。切不可误作下利，给予厚肠止涩，必要时还可用大腹皮等轻泻。又因内有湿浊，一般不用润肠药，即使大便秘结，不用麻仁一类，在清化方外另服更衣丸，较为合宜。

5. 足冷 一般均作阳虚证，在湿温证则为湿阻而阳气不能外达，湿化则阳自通、足自温。切忌用附、桂。叶天士所说"通阳不在温，而在利小便"，便是指此。

6. 伤津 湿温有湿在内，不应当见伤津现象，但在湿遏热伏的情况下，往往湿未化除，津液先竭，特别表现在舌苔深黄厚腻而糙，扪之干燥如沙皮，或多裂纹。这时候必须用石斛、花粉、芦根等甘寒养胃，佐以佩兰、橘白、滑石等清化，不可因为舌苔厚腻而强调化湿。这类证候津液回复较易，待舌苔不糙即宜常法治疗。必须注意，湿温证常因湿阻而津不上承，时觉舌燥，在睡醒时更甚，舌如短缩，不便言语，但无沙皮、裂纹等表现，亦不引饮，饮亦不多，仍须清化为主，不必生津。

这些证候，在湿温的治疗上比较突出，书本上没有详细交代，故说得多了一些。我认为明白了这些治法，对其他湿热证都可触类旁通。此外，温病中较为特殊的还有温毒，系红肿热痛的局部证候，还有温疫，系受疫疠之气，互相传染的时疫，大家都已熟悉，不再重复了。

四、温病的十二个治法

以上是我想谈的温病治疗规律中关于辨证施治的一部分。下面接着谈谈具体治法和主要方剂。根据上面所谈温病的四个时期和温病的一般性和特殊性，针对这些情况在临床上具体使用的治法和方剂如下：

1. 宣肺法 适用于风温初起，邪在上焦卫分，病势轻微者。

桑菊饮——桑叶、菊花、薄荷、杏仁、桔梗、连翘、甘草、芦根。清宣肺气，有解表作用而不以发汗为目的。鼻塞流涕的可加辛夷、苍耳子，喉痒咳繁痰多的可加蝉衣、牛蒡、象贝。

2. 疏表法 病在上焦卫分，外邪较重者。

银翘散——银花、连翘、竹叶、豆豉、薄荷、荆芥、牛蒡、桔梗、甘草。由发汗和清热两法组成，称为辛凉解表法，与感受寒邪的辛温解表相对。咳嗽痰多者可加杏仁、象贝，挟湿者可加厚朴、陈皮。

新加香薷饮——香薷、扁豆花、厚朴、连翘、银花。用于暑温初起。亦以疏表为目的。因香薷能发汗清暑，故常用于夏季表证。暑必兼湿，故佐厚朴。其他如藿香、佩兰、青蒿等暑令药，均可酌加。

3. 清气法 温邪化热，有上焦和中焦之分，仍含辛凉清透的意思。

减味竹叶石膏汤——竹叶、石膏、麦冬、甘草。用于肺热较重，亦可于桑菊饮中加石膏。

白虎汤——石膏、知母、甘草、粳米。主要在于清胃，滑石、芦根、瓜蒌皮等均可酌加。

三石汤——滑石、石膏、寒水石、杏仁、竹茹、银花、金汁、通草。微苦辛寒，治暑温蔓延三焦，但偏重肺胃两经。一般温病热重者亦可采用。

4. 清化法 适用于温邪挟湿，偏重中焦，有轻重之别。

三仁汤——杏仁、蔻仁、苡仁、厚朴、半夏、滑石、竹叶、通草。治湿温邪在中焦，亦照顾上下两焦，并可加入豆卷、藿香芳香透泄。

黄芩滑石汤——黄芩、滑石、蔻仁、茯苓皮、大腹皮、猪苓、通草。由清热和利湿两法组成，目的在使湿热从小便而去。

茯苓皮汤——茯苓皮、猪苓、大腹皮、苡仁、通草、竹叶。治湿重于热，以淡渗利湿为主。

杏仁石膏汤——杏仁、石膏、姜、半夏、枳实、黄柏、山栀。此辛苦寒法，宣通三焦。

甘露消毒丹——藿香、菖蒲、薄荷、黄芩、滑石、连翘、川贝、射干、蔻仁、木通、茵陈。清化中有宣透、渗利作用，并能解毒。

5. 泻下法 邪在肠胃，大便闭结。

凉膈散——大黄、玄明粉、甘草、薄荷、连翘、黄芩、竹叶。泻下和

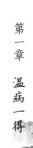

第一章 温病一得

113

清热两法组成，温病用之胜于单纯攻下。

增液承气汤——生地、玄参、麦冬、大黄、玄明粉。治津液不足，大便燥结。单用生地、玄参、麦冬为增液汤，治阴虚便秘，以补药之体，作泻药之用，既可去实，又能护虚，为温病开一大法门。

6. 生津法 邪在中焦，津液耗伤。

益胃汤——生地、沙参、麦冬、玉竹、冰糖。津液指胃阴，胃阴伤则温邪更易燎原。此方甘寒滋润，石斛、花粉等均可加入。

沙参麦冬汤——沙参、麦冬、玉竹、花粉、桑叶、扁豆、甘草。治秋燥耗伤肺阴，亦治温病肺胃津液不足者。

连梅汤——黄连、乌梅、麦冬、生地、阿胶。此酸甘化阴兼酸苦泄热法，治津伤消渴，亦清心火而滋肝肾。

五汁饮——梨汁、荸荠汁、藕汁、麦冬汁、芦根汁。甘寒救液，治肺胃津伤代饮之方。

7. 清营法 温邪由气入营，心包受病。

清营汤——犀角（水牛角代）、生地、麦冬、玄参、丹参、黄连、竹叶、银花、连翘。清营热、保心阴为主，因邪入于营，犹可望其转气，故亦用清气药。

加减玉女煎——生地、玄参、麦冬、石膏、知母。治气血两燔。

清瘟败毒饮——犀角（水牛角代）、生地、丹皮、赤芍、玄参、石膏、知母、黄连、黄芩、连翘、山栀、竹叶、桔梗、甘草。治温疫证。

普济消毒饮——玄参、马勃、板蓝根、银花、连翘、黄芩、黄连、荆芥、薄荷、牛蒡、桔梗、升麻、柴胡、僵蚕、甘草。治温毒证。这二方均能清营解毒，本方兼有疏散作用。

8. 止血法 热入营分，迫血妄行。

犀角地黄汤——犀角（水牛角代）、生地、白芍、丹皮。凉血止血，实际上亦以清营为主，常用止血药如银花炭、侧柏叶、茅花、藕节等均可酌加。

9. 化斑法 邪郁肌表血分，发出红斑。

化斑汤——犀角、玄参、石膏、知母、甘草、粳米。发斑属肌肉，故于清胃的白虎汤内加入清血之味，丹皮、赤芍、大青叶亦可加入。

加减银翘散——银花、连翘、荆芥、薄荷、竹叶、牛蒡、桔梗、甘草、生地、丹皮、大青叶、玄参。红疹属于血络，故在透邪解肌的基础上清泄营热。

氤氲汤（自制）——豆卷、藿香、佩兰、焦栀皮、连翘、滑石、通草、郁金、菖蒲。白痦属于气分，多在湿温证出现，以清化透泄为主。如与红疹同见，可加丹皮、赤芍、紫草根等兼清血络。

10. 开窍法 邪犯心包营分，神昏谵语。

安宫牛黄丸——牛黄、犀角（水牛角代）、麝香、珍珠、雄黄、朱砂、冰片、黄连、黄芩、山栀、金箔。

紫雪丹——犀角（水牛角代）、羚羊角、玄参、滑石、石膏、寒水石、磁石、木香、沉香、丁香、升麻、甘草、朴硝、硝石、朱砂、麝香。

至宝丹——犀角（水牛角代）、玳瑁、麝香、琥珀、牛黄、朱砂、安息香。

这三种成药，常在神昏时作为急救使用，主要功能都为芳香化秽，苦寒清热，补心体，通心用。其中牛黄丸最凉，紫雪丹次之，至宝丹又次之，主治略同而各有所长。

神犀丹——犀角（水牛角代）、生地、玄参、天花粉、银花、连翘、黄芩、板蓝根、紫草、菖蒲、豆豉、金汁。清营解毒，兼有透泄。

11. 滋阴法 邪入下焦，损伤肝肾阴血。

加减复脉汤——生地、白芍、麦冬、阿胶、麻仁、甘草。滋养肝肾。若此时不能转机，能致痉厥死亡。

青蒿鳖甲汤——青蒿、鳖甲、生地、知母、丹皮。能滋阴透泄热邪。

12. 熄风法 肝肾阴亏，风阳妄动。

三甲复脉汤——复脉汤加牡蛎为一甲复脉汤，再加鳖甲为二甲复脉汤，再加龟板为三甲复脉汤。风阳均由阴血亏损引动，故在复脉汤的基础上酌加三甲潜镇。

大定风珠——生地、白芍、麦冬、阿胶、麻仁、甘草、牡蛎、鳖甲、龟板、五味子、鸡子黄。真阴极亏，脉象虚弱，时时欲脱者用之。亦可加人参、龙骨等益气固涩。

关于温病的主要方剂，大致如上，在具体处方用药上，还有不少细节。例如《温病条辨》上指出：中焦温病，攻下后两三天又见可下的证候，如果脉不太沉或沉而无力，只能用增液汤，不可用承气汤；下焦阴伤而温邪尚盛的，不可用大定风珠、加减复脉汤；虚多邪少的，不可用黄连阿胶汤；阴虚有痉厥趋向的，不能用青蒿鳖甲汤。再如成方的加减，也很活泼。银翘散是上焦卫分的疏解方，如果见到发疹，便去豆豉，加生地、丹皮等清血；白虎汤是中焦气分方，见到发斑，就加犀角（水牛角代）、玄参等凉血解毒；其他加减玉女煎和加减复脉汤等，都是心灵手敏，十分细致。这里说明了在温病里能够摸索出一套治疗规律，而这些规律里还有大法和细节，掌握大法固然重要，掌握细节同样也是重要。

五、温病上存在的几个问题

上面系温病的一般治疗规律，提出风温病为纲，用来统驭其他温病，这是本题的第一部分。下面谈第二部分，即关于温病上存在的若干问题的分析。

1. 伤寒与温病的关系 温病是一种疾病，温病学也是一个学派。这学派影响很大，同伤寒派对立起来，前人有过很多争论，到目前还没有完全解决。我认为温病是伤寒的发展，必须把这分歧消除，才能使中医的外感病学在临床应用上大大地提高一步。如何来讨论，主要是从根本上去认识，从实践中去体会。也就是温病和伤寒分歧的根源何在？在临床上有哪些不同？有没有共同之点？这些问题能明确，便会正确地对待学派，从而统一起来。我的看法，伤寒是感受寒邪，温病是感受温邪，发病的原因先不同；伤寒以六经为纲，由表及里，温病以三焦为纲，自上而下，辨证的方法又不同；伤寒用温法，开始辛温，最后回阳，温病用凉法，开始辛凉，最后救阴，治疗的原则也不同。所有这些不同点，实为临床上分歧的根源，也是造成长期争论的根本问题。但是问题并不那么简单。伤寒和温病的原因尽管不同，同样由外邪引起，初期同样是表证，同样用解表法；表邪不解，同样向里传变，同样化热，同样用清热和通便法；而且伤寒同样有伤阴，温病同样有伤阳。从两者发病过程来看，应该承认有区别性，也有共同性。再从辨证来说，伤寒的六经重在表里传变，也分上下；温病的三焦重在上下传变，也分表里。中医的基本理论以脏腑为核心，在表里上下方面均有联系，而且不能离开经络，所以六经和三焦的辨证主要是一纵一横。临床证明，六经中的太阳证为上焦病，阳明、少阳、少阴证为中焦病，少阴、厥阴证为下焦病，内脏的关系也是一致的，附图示意（图4、图5）。

进一步看伤寒和温病的处方用药。比如说，伤寒以辛温解表为主，用麻黄汤，温病以辛凉解表为主，用桑菊饮、银翘散，当然有分歧。但是伤寒也有麻杏石甘汤的辛凉法，是否有了麻杏石甘汤就不需要桑菊、银翘，或者有了新的桑菊、银翘不再需要旧的麻杏石甘呢，我看可以并存。再如伤寒通大便用承气汤的攻下，脾约麻仁丸的润下，温病也用承气汤，并提

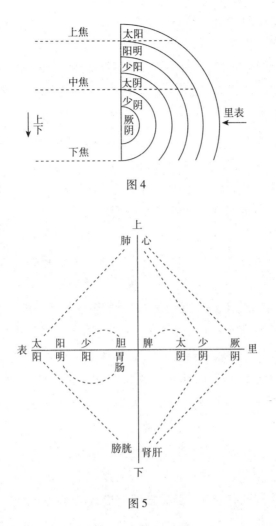

图 4

图 5

出增液汤的养阴润下和增液与承气结合使用的办法；伤寒对神昏谵语和伤
阴证候只用承气攻下泻热，温病则采用了紫雪丹、至宝丹开窍清心，适当
地配合养阴润下。我看这些都不是分歧，而是在前人的基础上进一步发展，
因而提高了临床疗效。温病里引用了很多伤寒方剂，特别在灵活运用方面
如复脉汤的加减。伤寒复脉汤本治心阳不足，心血亦虚，温病里减去参、
桂、姜、枣的扶阳，加入白芍护阴，便成为滋养肝肾的主方。这种善于运
用古方，更说明温病是在伤寒基础上发展的。温病书籍以《温病条辨》较
为完整，其凡例第一条指出"是书仿仲景《伤寒论》作法"，第二条又指出
"是书虽为温病而设，实可羽翼伤寒"，可见温病学者没有和伤寒学者发生
分歧，将伤寒和温病对立起来，完全没有意义的。诚然，伤寒学派和温病

第一章 温病一得

117

学派既经存在，就应当互相尊重，应当尊重温病学派，而且必须清除成见，有责任把它们统一起来，成为完整的中医外感病学。

2. 新感和伏气的问题　　过去不仅温病和伤寒有争论，在温病本身也有新感与伏气的争论，我认为这争论的来由与伤寒仍有密切关系。伏气这一名称，主要是根据《内经》上"冬伤于寒，春必病温"和"藏于精者，春不病温"而来，所以王叔和说："中而即病者，名曰伤寒；不即病者，寒毒藏于肌肤，至春变为温病。"后来对这学说有很多不同意见，如庞安常和朱肱认为"冬时感受寒毒之气，伏而不发，至春遇温气而变，即为温病"。韩祗和进一步认为冬令受寒，至春再感时邪而发病。李东垣、朱丹溪、王海藏等又认为房室劳伤辛苦的人，肾水不足，不能制春木生发之气，所以发为温病。因而王安道指出了伏气发病的病理，有郁热随春阳升发和新邪引动在里郁热两种。他的分析是，有恶风恶寒的为新感引动伏气，没有恶风恶寒的为伏气自内外发。一直到汪石山明确地指出了伏气和新感的界限，他认为伤于冬令寒邪而病发于春季的为伏气温病，感受春令温暖之气而即发的为新感温病。至叶天士所说"温邪上受，首先犯肺，逆传心包"，更具体地指出了新感温病的病因病机。这是新感和伏气两种学说的大概情况。我认为从伏气到新感，是前人对于温病认识的逐渐进展，在目前是否还要新感和伏气并立，是一个问题。主张有伏气的理由，主要是在临床上确实有伏气的证候。现在就从临床出发来谈谈我个人的体会。伏气和新感温病都属于热性病，是古今一致的，不同的地方在于：新感即发，伏气不即发；新感有表证，伏气没有表证；新感自表传里，伏气自里传表；新感变化慢，伏气变化迅速。但是临床上能否根据这些来作为确诊呢？我感到有困难。因为伏气在不即病的期间内没有什么征象，在发病的初期又往往多有表证，在传变的迅速方面，新感也有很快即见化热里证的。另一方面，由于伏气的根源来自"冬伤于寒，春必病温"，故向来均以春温证为伏气所致，治疗上以清内热为主，但风温有桑菊饮、银翘散的辛凉解表，春温也有葱豉桔梗汤的辛凉解表，方名不同而实质相同。至于伏气的部位，前人认为有伏于肌肤的，有伏于肌骨的，也有认为伏于少阴和三焦的，因而以为伏气外出的途径有少阳、阳明、少阴以及血分、阴分之异，但春温里证的治疗又与风温相同，同样根据辨证施治。这里说明了温病运用三焦和卫气营血的辨证方法后，新感和伏气的区别已经失去现实意义。况且无论伏气自发，或由新感引起，或者引用现代语言说成是潜伏期，总之伏藏一个季度而又不确定伏藏的部位，是很难说通的。因此我的初步意见：伏气这名词在目前已无存在的必要，但是应当承认伏气学说在历史上推动了温病的发展，这是一个认识的过程。另一方面，温病属于外感病的范畴，就应该以新感为是，但由于其他内在因素，可能使新感温邪的发病产生特殊的变化。《内经》上指出"藏于精者，春不病温"，这里所说的精是指人身的精气，精气的虚弱便是发病的内因。《广温热论》指出，温病有"四损"和"四不足"，四损是大痨、大欲、大病、久病，四不足是气、血、阴、阳四者有亏。认为四损由于人事，四不足由于天禀；四损是指暂时的，四不足是指平素的。如果在四损和四不足的情况下感受温邪，往往因正虚而邪入愈深，邪深入而传化难出，治法的次序与一般有所不同。王孟英也说过，小儿过于保养，得温病后容易出现内热。我认为这些说法都与伏气的含义有关。临床证明，新感温病的患者，假如内热素重，或阴分素虚的，化热多速，很早即见里证，相近于所谓伏气温病。为此，伏气的名词可废，而伏气的含义以及前人治疗伏气的经验，仍须重视，而且有加以整理总结的必要。

3. 温病名称的调整 温病的名称极为复杂，除温病本身有风温、春温、暑温、秋温、冬温、湿温、温疫、温毒、温疟外，还有伏暑、秋燥等，都列于温病之内。我认为需要调整，也有必要加以解释，只有正名以后才能适当地进行删并。①春温，温为春之气，温病的发生多在春季，《内经》上明白指出"先夏至日为病温"，说明春温是春季的一种时病，但受"冬伤于寒"的影响，多把它当作伏气温病。②风温，即春令的新感温病，叶天士所谓："风温者，春月受风，其气已温"，实际上是正式的春温。因为过去已将春温认作伏气，故在新感方面不能不另立风温的名称来区别。③暑温，即夏季的温病。因暑兼湿热，故暑之偏于热的为暑温，暑之偏于湿的为湿温，与一般温病略有不同。④秋温，即秋季的新感温病。⑤冬温，即冬季的新感温病，常因时气温暖引发。⑥湿温，系温邪挟湿的证候。⑦温疫，系时疫中属于热性者。⑧温毒，系风温证局部出现红肿热痛证候，如"大头瘟"、"蛤蟆瘟"等。⑨温疟，指温邪形成的疟疾。⑩伏暑，指暑温之发于秋季者，实际上即秋温挟湿的证候。⑪秋燥，指秋季燥热的证候，实与温病无关。假如这样解释是正确的，那么我的意见，在解决新感与伏气问题后，春温、风温、暑温、秋温、冬温均可统一起来，湿温、温疫、温毒可以保存，伏暑、秋燥应属暑病、燥病范围，温疟应属疟疾范围。前人认识到这些都属外感热性病，但在分类方法上尚有问题。倘然将伤寒和温病统一起来，再把温病系统化起来，再罗列暑证、秋燥、疫疠等，便是完整的中医外感病学。关于温病系统化问题，《重订广温热论》里首先指出"论温热五种辨法"，接着"论温热本证疗法"、"论温热兼证疗法"和"论温热夹证疗法"。他所说的本证，即单纯的温邪发病及其传变的证候，兼证即兼风、兼湿、兼毒，夹证即夹痰水、夹蓄血、夹脾虚肾虚等。这样写法，既能了解全面，又能分别主次，从学术思想来说，是比较进步的。

4. 病毒问题 外感疾病中有很多属于传染性，因此前人极其重视病毒，有风毒、寒毒、湿毒等名称，在温病里更为突出。不仅理论上如《千金要方》、《外台秘要》等提出了很多温毒、热毒和温病阴阳毒的证治，后来刘河间、朱丹溪等将发斑瘾疹称为温毒发斑和疹毒。不仅方剂里如清瘟败毒饮、普济消毒饮、甘露消毒丹等明确地指出了病毒，即在常用药物里如银花、连翘、黄连、黄芩、犀角（水牛角代）、玄参之类，都说有解毒的作用。如果允许这样说，那么在研究温病的时候，对于病毒也是一个重要的问题。因为假如温病由于某种病毒适用于温暖气候而滋长发病，便是病毒为主因，温邪为诱因，关系到因果颠倒问题。当然，这不是说所有温病都有病毒，正如伤风感冒有因病毒流行传染，也有因冷热气候突变使人体不能适应引起的。我的意思是前人认识到外感病中有病毒存在，可是没有确切的说明，这可能与历史条件有关。今天我们有了条件，值得注意这问题的深入研究了。

小结

综上所述，第一部分里提出了风温为纲，以温邪挟湿的湿温和局部疾患温毒等为次，从而指出了一般性的和特殊性的治疗法则。第二部分提出了伤寒和温病、新感和伏气以及温病名称和病毒等问题，以期进一步整理提高。所有这些，都是我个人的一得之愚，大家已经学习了温病，愿意提作商讨的资料。

论 肝 病

中医治疗肝病的方法甚多，效果也甚好。我想就个人的一些心得体会，理论与临床密切结合，将有关肝病的名词、主证、诊法、治则及常用方、药，分为五个部分，比较全面地谈谈肝病的治疗，以期更踏实地打好基本功。

一、关于肝病名词的含义

前人对于肝病有深入的认识，但在名词方面有很多含义不明，有些本来明确的又为后来所误解。例如生理名词与病理名词混淆，并有作为病名的。病名也不一致，有依据肝脏病变的临床表现的，也有依据病因的，依据病变性质的，或者随着病变的发展而随时改变的。此外，由肝脏病变引起的其他脏腑病证，或由其他脏腑病证牵涉到肝的症状，也往往称为肝病，主次模糊，因果颠倒。我认为在讨论肝病治疗之前，有必要将这些有关肝病名词的概念了解清楚，才能顺利地运用理法来指导临床，做好辨证施治。这也是名正则言顺，名不正则言不顺的意思。

1. 肝虚 病理名词。肝主藏血，一般所说的肝虚多指肝血不足，在临床上肝虚证也以血虚为多见。主要症状为：眩晕、消瘦、脉细、舌质淡，及妇女经少、经淡、经闭等。

从整个肝脏生理来说，以血为体，以气为用，血属阴，气属阳，称为体阴而用阳。故肝虚证有属于血亏而体不充的，也有属于气衰而用不强的，应该包括气、血、阴、阳在内，即肝血虚、肝气虚、肝阴虚、肝阳虚四种。正常的肝气和肝阳是使肝脏升发和条畅的一种能力，故称做"用"。病则气逆阳亢，即一般所谓"肝气"、"肝阳"证；或表现为懈怠、忧郁、胆怯、头痛麻木、四肢不温等，便是肝气虚和肝阳虚的证候。《圣惠方》上说："肝虚则生寒，寒则苦胁下坚胀，寒热，腹满不欲饮食，恓恓情不乐，如人将捕之，视物不明，眼生黑花，口苦，头痛，关节不利，筋脉挛缩，爪甲干枯，喜悲恐，不得太息，诊其脉沉滑者，此皆肝虚之候也。"这里包含肝血和肝气两者俱虚，所以说"肝虚则生寒"，寒即阳不足的意思。这一点对治疗肝病十分重要，如果把肝气和肝阳作为病理名词，都从病理方面去研究而忽视了生理方面的主要作用，并在肝虚证上只重视血虚而不考虑气虚，显然是不全面的。

在生理和病理上如何来区别"肝气"和"肝阳"及"肝血"和"肝阴"？我的体会，肝阳、肝阴是以肝气、肝血作为基础。前人在实践中认识到肝脏气血存在着两种不同的作用，就称为肝阳和肝阴，类似于肾命水火的区分为肾阳和肾阴。所以从肝脏的气血来说，血为体，气为用，从整个肝脏来说，气血是体，阴阳是用。肝阳、肝阴绝对不是在气血以外的一个抽象名词，也不能与肝气、肝血分离。

2. 肝气　生理和病理名词，亦为病名。目前均作病理名词和病名，指肝脏的作用太强及其产生的病证。肝气病的形成，多因精神上经受刺激，肝脏气机不和，出现横逆现象，进一步影响到其他内脏。《类证治裁》所谓"肝木性升散，不受遏郁，郁则经气逆，为嗳，为胀，为呕吐，为暴怒胁痛，为胸满不食，为飧泄，为癥疝，皆肝气横决也"。它的主要症状，为胸胁胀满作痛，少腹胀痛，妇女乳房胀痛等。其中尤以作胀为特征，先因气机阻滞，然后作痛，故肝气病有胀而不痛的，没有痛而不胀的。它的发病，多从本脏本经部位开始，以两胁及少腹最为明显，然后循经扩散，上及胸膺，下及前阴等处；再影响脾胃，出现食呆、嗳噫、呕恶、泄泻等消化不良证，即常说的"木克土"之候。并因气机阻滞，使情志怫逆不畅，引起恼怒、急躁等精神不安现象。

相反地，假如受了精神刺激之后，不出现肝气横逆而出现肝气郁结现象，虽然同样是气分的病，便不称肝气，而称为"肝郁"了。关于肝郁将在下面再说，这里要说明的是，肝郁不舒可以转化为肝气病，但肝气已经横逆，不可能转变为肝郁。同时，肝气犯胃克脾可以用木克土来解释，肝郁也能影响脾胃，系属"木不克土"，不能一例看待。无论肝郁和肝气病，必须注意到肝脏以气为用的生理方面，只有从生理方面来考虑调整肝气的功能，才能避免疏气利气耗散太过而造成肝气的正常功能受到损害。

3. 肝火　病理名词，亦为病名。凡肝脏功能亢进，出现热性及冲逆现象的，概称"肝火"。引起肝火的原因为肝脏蕴热，或由肝气转化，所谓"气有余便是火"，故有时称作"气火偏旺"。由于火性炎上，其症状以头痛昏涨，面热面红，口苦，目赤，耳鸣等最为常见。冲逆无制，并能影响其他内脏，出现更多的病证。所以《类证治裁》上说"木郁则化火，为吞酸胁痛，为狂，为痿，为厥，为痞，为呃噎，为失血，皆肝火冲激也"。很明显，这些病证，有的是肝火直接产生的，有的是其他内脏受肝火影响形成的，虽然病因同是肝火，病位并不相同。

肝火来势急骤，在临床表现都为实证，因而一般治法采取苦寒直折。但另一方面，火能伤阴，营血、津液受其消烁，往往伴见咽干，大便秘结，小溲短赤等。故从肝火的本质和发展来看，也须注意到阴虚的一面，前人泻肝方剂里经常佐入生地、白芍一类，便是为此。

4. 肝热 病理名词。"肝热"和"肝火"的性质相同，但在临床上，肝热多指烦闷、口干、手足发热、小便黄赤等，无冲激上逆现象。因此我的体会，静则为热，动则为火，肝热与肝火的意义不同，在程度上也有差别。引起肝热的原因，有外感温邪传变的，如《内经》上说"肝热病者，小便先黄，腹痛，多卧，身热，热急则狂言及惊，胁满痛，手足躁，不得安卧"。有因外邪伤肝和气郁化热的，当其化热内伏，或有化火倾向而没有冲逆的时候，称为"郁热"，或称"郁火"。也有因肝主藏血，血虚生内热，其特征为午后潮热，手足心灼热汗出。凡肝脏郁热，亦易暗耗营血，所以经久不愈，能变虚证。这种因郁热转变的虚热，和血虚而产生的虚热，由于病机不一样，治法有所出入。

5. 肝阳 生理和病理名词，亦为病名。目前均作病理名词和病名，很少考虑生理方面。其实肝阳这一名称是从生理来的，如前所说，肝脏的功能有阴和阳两种表现，在临床上遇到阳的作用有浮动现象，便称作"肝阳证"。引起肝阳浮动的原因，一为肝热而阳升于上，一为血虚而阳不潜藏。它的主要症状，为头晕微痛，目眩畏光，恶烦喜静，并易惹动胃不和降，泛漾呕恶。但是，肝热引起的肝阳可兼血虚，血虚引起的肝阳亦多见内热，两者不能绝对分开。所以分别来说，前者偏于实，后者属于虚；总的来说，肝阳的性质近于热，基本上是一个虚证。必须说明，前面说过肝阳虚则表现为胆怯、头痛麻木、四末不温等现象，这里又说性质近于热，是不是有矛盾呢？不是，肝阳证是指血虚和内热而阳升，肝阳的本身并不虚，如果肝阳本身虚而发病，它的性质显然不同。所以肝阳证用清滋柔镇，使其潜降；肝阳本身虚的，必须温养以助其生发的能力。《临证指南医案》上指出："凡肝阳有余，必须介类以潜之，柔静以摄之，味取酸收，或佐咸降，

秦伯未——增补谦斋医学讲稿

秦伯未医学全书

务清其营络之热，则升者伏矣。"这种治法，完全符合于肝阳的病理，也说明了它的本质。

6. 肝风 病理名词，亦为病名。肝为风木之脏，血虚则生燥生风，称为"肝风"；因其不同于外来之风，亦称"内风"。风性动摇，它的主要症状多指眩晕欲仆，耳鸣，肢麻，抽搐，亦常引起呕恶、心悸等症。故《内经》上说："诸风掉眩，皆属于肝。"《类证治裁》也说："风依于木，木郁则化风，为眩，为晕，为舌麻，为耳鸣，为痉，为痹，为类中，皆肝风震动也。"又说："肝阳化风，上扰清窍，则巅痛，头晕，目眩，耳鸣，心悸，寤烦。"临床上概称为肝风证。

"肝风"和"肝阳"是两个证候，习惯上又以肝风都由肝阳所化，所谓"肝阳化风"，又叫"厥阳化风"，因而常把"风"和"阳"结合起来。我认为肝阳是血虚内热而阳浮的一种证候；肝风是纯粹一种虚象，不仅肝血虚而且肾阴亦虚，由于阴血极虚而不能濡养空窍和肢体，故出现震动不定现象。虽然与肝阳有共同之处，实际上大有区别。临床证明，肝阳轻者用清热潜镇，重者佐以养肝；肝风则必须填补肝、肾，滋液养阴，虽然也有镇静的治法，用药亦不同于肝阳。为此，我意味着一般所说的风阳，系指肝阳的严重证候，真正的肝风，不能与肝阳混为一谈，主要是无阳可潜，亦无风可熄。

7. 肝寒 病理名词。引起肝寒有两个原因：一为直中寒邪，使肝脏气血凝滞，表现为四肢厥冷，腹痛，指甲青紫，脉象细弦或沉细欲绝，病来急骤。一为肝脏本身阳虚，功能衰弱，表现为懈怠不耐劳，忧郁胆怯，四末不温，脉象沉细而迟，多由逐渐形成。这里所说肝脏本身阳虚，即生理方面的肝阳不足，所以呈现功能衰弱，属于虚寒。治疗虚寒，应在补"体"之中加入温养，不同于受寒的专用辛温通阳。这是治疗的原则，其他内脏都是如此。上面已经反复提出生理上肝阳的重要性，如果把肝阳虚和肝受寒相混，会影响治疗效果。

8. 肝郁 病理名词，亦为病名。指肝脏气血不能条达舒畅。一般以气郁为先导，先由情志郁结，引起气郁，影响血行障碍，成为血郁。在气表现为闷闷不乐，意志消沉，胸胁苦满，饮食呆钝；在血则增胁痛如刺，肌肉消瘦，及妇女月经不调等。肝气郁结与一般肝气证恰恰相反，肝气证是作用太强，疏泄太过，故其性横逆；肝气郁结是作用不及，疏泄无能，故其性消沉。同时，肝气证能犯胃克脾，出现消化不良等证，乃属木旺克土；

124

肝气郁结也能影响中焦，出现痞满等脾胃症状，则系木不疏土。所以肝气和肝郁同样是肝脏的气分病，同样应用理气、调气方法，由于性质的不同，用药就有出入。肝郁证的另一特点，由于情志忧思郁结，气机不舒，久则化热，这种热也郁伏于内，不易发泄，出现急躁忧愤，小便黄赤等，不同于肝火的冲激。热郁于内则耗气烁血，逐渐体力衰退，出现潮热、盗汗、失眠、惊悸、妇女月经涩少等虚劳证候。故综合肝郁证的全部过程，其始在气，继则及血，终乃成痨。也就是说，肝郁初起本在气分，亦非虚证，在逐步发展中，可以影响血分，成为虚证。诚然，在这病程中，肝气郁结也能化为肝气，肝郁生热也能化为肝火；但当肝郁和肝热没有化为肝气和肝火，或者已经化为肝气和肝火，截然是两个阶段，两个证候，不容含混。

至于肝属木，肝郁也称木郁。但在《内经》所说的木郁，属于运气学说，指自然界气候变化的现象，为"五郁"之一。《医贯》所说东方生木，火气附焉，木郁则土郁，土郁则金郁，金郁则水郁，水郁则火郁，是从五行相因的道理，认为治木则诸郁皆愈。又如肝郁以气为主。一般多从气郁考虑，但《丹溪心法》所说气郁则湿郁，湿郁则热郁，热郁则痰郁，痰郁则血郁，血郁则食郁，指一般的病理变化，称为"六郁"。这些"木郁"、"气郁"的名称，使用上各有不同的含义，讨论肝郁证时可以作为参考，不能认为都指肝郁而言。

9. 肝厥 病名。"厥"有三种意义：一为气自下逆上，二为手足逆冷，三为昏仆不省人事。一般所说的肝厥，不止一个证候，但不外这三种现象。如愤怒引起的"气厥"，症见猝然昏倒，牙关紧闭，手足不温，形似中风；肝阳上扰引起的"晕厥"，症见头目晕旋，昏倒不省人事，汗出，面白，肢冷；肝火上冲引起的"薄厥"，症见猝仆面赤，气道不利，喉有痰声，脉象弦劲而数，以及肝肾阴虚、内风引起的"痉厥"，症见神昏、舌蹇、烦躁、手足抽搐、时时欲脱等，临床上概称肝厥。《中国医学大辞典》上解释肝厥为"肝邪张炽而厥"，认为"多因平素阴虚肝旺，易于恼怒，偶有怫意事刺激，辄致手足厥冷，呕吐昏晕，状如癫痫，不省人事，治宜安神、熄风、疏肝、解郁"，将各种肝厥证候混而为一，未免含糊。

10. 肝实 病理名词。凡肝寒、肝热、肝气等不属于虚证者，概称为肝实。如《内经》上说"肝气实则怒"。又说"肝实则两胁下痛引少腹，善怒"。在临床上应将肝实的原因明白指出，不能统而言之。

11. 肝积 病名，系五脏积聚之一，指肝脏体积增大，按之有形。《难经》上说："肝之积名曰肥气，在左胁下，有头足，久不愈，令人咳逆，疟疟，连岁不已。"后来论肝积的都以此作为依据。我认为《难经》里还指出脾积："脾之积名曰痞气，在胃脘，复大如盘，久不愈，令人四肢不收，发黄疸，饮食不为肌肤。"这两条的肝、脾两字应当对调，即肝之积名曰痞气，脾之积名曰肥气。对调以后，不但部位正确，在命名上肝积先由气滞不舒，故称痞气，脾脏肿大可以发展极广，故称肥气，亦较惬当。特别是症状方面，肝脏肿大的患者，一般均有疲劳感，手足沉困，饮食减少，形体消瘦，经久不愈，往往发生黄疸及臌胀等证。而在脾脏肿大，如"疟母"一类，常因疲劳引起寒热。为此，我怀疑经文传写有误，特提出讨论。

12. 肝着 病名。见《金匮要略》："肝着，其人常欲蹈其胸上，先未苦时，但欲饮热，旋覆花汤主之。"这是肝脏气血郁滞，留着不行的证候，故用下气散结、活血通络的治法。但肝症状不明显，不可能诊断为肝病，因而怀疑兼有胁部痞满胀痛现象。也可能先由肝寒气滞，累及其子，致使心阳不振，影响肺气不畅，故初起时得到热饮轻减的，已经转变为非重揉重捶不可。方内用旋覆花、新绛、葱管，主要是从上焦通阳、活血、顺气。这是我初步体会，一并提供讨论。

13. 肝咳、肝胀、肝水、肝痹、肝疟 均病名。这些病名散见于《内经》和《金匮要略》，系咳嗽、胀满、水肿、痹痛、疟疾之兼见肝经症状者。这是前人对于证候用脏腑分类的习惯，在病机上治疗上仍然以主病、主脏为主，不能错认为肝脏疾患。比如咳嗽是肺的病证，见到胁痛或胁肋胀满便称为"肝咳"，主要是治肺止咳，佐以调肝。其他如"肝胀"证系胀满而兼见胁满痛连少腹；"肝水"证系水肿而兼见胁下腹中痛，不便转侧；"肝痹"证痹痛而兼见睡眠惊惕；"肝疟"证系疟疾而兼见色苍、太息等。后来还有痫证兼见面青、唇青，疳积证兼见筋青、脑热等肝证状者，称为"肝痫"、"肝疳"之类，意义相同。

上面举了一些肝病名词，有属于生理的，有属于病理的，也有属于病名的，在病名方面又有主次的不同。我认为治疗肝病，必须分辨，含糊不得。同时，我们有责任来加以整理，统一认识。

二、关于肝病主症和主要诊法的认识

诊断肝病必须认识它的主要症状，同时也有必要抓住诊法中的几个重点。由于内脏的相互关系，临床上遇到的肝病不一定全是肝症状，但必然有一个主症，有时在复杂的症状中就是根据主症做出决定。在诊法方面同样运用四诊、八纲，但是也有它的特点，往往从这特点作为诊断的依据。当然，不从全面内脏研究，把肝脏孤立起来，以为懂得肝病的主症和主要诊法，就能治疗肝病，这是根本错误的。

1. 胁痛　胁痛为肝病常见症状之一，有很多病证都是依据胁痛来诊断为肝病或与肝脏有关。因为肝脉布于胁肋，凡外邪、七情伤肝，气滞瘀凝，都能引起胁痛，故《古今医鉴》上说"胁痛者，厥阴肝经病也"。但是，胁痛并非都是肝病，风寒、痰饮等证均能出现，只在肝病比较多见。肝病出现胁痛，以气郁为主，常因情怀抑郁，或谋虑不决，或性急多怒，使肝气不能条达，络道阻滞。所以在疼痛之前往往先见胀满，时痛时止，逐渐增剧，一般治疗也不越疏肝理气。痛久则影响血分，血随气滞，痛如针刺，或有热灼感，当于理气中佐以活血、清血。一般胁痛多属实证，很少虚证。在营血素亏，或用香燥理气太过，可以由实转虚，其见症为隐隐作痛，悠悠不止，伴见疲劳、头晕、目眩，宜养血和血为主，佐以调气。

肝病胁痛，不论实证和虚证，极易引起脾胃症状，如纳食呆减，厌恶油腻，恶心腹胀，频转矢气等。因为实则木旺克土，虚则木不疏土，均能影响消化功能。在这种情况下，必须照顾脾胃，否则土气愈壅，肝气更不条畅。尤其是见到脾不化湿，湿浊内阻，舌苔厚腻，虽然主症在肝，应以和中化湿为先。

2. 胁胀　胁下满闷不舒，为肝气阻滞的特征，较重的上及胸膈，或下连腹部均胀。一般都属实证，且常为胁痛的前驱症状，所以治疗上亦用疏气法，与胁痛仅是程度上的差别。

3. 少腹痛　少腹属肝经，气滞瘀凝，都能出现疼痛，并且常因胁痛而牵连。《内经》上说："肝病者，两胁下痛引少腹，令人善怒。"由于气滞者多痛而兼胀，瘀血凝滞者拘急绞痛，治疗原则同于胁痛。妇科"痛经"中此症极为多见，一般经前腹痛均为少腹胀痛，甚则牵及胁肋、乳房亦胀痛，治以疏肝为主。

附带提出，少腹的部位，有的认为脐部两旁，有的认为脐下，也有少小不分的，即如《中国医学大辞典》上就是解释少腹为"即小腹"，少腹为"脐以下腹部之称，为膀胱所在，也称小腹"。我以为少腹应属脐部两旁，小腹应属脐下。《内经》上明白指出"眇络和季胁，引少腹而痛胀"；又指出"肝病头目眩，胁支满，三日腰脊少腹痛"。不难理解，这里所说的少腹

第二章　论肝病

都指脐旁腹部，而不是脐下的部位。这与诊断肝病有关，亦应明确。

4. 腹胀 肝病腹胀，亦偏少腹，时轻时剧，在肝气证为多见。如果确诊为肝病而满腹作胀，多兼肠胃症状，有食后胀甚，肠鸣得矢气较松等可辨。

腹部独大，叩之鼕鼕然不实，逐渐积水，腹皮绷急，青筋暴露，按之坚满，属"单腹胀"，亦称"臌胀"。多因情志抑郁，饮酒不节和癖块散大而成，主要是肝脏气血凝滞，传变及脾，气聚水停，故一般均用疏肝健脾法。正因为肝脾气滞湿阻，前人认为忌补，补则气愈壅结；忌温，温则阴液耗伤；忌下，下则促使正气速虚，对后期治疗更为困难。

5. 眩晕 头晕目眩，为肝血不足，肝阳、肝风上扰的主症之一。也有偏重肝热，引起肝阳上扰的，伴有两太阳胀痛。凡治本症，不能离开养血、潜阳、清热，且养血药必须采取柔润，否则反能煽动风阳，必要时还须滋肾育阴。

6. 抽搐 为肝风症状之一。由于阴血极亏，不能濡养筋脉，致手足拘急弛张不宁。初起但见手指蠕动，严重时即成"痉厥"。

7. 口苦 肝热而胆液外泄，常与口干同见。但胆经有热亦能出现，故无肝证者当从胆治。

8. 多怒 性情急躁多怒，不能自制，多见于肝气、肝火证。《内经》所谓"肝在志为怒"，又说"肝气实则怒"。原因是肝喜条达，郁则激，激则横，横则失其和畅，所以肝病善怒；反过来怒亦伤肝，往往互为因果。

9. 梅核气 咽喉并无异样，常觉有物堵塞，吞之不下，吐之不出，亦不妨碍饮食，个别的兼有胸闷气短，名为"梅核气"。多因肝气不舒，影响胃气，气滞痰凝，在不知不觉中形成。宜芳香开郁，肝胃并治。

10. 疝气 肝脉环绕前阴，常因气滞而睾丸胀痛下坠，称为"疝气"。张景岳说"治疝必先治气"，便是指疏利肝气。但有夹寒者阴囊不温；夹热者小便短赤；夹湿者肿重麻木；以及中气不足者，多行多立过劳即发，应予兼顾。

11. 囊缩 为肝脏精气竭绝现象，常与舌卷同见。因肝脉下循阴器，上络舌根，精气绝则经脉收引所致。

12. 黄疸 一般以脾胃湿热和寒湿为主，不属于肝病范围，但在肝病时亦多出现。按《寓意草》上说："胆之热汁满而溢出于外，以渐渗于经络，则身目俱黄，为酒疸之病。"《临证指南医案》上亦说："阳黄之作，湿从火化，瘀热在里，胆热液泄，与胃之浊气共并，上不得越，下不得泄，熏蒸遏郁，侵于肺则身目俱黄，热流膀胱，溺色为之变赤，黄如橘子色。阳主明，治在胃。阴黄之作，湿从寒水，脾阳不能化湿，胆液为湿所阻，渍于脾，浸淫肌肉，溢于肌肤，色如熏黄。阴主晦，治在脾。"这里说明了"黄疸"的形成与胆汁有关。胆与肝为表里，肝脏病变大多影响到胆，在肝病上出现黄疸，亦极自然。

黄疸证都有湿浊中阻，脾胃不运现象，如舌苔厚腻，纳食呆减，呕吐，小便短少，故一般用清化和温化利湿。然有不少成方从肝胆治疗，如谷疸丸用龙胆草、牛胆汁，一清饮用柴胡、川芎、当归，秦艽散用当归、川芎、白芍等一类药物。再如肝脾引起的"臌胀"，严重时亦出现黄疸，黄色不明显，特别是面部黧黑晦滞，不是一般的利湿法所能收效，必须佐用养血和血之品。

13. 弦脉 为肝脏的主脉，须分平脉、病脉和死脉，不是一见弦脉便是肝病，即使是肝病也应分别轻重。"弦"脉的形象主要是劲而有力，特别表现在脉波触指时有尖锐感，如按钢丝，极不柔和。有时与"滑"脉同见，虽大体滑利，而触指时终是尖锐遒劲。如与类似的"紧"脉相比，则紧脉有力而左右弹，如按绳索，没有尖锐现象，这是最大的区别。在肝病严重时期，也能弦、紧二脉同时出现，其特点是寸关尺三部搏动坚硬，直上直下；假使在这现象下重按无力，称为"革"脉；或沉而不浮，称为"牢"脉。

从弦脉来诊断肝病，须注意兼脉，如弦细为肝血虚，弦迟为肝寒，弦数为肝热，以及弦细数为肝虚内热，弦大数为肝火旺盛等。又须注意部位，如左关属肝，一般肝病多见左关脉弦；假若左寸弦滑带数，为肝火引动心火，常见心烦、失眠；右关独弦，为木邪克土，常见腹痛、泄泻。再如肝病引起的腹满胀大，脉两手俱弦，或右盛于左，到昏迷阶段又转为浮大弦紧而数，寸盛于尺，重按无力。

脉弦并非都是肝病，肝病也不尽见弦脉，见到弦脉还须分辨不同证候，这是十分重要的。

14. 舌边红刺青紫 肝脏病变，在察舌方面以两侧最为显著。红为肝热，红刺为肝火，亦有呈青紫色小如针头或成斑状，为内有瘀血，多见于胁胀刺痛等。

15. 舌体硬软缩颤抖 舌体强硬，运动不能自如，或短缩，或萎软，或伸出颤抖和歪斜不正，均见于肝风证。

16. 面青 青为肝之色，在长期慢性肝病患者，前额处隐隐有青气，或现苍黄色，其色大多晦滞。小儿"急惊风"由肝热引起，面部多青色青筋；如系肝旺脾弱的"慢惊风"，则表现为苍白色。

这里所谈的肝病症状和诊法，并不全属肝病，仅比较主要和突出而已。还有很多症状常见于肝病，如头痛、目赤、耳鸣等，但在其他脏病也常出现，不能悉举。

三、关于肝病治法的分析

肝病的治法相当复杂，主要是根据《内经》三个原则性的指示：①"肝欲酸"。②"肝苦急，急食甘以缓之"。③"肝欲散，急食辛以散之，用辛补之，酸泻之"。

这里所说的酸、甘和辛是指药物的味，酸和苦是指肝脏的性质。比如肝血宜藏宜润养，肝气宜舒宜条畅，如果遇到内外因素刺激而发生病变的时候，即用酸收、甘缓和辛散等方法来调整和恢复其正常功能。因此，这里所说的补泻，不能用一般的"虚则补之，实则泻之"来解释。意思是用得其当，有利于肝脏本能的便是补；反之，用不得当，不利于肝脏本能的便是泻。泻补的方法不同，它的目的只有一个，使内脏失调的功能恢复正常。故甘酸本来能补肝，在当用散的时候用之，也是有害的，所以既说"肝欲酸"，又说"酸泻之"；既说"以辛散之"，又说"以辛补之"。总的精神是从肝脏的生理出发，认为调整肝脏生理功能是治疗肝病的关键。后来《难经》上说的"损其肝者缓其中"，《金匮要略》上说"肝之病，补用酸，助用焦苦，益用甘味之药调之"，则着重在肝病的虚实，并增添了苦味的作用。

我认为把这些原则性的治法联系起来，可以定出四个治疗肝病的基本法则，即：①补肝用酸味。②缓肝用甘味。③疏肝用辛味。④清肝用苦味（与《金匮要略》用意不同）。

在这基础上，由于药性包括气、味和升降、浮沉，经过配伍之后，便产生不同的作用，如甘酸化阴、辛甘化阳、苦寒泻火、甘寒生津等。再由于内脏的生克关系，除直接治肝外，还有间接治疗，如滋肾养肝、佐金平木等。这些治法在临床上显得相当复杂，但在前人不断实践中曾经总结经验，摸索出一套规律。例如李冠仙订为十法：①辛散。②酸敛。③甘缓。

④心为肝之子，实则泻其子。⑤肾为肝之母，虚则补其母。⑥肺为气之主，肝气上逆，清金降肺以平之。⑦肝气上逆，必挟胆火而来，平其胆火，则肝气亦随之而平。⑧肝阳太旺，养阴以潜之，不应，则用介类以潜之。⑨肝病先实脾。⑩肝有实火，轻则有左金丸，重则龙胆泻肝汤。这十法对于肝病的治疗，大体齐备。

王旭高根据肝病的肝气、肝风、肝火三方面的证候，提出更多更具体的治法，对临床有一定的指导意义。他在肝气方面分为侮脾、乘胃、冲心、犯肺及挟寒、挟痰、本虚标实。定出八个治法：①疏肝理气法：肝气自郁于本经，两胁气胀作痛者，用香附、郁金、苏梗、青皮、橘叶之属，兼寒加吴萸，兼热加丹皮、山栀，兼痰加半夏、茯苓。②疏肝通络法：理气不应，营气痹窒，络脉瘀阻，宜兼通血络，用旋覆花、新绛、归须、桃仁、泽兰。③柔肝法：肝气胀甚，疏之更甚者，用当归、杞子、柏子仁、牛膝，兼热加天冬、生地，兼寒加苁蓉、肉桂。④缓肝法：肝气盛而中气虚者，用炙草、白芍、大枣、橘饼、淮小麦。⑤培土泄木法：肝气乘脾，脘腹胀痛，用六君子汤加吴萸、白芍、木香。⑥泄肝和胃法：肝气乘胃，脘痛呕酸，用二陈汤加左金丸或白蔻仁、金铃子。⑦泄肝法：肝气上冲于心，热厥心痛，用金铃子、延胡索、吴萸、黄连，兼寒去黄连，加川椒、肉桂，寒热兼有者仍入黄连，或再加白芍。⑧抑肝法：肝气上冲于肺，猝得胁痛，暴上气而喘者，用吴萸汁炒桑枝、苏梗、杏仁、橘红。

在肝风方面，认为上巅顶者阳亢居多、旁走四肢者血虚为多，又内风多从火出，所谓气有余便是火。定出了五个治法：①熄风和阳法：即凉肝法。肝风初起，头目昏眩，用羚羊、丹皮、甘菊、钩藤、决明、白蒺藜。②熄风潜阳法：即滋肝法。和阳不效者，用牡蛎、生地、女贞、玄参、白芍、菊花、阿胶。③培土宁风法：即缓肝法。肝风上逆，中虚纳少，宜滋阳明，泄厥阴，用人参、甘草、麦冬、白芍、菊花、玉竹。④养肝法：肝风走于四肢，经络牵掣或麻者，用生地、归身、杞子、牛膝、天麻、首乌、胡麻。⑤暖肝法：虚风头眩重，不知食味者，用白术附子汤。此非治肝，实为补中。

肝火方面，认为肝火燔灼，游行于三焦，一身上下内外皆能为病，如目红、颧赤、痉厥、狂躁、淋闭、疮疡、善饥、烦渴、呕吐、不寐、上下血溢皆是。定出了十个治法：①清肝法：用羚羊、丹皮、山栀、黄芩、竹叶、连翘、夏枯草。②泻肝法：用龙胆泻肝汤、泻青丸、当归龙荟丸之类。

③清金制木法：肝火上炎，清之不已者，用沙参、麦冬、石斛、枇杷叶、天冬、玉竹、决明。④泻子法：肝火实者兼泻心，用黄连、甘草。⑤补母法：水亏而肝火盛，清之不应，当益肾水，用六味丸、大补阴丸之类。⑥化肝法：郁怒伤肝、气逆动火、烦热胁痛、胀满动血等证，用青皮、陈皮、丹皮、山栀、白芍、泽泻、贝母。⑦温肝法：肝寒呕酸上气者，用肉桂、吴萸、川椒，兼中虚胃寒者加人参、干姜。⑧平肝法：用金铃子、蒺藜、钩藤、橘叶。⑨散肝法：用逍遥散。⑩搜肝法：先有内风而后召外风，亦有外风引动内风，肝风门中每多夹杂，用天麻、羌活、独活、薄荷、蔓荆子、防风、荆芥、僵蚕、蝉衣、白附子。

此外，还提出了不论肝气、肝风、肝火，都可适当使用的七个治法：①补肝法：用首乌、菟丝子、杞子、枣仁、芝麻、沙苑子。②敛肝法：用乌梅、白芍、木瓜。③镇肝法：用石决明、牡蛎、龙骨、龙齿、代赭石、磁石。④补肝阴法：用生地、白芍、乌梅。⑤补肝阳法：用肉桂、川椒、苁蓉。⑥补肝血法：用当归、续断、牛膝、川芎。⑦补肝气法：用天麻、白术、菊花、生姜、细辛、杜仲、羊肝。

以上是王旭高关于肝气、肝风和肝火的治法，实际上包括了肝病的全部治法。这经过实际经验分析归纳，在临床上具有实用价值，必须加以重视。为了进一步更好地掌握用来指导临床，我想提出几个纲领来进行研究。首先，考虑肝病本身的虚、实、寒、热，如肝血不足、肝气、肝火冲逆和肝受寒邪等，这是肝病最常见的也是最重要的病因病机，所以对这些病证的治法，都是肝病的基本治法。其次，考虑病证的变化发展及其兼证，如肝血虚、肝热均能引动肝阳，肝气横逆能犯胃克脾，这些肝阳和脾胃证虽然有主因，但已经出现就应有兼顾治法。再次，考虑肝脏和其他内脏的关系，如水能生木、缓中可以补肝等，这在针对治肝之外，能够获得更多的更灵活的治法。总的来说，通过这三方面的考虑，对复杂的肝病不难分辨主次，治疗上也不难采用标本、先后、缓急和隔一、隔二等方法。比如就王旭高所提出的治法来说，补肝血、补肝气、补肝阴、补肝阳等，都是肝虚治法；平肝、散肝、疏肝理气、疏肝通络等，都是肝实治法；温肝是肝寒治法；清肝、泻肝是肝热治法；泄肝、抑肝、培土泄木、培土宁风等，都是兼证治法；泻子、补母、暖土、清金制木等，都是生克治法。

我还认为这些治法都是根据证候而来，但有不少名称不同而实际相同，也有在定名上不够明确的，为了更紧密地联系到处方用药，有必要把它重新整理，兹将初步意见提供商榷。

1. 补肝、养肝、滋肝 肝主藏血，虚则宜用滋润补养，故曰补、曰养、曰滋。三者的目的相同，均为肝血不足的治法。

2. 柔肝、缓肝、和肝 肝为刚脏，其性苦急，常表现为肝气上逆，肝火冲激。刚宜柔以制之，急宜甘以缓之，使其和畅，故曰柔、曰缓、曰和。但用这些治法，大多肝气、肝火不盛，而根本上由于血虚，含有调养的意义。

3. 敛肝 血虚阳不潜藏，化风上扰，当在滋养中佐以酸收，使阴充则阳自敛，风自熄，故曰敛。一般用于肝阳、肝风严重证候，所用补药亦偏于滋腻厚味。

4. 镇肝 亦用于肝阳、肝风，以潜阳熄风为目的，因有镇静意义，故曰镇。但一般多用于肝热引动的风阳，与敛肝有差别。

5. 搜肝 用于肝病之外风与内风混杂，窜走空窍经络者，利用搜逐的能力祛邪，故曰搜。主要是外风深入久恋，若单纯的内风就不宜用。

6. 舒肝、散肝、化肝 凡肝脏气血郁结阻滞，郁则宜舒，结则宜散，阻滞则宜化，以遂其条达之性，故曰舒、曰散、曰化。常用于虚实相兼，气血同病的证候，尤其偏重于虚证和血分方面。

7. 平肝、泄肝、疏肝 用于肝气横逆，胀满痞闷，使其平降疏泄，故曰平、曰泄、曰疏。

8. 抑肝 亦用于肝气，因有冲逆现象，急需加以抑制，故曰抑。

9. 清肝、凉肝 肝热内郁，肝火内扰，均宜凉剂清之，故曰清、曰凉。

10. 泻肝 肝火上扰，须在清肝的基础上进一步用苦寒直折以泻之，故曰泻。

11. 温肝 寒邪伤肝，当用温剂辛散，肝脏本身阳气不足，宜以温养助长生气升发，概称曰温，意义不同。

这些治法的名称，一般说来都从肝脏本身病变来决定。在病变中所呈现的现象如肝气、肝火、肝阳、肝风等亦须重点治疗，因而还有另外的名称。如：

1. 疏气、理气、调气、舒气 肝气宜疏畅条达，不论横逆和郁结，均应调理功能使其舒畅，故曰疏、曰理、曰调、曰舒。与平肝、泄肝、疏肝的意义相同。

2. 清热、清火 轻者为热，重而炎上者为火，包括虚热和虚火，均宜

133

寒凉清之，故曰清。与清肝、凉肝的意义相同。

3. 降火、泻火　肝火炎上无制，宜降下或泻下以直折其势，故曰降、曰泻，皆属实证。与泻肝的意义相同。

4. 潜阳　肝阳上扰，多因血虚、血热引起，治宜使之潜藏，故曰潜。与镇肝的意义相同。

5. 熄风　肝风比肝阳为重，治宜平熄镇静，故曰熄。与镇肝、敛肝的意义相同。

6. 搜风　内风和外风窜入空窍经络，必须搜而去之，故曰搜。与搜肝的意义相同。

这些治法的意义，与前面所说的基本上相同。主要是前者从肝脏本身出发，这里以病变的临床表现为主，有着标本上的差别。但在处方时惯常结合使用，例如平肝理气法、清肝降火法、柔镇潜阳法、敛肝熄风法等。我以为这样结合，并不等于重复，而且更能具体地反映了病理机制，但意义必须弄清。

四、关于肝病常用方剂的运用

常用的肝病方剂，从大体上说，以养血、和血、理气、降火为最多。由于病因、病机及其变化的复杂，随证加减，很少单纯的，又经加减之后另立方名，很难一一列举。但是根据治疗方针而立方，有其主因、主症可以探讨。也就是研究肝病方剂，主要通过前人的处方用药经验，在临床上灵活运用，达到使用成方而不为成方所束缚。现在选录几个常用方来说明一些问题。

四物汤（《和剂局方》）

【组成】　熟地　白芍　当归　川芎

【方解】　这是补血、和血的通用方，不限于肝病。因为肝主藏血，比较多用，成为补肝的主方。本方的配合，熟地、白芍是血中的血药，当归、川芎是血中的气药，阴阳动静相配，故能补血，又能和血。假如只用地、芍便守而不走，只用归、芎便走而不守，芎归汤又名"佛手散"，主治通经祛瘀，便是一个明显的例子。所以一般肝病上养血、和血，多去滋腻的熟地和偏于辛窜的川芎，专取归、芍二味。前人用四物汤加减治疗肝病的方剂甚多，如《医宗金鉴》治肝阴不足，眩晕欲仆的"补肝汤"，即原方加麦冬、枣仁、木瓜、甘草；又治肝胆火盛，挟有风热的"柴胡清肝饮"，即原方加黄芩、连翘、山栀、牛蒡、防风、天花粉、甘草。

滋水清肝散（《医宗己任篇》）

【组成】熟地　山萸　山药　丹皮　茯苓　泽泻　柴胡　白芍　山栀　枣仁

【方解】本方系"六味地黄汤"加味，宜于肾阴不充，肝血虚燥，兼伴低热起伏，胁内气滞，呕吐酸水等气火内郁证候，故在滋肾以养肝的基础上，加白芍、柴胡、山栀以护肝阴、疏肝气、清肝火。肝虚则胆怯，影响睡眠，或多惊悸，故又加枣仁安神。六味地黄汤本为滋肾方，因肝为肾子，虚则补母，故在肝虚证经常引用。

羚羊钩藤汤（《通俗伤寒论》）

【组成】羚羊角　钩藤　生地　白芍　桑叶　川贝母　菊花　茯神　甘草　竹茹

【方解】本方原为邪热传入厥阴，神昏搐搦而设。因热极伤阴，风动痰生，心神不安，筋脉拘急，故用羚羊、钩藤、桑叶、菊花凉肝熄风为主，佐以生地、白芍、甘草甘酸化阴，滋液缓急，川贝、竹茹、茯神化痰通络，清心安神。由于肝病中肝热风阳上逆，与此病机一致，故亦常用于肝阳重证，并可酌加石决明等潜镇。

大定风珠（《温病条辨》）

【组成】白芍　阿胶　龟板　生地　麻仁　炙草　五味子　牡蛎　鳖甲　麦冬　鸡子黄

【方解】本方主治温热之邪消烁真阴，神倦瘛疭，脉弱舌绛，时有虚脱的现象，故用大队滋阴药，佐以介类潜阳镇定。在肝病中遇到肝肾阴血极虚，内风煽动不息，如眩晕不能张目，耳鸣，筋惕肉瞤，心慌泛漾，亦常用此加减。凡风阳上扰，肝阴多虚，且有水不涵木现象，故常用白芍、生地治本，结合熄风潜阳。但肝阳宜于凉镇，肝风必须填补，将本方和羚羊钩藤汤对比，可以看到用药的浅深程度。

珍珠母丸（《本事方》）

【组成】珍珠母　熟地　人参　当归　柏子仁　犀角（水牛角代）　沉

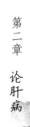

香　龙齿　枣仁　茯神（蜜丸，朱砂为衣）

【方解】本方主治肝血不足，风阳内动，头晕目花，睡眠不安，状如惊悸，脉象细弱。用参、归、熟地培养肝肾本元，珍珠母重镇潜阳，佐以养心安神之品。按本方以珍珠母为名，说明重点在于潜镇。原注"珍珠母大于常珠，形状不一"，又说："未钻珍珠也，三分，研如粉同服"。可知这里用的珍珠母即珍珠粉，兼能滋阴，不是现在一般所用的珍珠母。

桑麻丸（《胡僧方》）

【组成】桑叶　黑芝麻　白蜜　（为丸）

【方解】芝麻养血，桑叶清热，方极平淡。但补肝益肾，凉血祛风，用于一般肝阳头痛眩晕，有滋下清上的功能，效果良好。大便偏燥者，兼有润肠的作用。

小柴胡汤（《伤寒论》）

【组成】柴胡　黄芩　人参　半夏　生姜　炙草　大枣

【方解】本方主治伤寒之邪传入少阳，寒热往来，胸胁苦满，心烦喜呕，口苦咽干，脉弦等证。本来不是肝病方，因肝病中亦有寒热往来等症出现，故常引用，但必须懂得本方的意义及加减法。小柴胡汤的组成，主要是以扶正达邪为目的，由于外邪传入少阳，仍宜从外而解，故以柴胡透少阳之邪，黄芩清少阳之热，又因出现里证，佐以半夏、生姜和胃，人参、甘草、大枣培中，说明病在气分而不在血分。在加减方面，如胸中烦热而不呕者，热渐化燥，去半夏、人参，加瓜蒌实以生津；腹中痛者，胃阳受困，去黄芩，加白芍以制木；胁下痞硬者，肝气横逆，去大枣，加牡蛎以咸软。诸如此类，说明了肝病使用本方，应当分别在气在血，有热无热，和脾胃的属虚属实。假如在气、有热、脾胃虚者，较为合适；相反，在血、无热、脾胃实者，即不宜用。

四逆散（《伤寒论》）

【组成】柴胡　芍药　枳实　炙草

【方解】本方主治传经热邪，阳气内郁的四肢厥逆证，故取四逆为名。由于柴胡与枳实同用，能升清降浊；白芍与枳实同用，能流畅气滞；白芍与甘草同用，又能缓急止痛。总的功能，疏肝理脾，调气去滞，故亦常用于肝病。后来柴胡疏肝散等均从此化出。我认为一般肝病，与其用小柴胡汤，不如用四逆散，既能针对疏肝，又无壅滞的流弊。方内加当归、陈皮，可治肝郁胃气不和，胁痛者再加青皮，虽与逍遥散相似，而实际有所区别。因为逍遥散于归、芍、柴胡之外用白术、茯苓、甘草，目的在于补肝健脾，今去白术、茯苓而用枳实、陈皮，作用在于和胃，意义大不相同。

柴胡疏肝散（《景岳全书》）

【组成】柴胡　白芍　川芎　枳壳　香附　炙草　陈皮

【方解】本方即四逆散加川芎、香附、陈皮和血理气，治疗胁痛，寒热往来，专以疏肝为目的。疏肝的方法，以调气为主，但不宜行气太过，且必须顾及肝体，不可一派理气。方内用柴胡、枳壳、香附、陈皮理气为主，白芍、川芎和血为佐，再用甘草以缓之，系疏肝的正法，可谓善于运用古方。

解肝煎（《景岳全书》）

【组成】白芍　苏叶　半夏　陈皮　砂仁　厚朴　茯苓

【方解】本方名为解肝，实际上除白芍养肝，苏叶兼能芳香舒气外，均属化湿行滞，调理脾胃之品，适用于土壅木郁的证候。因脾胃湿阻气滞，影响肝气条达，必须着重中焦治本，故方中不用柴胡疏肝而用苏叶，取其能舒肝郁，亦能和脾胃，脾胃健运则肝气自畅。所以这里解肝的意义是在于解肝之围，而不是直接治肝。临床上遇到肝病引起的食呆、腹胀等脾胃症状比较严重的，应先用此方和中。

化肝煎（《景岳全书》）

【组成】白芍　青皮　陈皮　丹皮　山栀　川贝　泽泻

【方解】本方重在治肝，用白芍护肝阴，青、陈皮疏肝气，丹、栀清肝火，宜于肝脏气火内郁的胸胁满痛，或气火上逆犯肺的咳吐痰血等证。因气火能使痰湿阻滞，故加川贝、泽泻，川贝兼有解郁作用。

越鞠丸（《丹溪心法》）

【组成】苍术　香附　川芎　山栀　神曲

【方解】本方系一般行气解郁的主方，不是肝气的主方。方内用苍术解湿郁，香附解气郁，川芎解血郁，山栀解火郁，神曲解食郁，并因气行湿去，痰亦不化自解，故药仅五种，总治六郁之病。六郁之病，多由气滞为先，然后湿、食、痰、火、血相因而郁，但并非一郁而六者皆郁；又六郁的出现各有轻重，不能同样看待；故用药应分主次，对本方亦当加减，如：气郁偏重加木香，湿郁偏重加茯苓，血郁偏重加红花，火郁偏重加青黛，食郁偏重加砂仁，又痰多可加半夏，挟寒可加吴萸等。凡研究和使用成方，须从前人的理论和实践去认识它。朱丹溪对于本方明白指出，诸气膹郁，皆属于肺，又认为郁病多在中焦，脾胃失其升降，如果误为解郁便是舒肝气，先失其本意了。

逍遥散（《和剂局方》）

【组成】柴胡　当归　白芍　白术　茯苓　炙草　煨姜　薄荷

【方解】木方主治肝郁血虚，寒热往来，头痛，胁痛，食少，妇科月经不调，脉象虚弦。但不是单纯舒肝，并有健脾作用，故方内用归、芍养肝，柴胡疏肝，以遂其条达之性，白术、茯苓、甘草培中，使脾土不受木制，用薄荷、煨姜各少许同煎，亦取其有协助舒郁和中的能力。后人于肝郁火旺者加丹皮、山栀，为"加味逍遥散"，血虚甚者加生地或熟地，为"黑逍遥散"，其治疗方向仍属一致。由于逍遥散疏肝健脾同治，一般均从木旺克土来解释。我的看法，木旺克土是肝强脾弱，逍遥散的主治是肝脾两虚，木不疏土，肝既不能疏泄条畅，脾又不能健运生化，因而形成郁象。所以养肝舒气，补脾和中，从根本上做到"木郁达之"。如果肝旺而用归、芍、柴胡，势必助长气火；脾受克制再用术、草、茯苓，也会更使壅滞。必须明辨虚实，才能理解本证的寒热往来不同于少阳证，头痛胁胀不同于肝气横逆，饮食呆减也不同于胃家实满，从而不可简单地把它当作疏肝主方。

丹参饮（《医学金针》）

【组成】丹参　檀香　砂仁

【方解】本方原治气瘀郁结的心胃痛，我用于胁痛入络，影响肠胃之证，效果亦佳。取其丹参和血，檀香调气，砂仁和中，痛剧者可酌入郁金、乳香。

一贯煎（《柳州医话》）

【组成】北沙参　麦冬　归身　生地　杞子　金铃子

【方解】治疗肝气不难，难于肝阴不足而肝气横逆，因为理气疏肝药大多香燥伤阴，存在着基本上的矛盾。本方在滋肝润燥药内稍佐金铃子，使肝体得养，肝用能舒，对肝虚气滞引起的胸胁满痛，吞酸口苦，以及疝气瘕聚等证，可得到缓解，可以说是法外之法。《柳州医话》中还指出加减法，如：大便秘结加蒌仁；虚热多汗加地骨皮；痰多加贝母；舌红而干加石斛；腹痛加白芍、甘草；胁痛作胀，按之坚硬加鳖甲等。

龙胆泻肝汤（《和剂局方》）

【组成】龙胆草　黄芩　山栀　泽泻　木通　车前子　当归　柴胡　生地　甘草

【方解】本方以龙胆为君，配合黄芩、山栀泻肝胆实火，木通、车前、泽泻清热利湿，用生地、当归防其火盛伤阴，再用甘草和中解毒，柴胡引经疏气，总的功能是苦寒直折，泻肝火而清利下焦湿热。故治胁痛、口苦、目赤、耳聋等肝火上逆，亦治小便淋沥、阴肿、阴痒等湿热下注之证。

当归龙荟丸（《宣明论方》）

【组成】当归　龙胆草　芦荟　黄连　黄柏　大黄　黄芩　山栀　青黛　木香　麝香

【方解】本方泻肝经实火，在黄连解毒汤的基础上加大黄、芦荟，苦寒泻火之力超过龙胆泻肝汤，且能通利大便。并用青黛、木香、麝香清营解毒，理气搜风，对于肝火冲激引起的神志不灵，发狂谵语，惊悸抽搐等证，尤有专长。

泻青丸（《小儿药证直诀》）

【组成】当归　龙胆草　山栀　大黄　川芎　羌活　防风

【方解】本方主治肝火烦躁不寐，易惊多怒，目赤肿痛等证。方内用龙胆、山栀、大黄苦寒泄热，当归、川芎、羌活、防风养血搜风，兼能发越郁火。按泻青丸和龙胆泻肝汤、当归龙荟丸三方同用于肝火实证，同为苦寒直折法，而泻火之力以当归龙荟为最强，龙胆泻肝次之，泻青较弱。三方的特异是，龙胆泻肝兼利小便，当归龙荟能通大便，泻青具有搜风散火而无通利二便的作用。

当归四逆汤（《伤寒论》）

【组成】当归　桂枝　白芍　细辛　炙草　通草　大枣

【方解】本方主治厥阴伤寒，手足逆冷，脉细欲绝，系温肝祛寒，养血通脉之剂。如有久寒者可加吴萸、生姜，名为当归四逆加吴茱萸生姜汤。一般对肝脏受寒，或体用俱虚，惯常用此加减，成为温肝的主方。肝病中用温法，不论逐寒和回阳，不用附子、干姜，而用桂枝、细辛、吴萸、川椒，尤其虚证多用肉桂，因其入肝走血分，能助长生气。陈平伯曾对本方提出疑问："仲景治四逆每用姜、附，今本方中并无温中助阳之品，即遇内有久寒，但加吴萸、生姜，不用干姜、附子，何也？"我认为极有见识。但解释为"厥阴肝脏，藏营血而应木，胆火内寄，风火同源，苟非寒邪内患，一阳之生气欲绝者，不得用辛热之品，以扰动风火"，则认识不足。

暖肝煎（《景岳全书》）

【组成】当归　枸杞子　小茴香　肉桂　乌药　沉香　茯苓

【方解】本方以温肝为主，兼有行气、散寒、利湿作用，主治小腹疼痛和疝气等证。它的组成，以当归、杞子温补肝脏，肉桂、茴香温经散寒，乌药、沉香温通理气，茯苓利湿通阳。凡肝寒气滞，症状偏在下焦者，均可用此加减。

乌梅丸（《伤寒论》）

【组成】乌梅　当归　桂枝　细辛　蜀椒　干姜　附子　人参　黄连　黄柏

【方解】本方治肝脏正气虚弱而寒热错杂之证，用人参、当归补气血，细辛、干姜、附子、桂枝、蜀椒温寒通血脉，黄连、黄柏清火，再以乌梅味酸入肝为君，使药力集中于一经。能治久病腹痛、呕吐、下痢、蛔厥等证，但性质毕竟偏温，以寒重者为宜。

青蒿鳖甲汤（《温病条辨》）

【组成】青蒿　鳖甲　生地　知母　丹皮

【方解】本方原治温病邪伏阴分，亦用于肝虚潮热。因鳖甲入肝滋阴，丹皮凉肝，青蒿清透少阳之热，佐以生地、知母养阴退蒸，对肝虚形成的潮热，恰恰符合。这种潮热多发于午后，伴见神疲汗出，形体消瘦，脉来细弱而数等。

鳖甲煎丸（《金匮要略》）

【组成】鳖甲　乌扇　黄芩　柴胡　鼠妇　干姜　大黄　芍药　桂枝

紫葳　石韦　厚朴　丹皮　瞿麦　葶苈子　半夏　人参　土鳖虫　阿胶　蜂窝　赤硝　蜣螂　桃仁

【方解】本方原治疟母，以鳖甲为君，能软坚散结，入肝搜邪，后来亦用于肝积痞块。方内多利气消水、行血破瘀之药，目的在于消散结滞，虽有人参、阿胶补气养血，不能抵御克伐之力。故患者服后往往有疲乏感觉，虚人忌用，体力较强者亦不宜久用。

左金丸（《丹溪心法》）

【组成】黄连　吴萸

【方解】本方主治肝火胁痛，吞酸嘈杂，口苦舌红，脉象弦数。由于黄连入心，吴萸入肝，黄连的用量六倍于吴萸，故方解多作实则泻其子，并以吴萸为反佐药。我认为肝火证很少用温药反佐，黄连和吴萸归经不同，也很难这样解释。从效果研究，以吞酸嘈杂最为明显，其主要作用应在于胃。黄连本能苦降和胃，吴萸亦散胃气郁结，类似泻心汤的辛苦合用。故吞酸而兼有痰湿黏涎的，酌加吴萸用量，效果更捷。

良附丸（《良方集用》）

【组成】高良姜　香附

【方解】本方治肝胃气痛之偏于寒者有效。这两药的效能，良姜长于温胃散寒，香附长于疏肝行气。一般用量大多相等，取其互相协助。但因寒而得者，良姜可倍于香附；因气而得者，香附可倍于良姜。

金铃子散（《圣惠方》）

【组成】金铃子　延胡索

【方解】本方主治肝气肝火郁滞，胁痛，少腹胀痛。方仅两药，用量相等，而以金铃子为名，说明以疏肝气、泄肝火为主。金铃子只能走气分，并且偏于苦寒，配合延胡辛温活血，亦能行气止痛。

四磨饮（《济生方》）

【组成】沉香　乌药　槟榔　人参

【方解】本方主治肝气横逆，上犯肺脏，旁及脾胃，引起上气喘息，胸懑不食，甚至气噎昏厥。用沉香为主，槟榔、乌药从而导之，降气行气，力量专一。用人参者，恐诸药耗散正气，若去人参，加木香、枳壳，即

"五磨饮子"，就成为单纯的调气方了。

白术芍药散（《刘草窗方》）

【组成】白术　白芍　陈皮　防风

【方解】本方亦称"痛泻要方"，主治肝旺脾弱的腹泻，泻时腹痛肠鸣。因为肝旺脾弱，故用白芍敛肝，白术健脾；又因消化不良，腹内多胀气，故佐以陈皮理气和中，并利用防风理肝舒脾，能散气滞。肝旺脾弱的腹泻，多系腹内先胀，继而作痛，泻下不多，泻后舒畅，反复发作，脉多弦细，右盛于左，表现为木乘土位。如见舌质红绛，苔黄干腻，口渴烦闷，头胀恼怒，小便短赤，泻后肛门灼热，可酌加藿香、黄连、葛根、绿梅花。

温胆汤（《千金方》）

【组成】陈皮　半夏　茯苓　枳实　炙草　竹茹

【方解】本方以和胃、化痰、清热为目的，亦非肝病方。因胆附于肝，其性温而主升发之气。肝气郁滞，则胆气不舒，从而不能疏土，出现胸闷，呕恶等胃症状。胃气愈逆则胆气愈郁，用和降胃气治标，间接使胆气舒展，肝气亦得缓和。所以本方称为温胆，是根据胆的性质，以期达到升发的作用，与温脾、温肾等的温字，意义完全不同。

上面举了些肝病上常用的方剂，有的是肝病方，有的不是肝病方，肝病方里也有不少是通治方加减的，说明了治疗肝病的方剂相当广泛，主要是根据病因病机和症状善于选择运用，假如认为治疗肝病必须选择肝病方剂，或者认为这一肝病方剂就是治疗这一肝病，会使治疗肝病的道路十分狭窄。为此，掌握了这些方剂，必须理解它如何灵活运用，才能出入变化。《医醇賸义》里有不少肝病处方，配伍严密，值得探讨。例如：

抑木和中汤

【症状】肝气太强，脾胃受制，中脘不舒，饮食减少，脉左关甚弦，右部略沉细。

【组成】当归　青皮　白蒺藜　广郁金　陈皮　苍白术　厚朴　木香　砂仁　茯苓　佛手　檀香

滋生青阳汤

【症状】肝风，头目眩晕，肢节摇颤，如登云雾，如坐舟中。

【组成】生地　白芍　麦冬　石斛　菊花　桑叶　丹皮　石决明　磁石
天麻　薄荷　柴胡

茱萸附桂汤

【症状】寒邪直中肝经，胁下及腹中绞痛，下利，手足厥冷，指甲
皆青。

【组成】吴萸　附子　肉桂　当归　白芍　白术　乌药　木香　姜　枣

涵木养营汤

【症状】肝受燥热，血分枯槁，筋缩爪枯。

【组成】生熟地　人参　麦冬　五味子　当归　白芍　枣仁　秦艽　木
瓜　桑枝　枣

加味丹栀汤

【症状】肝胆火盛，胁痛，耳聋，口苦，筋痿，阴痛，或淋浊溺血。

【组成】丹皮　山栀　生地　当归　赤芍　龙胆草　夏枯草　木通　车
前　柴胡　灯心草

解郁合欢汤

【症状】所欲不遂，郁极火生，心烦虑乱、身热而躁。

【组成】合欢花　郁金　当归　沉香　白芍　丹参　山栀　柏子仁　茯
神　柴胡　薄荷　枣

归桂化逆汤

【症状】血虚，肝气郁结成膈。

【组成】当归　白芍　肉桂　青皮　白蒺藜　郁金　合欢花　玫瑰花
茯苓　木香　牛膝　降香　枣

丹青饮

【症状】肝火犯肺，咳嗽痰少，胁痛，易怒，头眩。

【组成】代赭石　青黛　拌麦冬　沙参　石斛　贝母　杏仁　旋覆花
橘红　潼白蒺藜　菊花　桑叶

青阳汤

【症状】肝寒气滞，胁下胀满，痛引小腹。

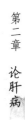

【组成】青陈皮　柴胡　白蒺藜　郁金　延胡索　乌药　木香　炮姜
花椒子

扶阳归化汤

【症状】臌胀，腹起青筋，木旺土败。

【组成】党参　茯苓　白术　厚朴　木香　砂仁　附子　当归　青陈皮
白蒺藜　木瓜　牛膝　车前　姜

羚羊角汤

【症状】肝热引动肝阳上升，头痛如劈，筋脉掣起，痛连目珠。

【组成】羚羊角　龟板　生地　白芍　丹皮　菊花　夏枯草　石决明
蝉衣　薄荷　枣

养血胜风汤

【症状】肝血虚头痛，自觉头脑俱空，目眊而眩。

【组成】生地　当归　白芍　川芎　桑叶　枣仁　枸杞子　五味子　柏
子仁　黑芝麻　枣

调营敛肝饮

【症状】肝血虚，气逆胃脘胀痛。

【组成】归身　白芍　阿胶　枸杞子　五味子　川芎　枣仁　茯苓　陈
皮　木香　姜　枣

这些处方，都是临床实践中来的，可以看到如何对于主证的治疗，如
何结合兼证治疗，如何联系到其他内脏，如何使用成方来加减，在临床上
有很大启发。必须补充，处方的组成是一回事，疗效与用量也有密切关系。
这些方剂里，滋补肝肾的药用量较重；潜镇药亦重；调气、和血、清热、
降火只是一般用量；柴胡、薄荷用来宣散郁火，多不超过 3g。

五、关于肝病常用药的分类

前人对于肝病常用药物，曾经作过分类，如《本草纲目》上"脏腑虚
实标本用药式"提出了七十多种肝病药，分为补血、补气、行血、行气、
镇惊、搜风、泻火和补母、泻子等；《本草分经审治》里提出了更多的肝经
药，分为补、和、攻、散、寒、热六类。但是这里所说的肝病和肝经药并

不等于特效药，并且由于药性及效能的复杂性，也应用于其他内脏。然而不是说肝脏病没有主药，主要是掌握了这些药物之后，需要根据病因病机和具体症状来使用。我以为研究肝病药物，可以考虑在前人的药物分类基础上，分为补肝、和肝、疏肝、清肝、温肝、镇肝六类，作为治疗不同肝病的基本药物。分述如下：

1. 补肝类 补肝药包括养肝、滋肝、柔肝，主要是补养肝血。肝虚用补血法不难，应当注意的是，不影响脾胃运化，勿同辛温香窜的活血药含混。常用药有当归身、白芍、熟地、制首乌、阿胶、潼沙苑、枸杞子、羊肝等。

当归身：即当归的中段。当归，用身补血，用头止血，用尾行血，全用活血。在补血剂内多用归身，辛香苦温而带甘润，入心、肝、脾三经，为补肝血的主药，亦为一切血虚证的常用药。因气味偏于阳性，常与和阴敛阳的白芍配合，取其调济。

白芍：芍药有赤、白两种，白芍苦平微寒，入脾、肺、肝三经，为养肝阴的主药。处方上配合面比较广，补肝血常与归身同用，疏肝气常与青皮、柴胡同用。主要是肝血不足须赖柔润滋养，疏肝理气的药大多香燥耗散肝阴，用以防护。又常用于腹痛虚证，因白芍本入脾经，有缓中作用，如因肝木克土引起者，肝气既收，痛自消失。

熟地：甘微苦微温，入心、肝、肾三经，以补肾壮水为主。因滋肾所以养肝，故在滋补肝血方内惯常使用。一般补肝方先用首乌，进一步再用熟地。《本草求真》上说："熟地、首乌，虽俱补阴，一为峻补先天真阴之药，一系调补后天营血之需。"

制首乌：苦涩微温，入肝、肾两经，为调养肝血的主药。其特点是补阴而不寒，亦能补阳而不燥不热，性质中和。但有碍胃、滑肠的流弊，并不宜与桂、附辛热药同用，如用桂、附温药，当以熟地为宜。生者力薄，不及制熟地填补善守。鲜者能凉血下泄，宜于风疹、风秘等证。

阿胶：即驴皮胶，甘平，入肺、肝、肾三经滋养肝血，兼有止血作用，胶类品种甚多，均属血肉有情之品，其中阿胶最为平和，不像鹿角胶的偏于温肾而通督脉，龟板胶的偏于潜阳而走任脉，鳖甲胶的偏于滋阴而清劳热，霞天胶的偏于补脾而温养中气。但黏腻难于消化，脾胃薄弱者忌之，或以蛤粉炒成珠用，减少黏性，称为"阿胶珠"，止血亦可用蒲黄炒。

沙苑子：即沙苑蒺藜，因产潼关者最佳，处方亦称潼沙苑。甘温补血，入肾、肝两经。可与熄风的白蒺藜同用，处方作"潼白蒺藜"。

枸杞子：甘平，入肺、肝、肾三经。多用于肝肾阴虚，亦能微助阳气，其力胜于潼沙苑，用以协助熟地最佳。内热者不宜用，在平补剂内可与女贞子配合。

羊肝：苦寒，入肝经。养肝清热，常用于肝风虚热引起的目赤热痛，内障视物模糊。用时多入丸剂，或单独煮食。

2. 和肝类 和肝药包括活血如当归、川芎、赤芍、丹参、鸡血藤、月季花，进一步即为行血祛瘀，如红花、桃仁、泽兰、茺蔚子、蓬莪术等。活血、行血药里有气味辛温，含有升散走窜性质的，本草书上称为血中气药，对肝阴不足、肝阳易动的患者必须慎用，用不得当，往往引起头目昏晕和口鼻出血。祛瘀药除癥瘕、妇科经阻外亦少使用，用亦宜慎。在肝病上所说的瘀滞，一般指血行障碍不利，不等于蓄血停留，故主要是和血活血。

当归：一般所用当归均指全当归，长于活血调经。处方上常因配合而异其作用，如同白芍则和血，同赤芍或川芎则活血行血。此外，也与黄芪、人参以及大黄等配合，达到生血、摄血、祛除瘀积的目的。前人称当归对血虚能补，血枯能润，血滞能通，血乱能抚，主要在于配合得当。从其本质来说，毕竟辛散温通，气虚火盛者忌用。梢名"当归尾"，专用于祛瘀。须名"当归须"，长于和络止痛。

川芎：味辛气温香烈，入肝经，兼人心包、胆经。上升巅顶，下行血海，旁达肌肤。凡风郁气滞而致血闭血痹者，用之最宜；在血虚、血燥、肝火、肝阳等证，必须禁忌。不可因为四物汤和川芎茶调散用之，而误作补血和头痛的要药。

赤芍：赤芍和白芍同入肝经血分，白芍的功能以敛阴养营为主，赤芍则活血中兼有清血散瘀作用，宜于肝火偏旺的证候。血虚火旺者亦可赤白同用。

丹参：苦微寒，入心、肝两经。活血行血，能调整血液运行。《大明》、《日华》等本草称其祛瘀生新，含有以通为补的意义。肝病中多用于久胁痛及癥瘕初期。

鸡血藤：和血中善于活络通经。取汁熬膏，名为"鸡血藤胶"，其力尤胜。《云南志》称其大补气血，最宜于老人妇女。

月季花：甘温，能舒气活血，常用于妇科，以通经为目的。

红花：辛温，入肝经。为行血要药，能通经、止痛、散肿，宜于瘀滞及经脉不利等证。一般常用者多为"草红花"，亦称"杜红花"，另有"西藏红花"，效力尤强。但走而不守，如以疏通和血为目的，用量不宜过多。朱丹溪说"多用则破瘀，少用则养血"，有其宝贵的经验。

桃仁：苦平微甘，入肝、脾两经。行血祛瘀，兼能润燥。主治癥瘕蓄血、大肠血秘及妇女经闭外，常伴理气药用于胸胁络痛有效。

泽兰：苦辛微温，入肝、脾两经。行血祛瘀，常用于妇人经闭。《本草经疏》曾谓："主大腹水肿，身面四肢浮肿，骨节中水气。"故《本草求真》称之为"入脾行水，入肝治血之味"。凡因肝脏气血郁滞，影响脾不健运，水湿不化者，用此能兼顾。并可与补气和血药同用，消中有补，不致耗损真元。

茺蔚子：即益母草子。活血行血之力，胜于益母草，一般作为调经要药，亦能除水气。

蓬莪术：简称莪术，苦辛温，入肝经。破瘀消坚，常与三棱配合，用于癥瘕。

3. 理气类 理气药包括舒肝、疏肝、平肝，以调气解郁为目的。如郁金、香橼、白蒺藜、金铃子、橘叶、玫瑰花、柴胡、青皮、香附、延胡索、沉香、三棱、木贼草、橘核、荔枝核等。肝病中理气药较为多用，但大多香燥耗散，能消损阴血，引起内热，必须根据不同程度，选用适当药物，适可而止。否则虽能取快一时，反遗后患。

郁金：辛苦寒，入心、肝、胃三经。常用于肝病气滞，胸胁懑闷胀痛。亦为气中血药，理气之外有散瘀作用，故气血郁结，用之最宜。一般用"广郁金"，另有"川郁金"，祛瘀之力较强。

香橼：味辛酸，疏泄肝胃气滞，治胸胁胃脘胀闷作痛，略同青皮而力弱。

白蒺藜：即"刺蒺藜"。辛苦微寒，疏肝熄风，善治头目诸疾，亦散肝经风热。

金铃子：即川楝子。苦寒有小毒，能疏肝脏气火郁结，亦泻膀胱湿热。前人或谓入心与小肠，或谓入肺、脾、胃诸经，从未涉及肝经；在主治方面多云杀虫，治心腹疝气诸痛，亦不明言肝病。只有《本草分经审治》列入肝寒中，并谓"泻肝火"；《中国医学大辞典》指出"入肝、心包、小肠、膀胱四经"，认为"泄肝邪，治肝气痛，肝气胀，为泻法泄热之良品，肝经腹痛及疝痛要药"。临床证明,金铃子用治肝气、肝火内郁引起之少腹胀痛,疝痛,小便短赤,及胁痛之自觉痛处内热者,效果良好。肠胃虚寒者当忌,能引起大便不实。

橘叶:苦平,入肝经,兼入胃经,治胁痛及妇女乳房胀痛。

玫瑰花:甘温微苦,气香,入肝、脾两经,舒肝和血,治肝胃气痛,对郁证调养甚佳。

柴胡:苦微寒,入胆经,具有升散作用。用于肝病,以疏气、解郁、散火为主,必须与肝经血分药配合。前人逍遥散、柴胡疏肝散,方内均用当归、白芍之类,可以理解。《本草从新》上提到"宣畅气血,散结调经",以为"人第知柴胡能发表,而不知柴胡最能和里"。我认为柴胡毕竟是表药、气分药、胆经药,其能走里、走血分、走肝经,全赖他药协助。前人用柴胡,主要是根据具体病情,善于配合,并掌握适当的剂量。至于柴胡虽然升散,因气味俱薄,未必有伤阴劫液的严重危害;然遇肝阴不足,肝气肝火上逆,如头胀、耳鸣、眩晕、呕逆、胁痛等证,大量使用柴胡,能使症状加剧,引起出血,慎之。又柴胡常与青皮、香附等疏肝药相提并论,它的区别是,柴胡善于升散,宜于气机郁滞,如果肝气已经横逆,则以青皮、香附等疏利为是。

青皮:辛苦温,入肝、胃两经。疏肝气,治胁痛、腹胀最效。兼胃气不舒者,与陈皮同用,简称"青陈皮"。

香附:辛微甘苦,入肝兼入肺、三焦两经,一般均认为肝病理气要药。但亦理三焦之气,不限于肝气;能和血分,不限于气分。并有香窜流弊,对虚弱证应防其散气耗血。

延胡索:辛温,入肝兼入心经。能行血中气滞,气中血滞。在肝病多用于腹痛,常与金铃子配合。

沉香:辛微温,以降气为主。《本草求真》指出:"同丁香、肉桂治胃虚呃逆,同紫苏、豆蔻治胃冷呕吐,同茯苓、人参治心神不足,同川椒、肉桂治命门火衰,同苁蓉、麻仁治大肠虚秘。"在肝病上则多用于七情怫郁,气逆气厥,常取四磨饮、沉香化滞丸等加减。"伽楠香"又称"奇楠香",为沉香的一种,其力尤胜。又有"沉香曲",用沉香、木香、藿香、檀香、降香、郁金、豆蔻、砂仁、枳壳、青皮、陈皮、乌药、厚朴、防风、羌活、桔梗、前胡、葛根、柴胡、白芷、谷芽、麦芽、甘草等合成,能舒肝和胃,疏表化滞。

三棱：苦平，行气止痛，功近香附而力峻，体弱者慎用。处方常与莪术配合，治疗癥瘕积聚。因三棱入肝经气分，莪术入肝经血分，取其散气破瘀，更为全面。

木贼草：甘微苦，入肝、胆两经。疏风活血，升散郁火，为治疗目赤、目翳的要药。

橘核：苦平，入肝经。多用于疝气胀痛。

荔枝核：甘温涩，入肝经。疏肝胃气，兼散寒湿。一般用于男子疝气，其实治男女脘腹痛的效果亦好。"荔枝肉"甘平，补血生津，亦能散无形滞气，肝虚证取干者常食，胜于"桂圆"。

4. 清肝类 清肝药，轻者清肝热，如丹皮、黄芩、焦山栀、夏枯草、青蒿、青黛、牛黄、青葙子、密蒙花；重者泻肝火，亦称泻肝，如龙胆草、芦荟等。清肝药特别是泻肝药，大多苦寒伤胃，脾胃薄弱者慎用。

丹皮：辛寒，入心、肝两经。为清肝脏血热的主药，亦为止血要药。止血药多敛涩，丹皮兼能辛散，无凝滞留瘀之弊。

黄芩：苦平，清肺、胃、大肠之热，亦清胆火。胆为一阳，处于厥阴之中，故亦常用于肝热证。《本草疏证》上说："气分热结者与柴胡为耦，血分热结者与芍药为耦，以柴胡能开气分之结，不能清气分之热，芍药能开血分之结，不能清血分之热。"具体地指出了黄芩在肝热病的用法。

焦山栀：苦寒，清三焦火，治邪热心烦懊憹。用于肝病，清气分多与黄芩、青蒿配合，清血分多与丹皮配合。

夏枯草：苦辛寒，入肝、胆两经。清郁热，通结气。由于肝脏血燥、气火郁结引起的性情急躁，失眠多梦，烦热汗出，目赤珠痛，因而影响肝经，出现颈项瘰疬等症，均有疗效。凡郁火不宜寒凉直折，夏枯草含有辛散作用，又不同于柴胡的升散，最为适合。

青蒿：苦寒气香，入肝、胆两经。清虚热、郁热。苦寒药多与脾胃不利，只有青蒿芳香悦脾，不犯中和之气。

青黛：咸寒，入肝经。凉肝散热，兼能解毒，治肝火冲逆吐衄，胜于用一般苦寒直折。肝热久郁，舌绛唇红，用一般养阴清热不除者，用青黛最佳。

牛黄：苦平，有小毒。肝热生风，风火相搏，引起癫狂痫痉等证，宜用牛黄清解。这类证候的出现，多与心火和痰热有关，牛黄兼入心经，亦能消痰。

青葙子：苦微寒，入肝经，用于风火目赤。

密蒙花：甘平微寒，入肝经。用于目赤多泪，以肝虚有热而不属于风火者为宜。

龙胆草：苦涩大寒，泻肝胆实火，清下焦湿热。一般用于肝火证时，多依龙胆泻肝汤加减。

芦荟：苦寒，入肝、心包两经。泻肝清热，兼能通大便。也有单作通便用的，如"更衣丸"是。

5. 温肝类 温肝药有肉桂、淫羊藿、艾叶、小茴香、木瓜等。这类药物除散肝脏寒气外，还能增强肝用之不足，即补肝脏之阳。补肝阳的方法，必须在养血中佐以温药生发，不能单用温热药。

肉桂：甘辛大热，入肾、肝、命门三经。温下焦的药，大多桂、附并称，因其同具回阳退阴的作用。但附子偏于阳气，肉桂独入血分，故附子的功能为扶元阳，消阴翳，治寒厥，肉桂则能通血脉，散营卫中风寒，治阴盛失血及妇女经闭等。《本草求真》上指出，肉桂治血脉不通，有鼓舞血气之能，不同于附子只固真阳。故气血不和，欲其流畅，不宜用附子，只在峻补血气之内，加肉桂以为佐使，如十全大补汤、人参养营汤之类。因此，温肝散寒，和血通脉，当以肉桂为主。肉桂品类较多，"偓桂"、"蒙自桂"和"越南桂"等紫润甘芳，少辛燥气者为佳。

淫羊藿：即"仙灵脾"，辛甘温。温养肝肾而不燥，肝脏体用俱虚者最宜。

艾叶：辛苦微温，入脾、肝、肾三经。肝病用艾，侧重在妇科，利用其温子宫，散寒湿。一般调经止腹痛与香附同用，治崩漏及胎前产后下血与阿胶同用。

小茴香：茴香有大小两种，入药多用小茴香。辛散膀胱、肠胃冷气，在肝病治寒凝气滞疝气。

木瓜：酸温，入肝、脾两经。肝主筋，用于转筋、下肢无力等症，有郁热及小便短赤者忌之。

6. 镇肝类 镇肝即潜阳，如菊花、钩藤、天麻、桑叶、牡蛎、珍珠母、石决明，进一步为熄风，如龟板、鳖甲、玳瑁、羚羊角、淡菜等。肝虚风阳上扰，多偏于热，故药带凉性，亦称为凉肝药。同时多由阴血不足引起或因内热而导致阴虚，又常与补血滋阴药结合。另有搜风药，一般亦称熄风，如全蝎、蜈蚣等，作用不同。

菊花：苦平，入心、肝、脾、肺、胆、胃、大小肠诸经。在肝病方面，主要用于清头目，如头痛、头胀、头晕和目眩、目赤等证。菊花的品种较多，以杭产的花小色黄者为正，色白者味较甘缓，产滁州者亦白色，其味先苦后甘，气尤清芳，因有"杭菊花"、"黄菊花"、"白菊花"、"甘菊花"、"滁菊花"等处方用名。

钩藤：甘微寒，入心、肝两经。清火定风，治肝热眩晕、惊搐。气味微薄，病重者不能胜任。

天麻：辛平，入肝经。镇定内动之风，宜于血虚眩晕。前人谓能疏风化痰，宣通脉络，治中风瘫痪，亦属内风而非外风。

桑叶：苦甘寒，入肺、胃、大肠三经。疏风清热，本为外感表证药，亦能清肝胆郁热，明目，除头脑胀痛。

牡蛎：咸平微寒，入肾、肝、胆三经。生用潜镇，煅用固涩。肝病上多用生牡蛎，治疗肝阳头晕。因其咸能软坚，亦用于瘰疬、胁下痞硬，须以柴胡为引。牡蛎肉名"蛎黄"，甘温滋补，血虚肝阳易动者，取以佐餐，甚佳。

龟板：甘平咸寒。养阴潜阳，用于肝风证。熬胶名"龟板胶"，其力尤胜。

鳖甲：咸平，入肝经，兼入脾、肺两经。滋阴、潜阳、退骨蒸，亦治癥瘕、疟母。鳖甲常与牡蛎、龟板同用。《温病条辨》对温邪传入下焦，损伤肝肾阴血，有三甲复脉汤，初用生牡蛎，次加生鳖甲，最后再入生龟板，指出了使用的次序。用此熬成"鳖甲胶"，滋补之力较强。

玳瑁：甘寒。前人均作清热解毒药，认为效用"同于犀角"。但临床上用治血虚头晕，效果良好，说明有潜阳熄风的作用。

羚羊角：咸寒，入肝经，兼入肺、心两经。熄风清热，镇肝之力胜于他药。《本草纲目》上说："肝主木，开窍于目，其发病也目暗障翳，而羚羊角能平之；肝主风，在合为筋，其发病也小儿惊痫，妇人子痫，大人中风抽搐及筋脉挛急，历节掣痛，而羚角能舒之；魂者肝之神也，发病则惊骇不宁，狂越僻谬，而羚角能安之；血者肝之藏也，发病则瘀滞下注，疝痛毒痢，疮肿瘰疬，产后血气，而羚角能散之；相火寄于肝胆，在气为怒，病则烦懑气逆，噎塞不通，寒热及伤寒伏热，而羚角能降之。"综合种种功效，多以清镇为主。

珍珠母：甘咸寒，清肝火，治头眩、耳鸣，及因心肝火旺引起的神志病证，与石决明之但入肝经不同。

石决明：咸平，入肝经。肝热生风引起的目眩、目赤等，用之最效。因与牡蛎、珍珠母性质效能相近，处方上有时三者同用，但应防止叠床架屋之嫌。

淡菜：甘温，治肝虚羸瘦眩晕，能滋阴潜阳，叶天士治肝风证屡用之，并有"淡菜胶"的名称。《日华本草》谓"多食令人头目闷暗"，在临床未曾发现这种现象。

全蝎：甘辛平有毒，入肝搜风，治目呆、头摇、手足抽掣，与一般所说熄风不同。处方多用"蝎尾"，因其力都在尾梢的缘故。

蜈蚣：辛温有毒，搜逐肝脏风邪，与全蝎效能相近。

上面提出的肝病常用药 64 种，不是全面的，尤其是还有好多药不入肝经，而在肝病上常用，这里多没有提到。研究药物，必须了解其本能，也须了解其配合后的作用；必须了解其主治，也须了解其不良反应。比如柴胡，既要了解单味的功能，也要了解与白芍、黄芩等配合后的作用；既要了解其特长，也要了解其升散有害的一面。如果忽略了柴胡的本性和作用，单从小柴胡汤和逍遥散等来评价柴胡，显然是不正确的；或者只重视柴胡能疏肝，而不考虑多用常用能劫阴，也是不恰当的。这不仅对肝病药应当如此，对其他药物都应当如此。

小结

话讲完了，可能讲得太啰唆，特别是没有把一个病一个病的治法方剂提出来，不能满足大家的要求。我的主要目的是，说明治疗肝病不是几个常用方剂所能解决，并且不能固执于肝病方剂，进一步必须从理论掌握辨证施治的方法。为了说明这些问题，不能不从根本上将肝病的理法方药综述一遍，将其中的大法细目交代清楚，其实，一个病一个病的治法已经包括在内了。这样谈是不是偏重理论，好高骛远呢？不是的。因为要对治疗肝病有较全面的认识和掌握较全面的法则，必须具有比较完整的肝病的基本理论。事实告诉我们，有些人只想在临床上获得几个肝病方剂，这不仅是刻板的，有限制的，而且不可能对疑难复杂的病证进行独立思考。比如治疗胁痛只会用逍遥散，用的时候也原封不动，不会从具体情况加减，收不到效果便束手无策了。假使能从理论结合临床，那就像叶天士治胁痛，运用了辛温通络、甘缓理虚、温柔通补、辛泄宣瘀等方法，处方用药也自然细致灵活了。从近代治疗肝病来说，叶天士是有他的一手，而且摸索出了一套治疗规律。华岫云曾将肝风、肝火、郁证和木乘土等做出总结，详见《临证指南医案》，可以参考。当然，其他医书也要阅读，俾促使更深入地广阔地进行肝病的治疗。

第三章 感冒论治

今天谈一个小题目——感冒。一般以为感冒是常见的轻浅的外感疾病，没有讨论的必要，即使讨论也没有什么了不起的问题。然而问题恰恰产生在这里，如果允许说，作为一个大夫不能做好感冒的辨证施治，甚至只用几种成药应付，或者是不能掌握感冒的一般治疗规律，而偏偏能治温病、伤寒等复杂的病证，都是很难想象的。同学们通过五年的系统学习，刻苦钻研，当然比一般的水平要高，但是正因为水平高，对于这些所谓常见的轻浅的疾病，更要特别注意。

感冒的病因病机和症状等，《中医内科学讲义》上说得很清楚，不再重复。现在重点谈谈辨证施治，也就是如何将书本知识在临床上正确地运用。

感冒的主要病因是风邪，祛风当用辛散。由于四时的气候不同，风邪的侵袭往往挟有不同的时气，一般以风温和风寒为多见，在辛散中又分辛凉和辛温，这是治疗感冒的基本法则。在这基础上，遇到挟暑、挟燥、挟湿的，结合清暑、润燥、化湿；遇到患者内热素重或痰湿素多的，也可结合清热或化痰。

感冒的主要病变部位在于肺，故用辛散治疗的目的在于宣肺。肺主皮毛，开窍于鼻，职司治节。凡是感冒出现寒热头痛，鼻塞流涕，喉痒咳嗽，都是通过肺来治疗。当然，兼见胁痛的也用疏肝，兼见食呆恶心的也用和胃，总之是以宣肺为主，从宣肺结合其他方面。

感冒的发生和发展，同人体正气的强弱，及卫气的调节失常有关，故多因寒温不适和疲劳等引起，尤其是体虚的人容易感受，感受后往往纠缠不解。但是在这种内、外因相引发病的情况下，不能认为"邪之所凑，其气必虚"，把因果颠倒。因为感冒毕竟是外感新病，应以祛邪为先，只是不能看作轻浅的外感病而忽视内在因素。

理解了这些问题，对于感冒的治疗已经骊珠在握，可先温习一下感冒的常用方剂。

一、常用方剂

1. 辛温发散方

葱豉汤（《肘后方》）：豆豉　葱白

杏苏散（《温病条辨》）：紫苏　杏仁　前胡　桔梗　枳壳　半夏　陈皮　茯苓　甘草　姜　枣

香苏饮（《局方》）：紫苏　香附　陈皮　葱白　生姜　甘草

荆防败毒散（《摄生众妙方》）：荆芥　防风　羌活　独活　柴胡　前胡　桔梗　枳壳　川芎　茯苓　甘草

以上是辛温发散方。葱豉汤通阳发汗，温而不燥，通用于寒邪伤表。杏苏散宜于咳嗽痰多。香苏饮宜于胸闷气滞。荆防败毒散宜于风寒较重，伴见四肢酸痛等证。

2. 辛凉发散方

桑菊饮（《温病条辨》）：桑叶　菊花　薄荷　桔梗　杏仁　连翘　芦根　甘草

银翘散（《温病条辨》）：银花　连翘　豆豉　荆芥　薄荷　牛蒡　桔梗　竹叶　芦根　甘草

以上是辛凉发散方。二方同样疏风清热，宣肺止咳。银翘散重在发汗清热，兼有解毒作用。

3. 辛平发散方

三拗汤（《局方》）：麻黄　杏仁　甘草

这是辛平发散方。一般因麻黄性温，亦列于辛温解表剂。我认为麻黄虽然偏温，其性轻扬，为肺经专药。但本方用杏仁泄肺利气而不用桂枝，不同于麻黄汤的辛温发汗，且加入石膏即麻杏石甘汤，成为辛凉宣泄。说明本方的发散，重点在于宣肺止咳，一经结合不同气味的药物，便能改变其性质。我对一般感冒咳嗽，取其简单有效，临床上常作为基本方，根据具体症状加味。

4. 感冒兼证方

桑杏汤（《温病条辨》）：桑叶　杏仁　象贝　豆豉　山栀皮　沙参　梨皮

新加香薷饮（《温病条辨》）：香薷　厚朴　扁豆　银花　连翘

藿香正气散（《局方》）：藿香　紫苏　桔梗　厚朴　白芷　白术　陈皮

半夏曲　茯苓　大腹皮　生姜　红枣

以上是感冒兼证方。桑杏汤治风邪兼燥，新加香薷饮治风邪兼暑，藿香正气散治风寒兼湿。其中新加香薷饮因暑多挟湿，故用厚朴，如果只属暑热，可改六一散。藿香正气散主要化肠胃湿浊，亦有解毒作用。

5. 体虚感冒方

桂枝汤（《伤寒论》）：桂枝　白芍　甘草　生姜　红枣

参苏饮（《医垒元戎》）：人参　紫苏　葛根　前胡　桔梗　枳壳　半夏陈皮　茯苓　木香　甘草

玉屏风散（《得效方》）：黄芪　白术　防风

以上是体虚感冒方。桂枝汤调和营卫，加强体力以使其出汗；参苏饮在一般祛寒止咳内加入扶正补气；玉屏风散则益气以托邪外出。三者的作用不同。

6. 方剂药物分析

治疗感冒的方剂并不多，但在这些方剂里已看到同样治疗感冒，要求不一样；另一方面也可看到在疏散的原则上，目的还是一致的。再从这些方剂的药物来分析：

疏表散邪：豆豉　紫苏　荆芥　防风　麻黄　桂枝　葛根　羌活　独活　香薷　薄荷　桑叶　菊花　葱白　生姜

宣肺化痰：麻黄　桔梗　牛蒡　杏仁　象贝　前胡　半夏　陈皮

清热解毒：银花　连翘　山栀　竹叶　生甘草

生津润燥：沙参　芦根　梨皮

化湿理气：厚朴　藿香　白芷　茯苓　大腹皮　陈皮　枳壳　木香　香附

补气和中：黄芪　人参　白术　扁豆　红枣　炙甘草

治疗感冒的方剂和药物当然还有，但掌握这些方药已经足够应用。问题在于有些方剂的组成比较简单，有些比较复杂，有些药物的作用比较单纯，有些也比较复杂，如何来适当地加减使用，我认为主要还是掌握几个基本用药法则，因此再进一步具体说明如下。

二、用药法则

1. 疏表　感冒均由外邪引起，就必须疏表。然外邪的侵袭有轻重，性质也有不同，必须加以区别。大概初起微觉恶风形寒，头胀鼻塞，偏寒偏热不明显，用防风、薄荷等轻泄，兼有低热者加荆芥、桑叶使其微汗，风热和秋燥相同。感受风寒较重，形寒头痛亦较剧者，不论已经发热或未发热，均宜辛温发汗，或用紫苏、防风，或用豆豉、葱白或用麻黄、桂枝，在夏季惯常用香薷。若是暑热挟风，仍宜轻泄法内加入佩兰、藿香。疏表虽为感冒的重要治法，一般只用一二味，并不多用。柴胡、葛根、独活等，非在特殊情况下也少使用。

2. 清热　感冒用清热药，多在辛凉解表剂内用来治疗风热之邪，或是风寒感冒已有发热，用以帮助缓解。常用者为连翘、银花、山栀、黄芩，用时亦只选择一二味；在夏令又惯用青蒿、六一散之类。所以清热法在感冒上不是主要的，如果离开了疏散，单用银花、连翘等为主，是不恰当的。至于风热和秋燥感冒用瓜蒌皮、芦根等，虽然也有清热作用，目的在于生津润燥。

3. 宣肺　肺主皮毛而司卫气，疏表药不离肺经。这里所说的宣肺，系指宣畅肺气来治疗喉痒、咳嗽、痰多等肺脏症状。正因为疏表必须通过肺经，宣肺也能协助解表，用时应取得联系。一般治喉痒用蝉衣、胖大海轻扬宣散，咳嗽用麻黄、牛蒡、前胡、桔梗、苦杏仁、象贝母、橘红等宣化风痰，湿重者用半夏温化。必须注意，感冒咳嗽忌用止咳，愈止则邪愈不透，咳愈不宁，故枇杷叶等常用咳嗽药不用于感冒初起，热痰、燥痰用川贝母、甜杏仁，亦常与象贝母、苦杏仁同用。

4. 兼治　用疏表、宣肺，适当地结合清热，是感冒的基本治法。很明显，大多成方就是这样组成的。但在感冒上出现的其他症状，也应适当照顾，即也有了解用药的必要。如：鼻塞流涕用苍耳子、辛夷；头胀疼痛用菊花、蔓荆子；四肢酸疼用羌活、桑枝；咽喉红痛用山豆根、马勃；大便秘结用蒌皮、枳实；胸脘痞闷用郁金、香附，或用桔梗、枳壳的升降调气等等。

治疗任何一个病，首先抓住病因病机，通过病因病机来消除主证，其他兼证亦随之而解。这也就是说治疗一个病应从全面考虑。如果不从根本治疗，见一证用一药，便会造成杂乱现象。尽管在基本治法上根据具体症状应当照顾，没有限制也没有什么冲突，难免有叠床架屋之嫌。感冒，正如一般所说是常见的轻浅的外感疾病，我认为也应当有全面的认识，才能在治疗上作全面的考虑。

上面谈的是感冒的一般治法，下面再举几个病例来补充说明一些问题。

三、病案举析

案1 幼，3岁半。感冒发热4日未退（38.5℃），日夜作咳，咳声不爽，饮食二便正常。曾用西药链霉素、金霉素，并服过中药3剂，最后一张药方是桑叶、菊花、荆芥、防风、银花、连翘、桔梗、甘草、杏仁、象贝、半夏、陈皮以及紫菀、大青叶、芦根等。我按脉象滑数，舌苔薄腻。询知发热无汗外，检查咽喉、胸腹，均无病征。显属风寒外袭，郁于上焦，肺气不能宣透，即拟三拗汤加味。处方：炙麻黄3g，牛蒡6g，光杏仁6g，蝉衣3g，桔梗2.4g，橘红2.4g，胖大海3g，生甘草2.4g。一服得微汗，热退咳稀。此证本属轻浅，所谓"上焦如羽，非轻不举"，治当"因其轻而扬之"，乃用苦寒清热，反使邪留而热不得解，咳不得宁。同时也说明了本证主要是发热无汗，咳嗽频繁，故取麻黄既能发汗又能宣肺为主药，牛蒡、杏仁、蝉衣等轻扬宣化为佐，肺气宣畅，证情自平。

案2 幼，5岁。感冒1星期，一起即有低热，用青霉素及银翘解毒片，热势不退，反见上升（39℃）。我往诊时，肤燥无汗，面部潮红，鼻塞，咳嗽有痰，精神较疲。脉象浮数，舌苔薄黄。审属风寒外束，肺气不宣，有郁而化热之势，即拟辛凉解表为主。用荆芥、防风各4.5g，焦山栀4.5g，桑叶4.5g，菊花4.5g，辛夷2.4g，牛蒡6g，前胡6g，光杏仁9g，象贝母9g。药后得微汗，身热即低（37.6℃）。颈部本有湿疮，浸淫搔痒不宁。前方去荆防、山栀，加蝉衣、赤芍、连翘，取其兼能清化湿热。

案3 女，成年。素有偏头痛、高血压和胃痛。感冒第二天，身热不扬，但自觉皮肤燥热，背部凛寒，头痛目重烦闷，时有嗳噫恶心，大便二日未行。脉细滑数，舌苔薄黄。诊断为肝阳上扰，风邪外束，胃气不和。处方：薄荷3g，桑叶4.5g，菊花4.5g，白蒺藜9g，蔓荆子4.5g，钩藤4.5g，枳实4.5g，竹茹4.5g。这是标本兼顾治法，如果专用疏散，势必煽动肝阳，头痛加剧，过于清解，又会影响胃气，引起疼痛，故用微辛微凉清泄，佐以和中。

案4 男，60岁，身体素弱，患高血压，经常失眠，精神容易紧张。感冒发热五日，用青霉素治疗，热势盛衰（37.8℃～39.1℃），汗多不清。特别表现在热势上升无一定时间，一天有数次发作，热升时先有形寒，热降时大汗恶风。伴见头痛，咳痰不爽作恶，食呆口苦，口干不欲饮，便秘，小溲短赤。脉象弦紧而数，舌苔厚腻中黄。我认为病由风邪引起，但肠胃湿热亦重，依据寒热往来，当从少阳、阳明治疗。处方：柴胡4.5g，前胡6g，黄芩4.5g，半夏6g，青蒿4.5g，菊花4.5g，杏仁9g，桔梗3g，枳壳4.5g，赤苓9g。1剂后热不上升，2剂退清。但汗出仍多，怕风蒙被而睡。考虑外邪虽解，肠胃症状未除，而年老体弱，汗出不止，体力难以支持。当时，甘美芳大夫随我出诊，商议暂用桂枝加附子汤法。处方：桂枝2.4g，白芍9g，熟附片9g，生黄芪4.5g，半夏6g，茯苓9g，陈皮4.5g，炙甘草1.6g。服1剂，汗即减少，2剂后亦不恶风，继予芳化痰湿而愈。此证极为复杂，主要是体虚而内外因错综为病，不能不随机应变。同时指出，初诊处方采用了伤寒法，但结合了败毒散柴前、枳桔升降泄邪，不能单纯地看作小柴胡汤，这是处方用药的变化了。

案5　男，40多岁。感冒发热后，因多汗形寒不退来诊。询知头不痛，亦不咳嗽，四肢不酸楚，但觉疲软乏力。向来大便不实，已有十余年。诊其脉沉细无力，舌苔薄白而滑。有人因自诉感冒，且有形寒现象，拟用参苏饮。我认为参苏饮乃治体虚而有外邪兼挟痰饮的方剂，今患者绝无外感症状，尤其是发热后多汗形寒，系属卫气虚弱，再予紫苏温散，势必汗更不止而恶寒加剧。改用桂枝加附子汤，因久泻中气不足，酌加黄芪，并以炮姜易生姜。两剂即见效。

案6　男，85岁。因游公园回来，微有身热（37.2℃），诊为感冒，用银翘解毒片治疗，经过4日不愈，邀我会诊。询知4天来除低热外，无形寒头痛、鼻塞流涕等症，但觉肢体懒怠，不愿活动。平日大便偏溏，便时有窘迫感，余均正常。舌净，脉象虚细带数。我诊断为中气不足，由疲劳引起低热，不同于感冒，即拟补中益所汤加减，1剂，身热即退。

案7　男，67岁。经常感冒，往往一二月接连不断，症状仅见鼻塞咳痰，头面多汗，稍感疲劳。曾服玉屏风散，半个月来亦无效果。我用桂枝汤加黄芪，服后自觉体力增强，感冒随之减少。此证同样用黄芪而收效不同，理由很简单。桂枝汤调和营卫，加黄芪固表，是加强正气以御邪。玉屏风散治虚人受邪，邪恋不解，目的在于益气以祛邪。一般认为黄芪和防风相畏相使，黄芪得防风，不虑其固邪，防风得黄芪，不虑其散表，实际上散中寓补，补中寓疏，不等于扶正固表。正因为此，如果本无表邪，常服防风疏散，反而给予外邪侵袭的机会。

案8　妇，24岁。感冒4日，形寒，头痛，咳嗽甚轻，因此未经治疗。忽觉胸胁微痛，呼吸不畅，偶叹长气，痛如针刺，且有泛漾感。我诊其脉浮滑而数，舌苔薄腻淡黄。时新秋天气尚热，数日来未曾出汗，偶觉身热亦不以为意。诊断为风邪挟湿内郁，不从表解，有内传之势。用荆防败毒散加减。处方：荆芥4.5g，防风4.5g，柴胡4.5g，前胡6g，桔梗3g，枳壳4.5g，杏仁9g，青陈皮各4.5g，茯苓9g，生姜2片。服2剂，得微汗，咳痰甚多，胸胁痛即轻减。《内经》上说："风寒客于人，使人毫毛毕直（恶寒），皮肤闭而为热（发热无汗），或痹不仁肿痛（四肢酸痛）；弗治，病入舍于肺，名曰肺痹（指肺气不畅，与上文痹痛不同），发咳上气；弗治，肺即传而行之肝，病名曰肝痹，一名曰厥（指肝气逆），胁痛出食。"我认为这一段文字的描述，与本病相符，可见感冒总宜疏散，如果因胁痛而误作肝病，难免偾事。

案9　男，47岁。感冒流行，亦受感染，寒重热轻，头胀身疼，胸闷不咳，服银翘解毒片4日不解。我按脉象沉滑，舌苔白腻如积粉，二便俱少，与一般感冒不符合。诊断为湿浊中阻，肠胃气滞，即拟不换金正气散法，用苍术4.5g，藿香6g，厚朴4.5g，半夏6g，陈皮4.5g，菖蒲2.4g，大腹子皮各9g，枳壳6g，生姜2片。依此加减，5剂后舌苔渐化，又觉掌心燥热，口干不欲饮，防其湿郁化热，仍用藿香、厚朴、半夏、陈皮、菖蒲、枳壳、大腹皮外，酌加黄芩4.5g，赤苓9g，调理半月始愈。

案10　男，50岁。感冒3日，寒热不高（37.8℃），又增腹泻，一日夜七八次，泻下稀薄，体力疲乏，曾服理中汤1剂未止。我按脉象浮数，舌苔腻黄。泻时腹内隐痛，兼有胸闷恶心。认为本有湿滞内阻，复感外邪，肠胃传化失职，遂使表里同病。处方：紫苏4.5g，藿香4.5g，枳壳4.5g，竹茹4.5g，陈皮4.5g，木香3g，神曲9g，赤苓9g，煨姜2片。2剂即愈。于此可见，前人治外感兼腹泻，虽有先治其里，后治其表，及逆流挽舟等法，主要是防止表邪内陷，或表邪已经内陷，使其由里出表。在一般感冒证可以兼顾，不宜固执。

案11　妇，32岁。月经期感冒，经行两日即停，小腹作痛，身热转高，自觉全身不舒，脉象弦滑带数。我仿傅青主加味生化汤，用防风4.5g，羌活2.4g，当归4.5g，川芎3g，桃仁4.5g，延胡3g，炙甘草1.5g。1剂后即热退经行。傅氏此方本治产后，我因方药与本证切合，即照原方加延胡，这是活用成方的一斑。

　　讲话拟到此结束。一个小小病证费了那么多时间，是不是小题大做呢？不是的。近来看到这样一些现象：有人以为中医治疗感冒就是几种成药，收不到效果便放弃中医治疗；也有对于感冒的普通处方，一用便是十五六味药，显得十分杂乱；还有虽然掌握了几个感冒的常用方剂，在辨证上不够正确，具体应用时缺少适当加减。这些当然是个别的，极少数的，总之是不正常的现象，我们必须注意。特别是中医治疗感冒的理论和方药，有突出的优越的一面，例如辨别偏寒偏热的性质。挟燥挟湿的兼证，在疏散宣化的治则上，不用一派清凉肃降来退热止咳，等等，都不能因为小病而忽视其实效，而且有责任来加以进一步研究，做到全面地更好地继承，更好地发扬。

第四章 水肿病的基本治法及其运用

今天，就我个人的一些临床体会，介绍水肿病的几个基本治法，以期找出一套治疗规律。治法是从理论来的，应该从理论谈起，现在倒过来从治法谈到理论，主要是便于理解和结合临床，没有别的意思。是否恰当，请予指正。

一、基本治法

中医治疗水肿有六个基本法则，随着不同证候而灵活运用。这六个基本法则是：

1. 发汗 用于水在表，肿在腰以上，头面特别明显，及有外感症状的，药如麻黄、浮萍、紫苏、防风。（发汗须通过宣开肺气，也称"宣肺"、"开肺"，但宣开肺气亦能促使利尿，不一定为了发汗，故有时用杏仁、桔梗一类。）

2. 利尿 用于水在里，肿在腰以下，下肢特别明显的，药如车前、泽泻、茯苓、猪苓、大腹皮、冬瓜皮、木通、防己、葫芦瓢。（淡味的通草等称为淡渗药，亦属于利尿，力量薄弱，水肿上较为少用。）

3. 燥湿 用于水在里，腹满舌腻，及有消化不良症状的，药如苍术、厚朴、半夏、砂仁、蔻仁。（燥湿是化湿法中的一种，轻者用藿香、佛手等芳香药，称为芳化，重者用苦温辛燥药，称为燥湿。凡化湿不能离开脾胃，故包括和胃、健脾。）

4. 温化 用于水在里，小便不利由于膀胱气化不及，或脾不制水而肾阳亦虚的，药如附子、肉桂、干姜、葫芦巴、椒目。（主要是温肾阳，故亦称温肾，温肾又多与补肾结合，亦用熟地、山萸、淫羊藿等，但不是直接退肿法。）

5. 逐水 用于水在里，二便癃秘，以致水势泛滥，腹大如鼓的，药如大戟、甘遂、芫花、商陆、葶苈子、黑丑。（水从大便排出，系一种下法，亦用大黄、槟榔、枳实等。）

6. 理气　用于水在里，脘腹胀满的，药如木香、青皮、陈皮、枳壳、沉香。（气行则水行，不是直接退肿法。）

治疗水肿的主要目的在于消水退肿。这六个基本治法中，有直接消水退肿的，如发汗、利尿、燥湿、逐水；也有间接消水退肿的，如温化、理气，包括宣肺、和胃、健脾。临床上因燥能胜湿及水湿都从小便排出，故燥湿和利尿成为必用之法；又因气行则水行，故常以理气作为协助。为了使这些治法发挥更好的作用，根据具体病况经常两种或三种结合使用。例如发汗和利尿同用，利尿和燥湿同用，发汗、利尿、燥湿同用，燥湿、利尿、温化同用，以及燥湿中兼用健脾，温化中兼用补肾等等。总之，处方时很少走单纯的一条路子。

这六个基本治法是我初步提出的。治疗水肿病还有不少治法，如补气、养阴、生津等，有些与基本治法有联系，有些在特殊情况下权宜使用，均不是基本治法。特别应当指出的，水肿病里常用石膏、滑石、连翘等清热药，我在基本治法里没有提到，是否遗漏了呢？不是。水肿的主要病邪是水，没有单纯的热证。如果水肿病中出现热证，可在治水的基础上佐用清热，必须分清主次。同时，水肿用清热药，常与燥湿、利尿药的本身相结合，如黄连清热又能苦燥，滑石清热又能渗利，木通苦寒兼能清热利小便。说明使用这些药的时候，根本没有离开基本治法；也不难体会水肿用清化、清利的方法，主要是在于利水。为此，所说水肿的基本治法是主要治法，属于原则性的，在这原则上可以变化出入，但不能离开这范畴。也就是说，中医常用不同方法治疗水肿，是有一般规律的，结合具体证候而灵活运用，不是难于掌握的。

这些基本治法的提出，不从水肿的一般现象出发，而是根据水肿的病因、病机，通过内脏生理、病理及其相互关系而提出的。理由如下：

1. 肺主皮毛，发汗是开宣肺气，使水邪从皮毛排出　用于风寒外袭，肺气被郁，不能输布津液，通调水道，下输膀胱，因而流溢肌肤为肿；或淋受冷雨等，水湿之邪外渍肌肉，影响肺气不宣，不能从汗而解。所以用发汗来治疗的水肿，都有恶寒、发热、无汗等表证，肿势亦倾向于头面四肢，称为"风水"。也就是说宣肺发汗宜于表证、实证、寒证，不同于单纯的开肺利尿。开肺利尿是疏上源以利下流，有些发汗作用，并不限用于表实证。

2. 膀胱司小便，为水湿的主要出路，在水肿也就以利尿为主要治法
虽然形成水肿的原因不属于膀胱，但已经形成水肿之后，除从原因治疗外不能离开利尿。所以利尿法通用于表、里、虚、实、寒、热证候。

3. 脾主化湿，全赖脾阳，凡燥湿法不离温运脾脏　但有两个情况：一为脾阳本身虚弱，不能运化水湿，应以脾虚为本，即健脾为主，佐以燥湿；二为生冷饮食等积湿郁遏。脾阳不能健运，应以湿邪为本，即燥湿为主，佐以健脾。此外有体虚停湿，湿浊极重，反过来更使脾阳困顿，也应燥湿为先。所以燥湿法包括健脾、温脾，宜于里证、实证，亦用于虚证。

4. 肾为水脏，中有命门，命门主火，有协助脾阳温运和司膀胱气化的作用　水湿停留，本来应从燥湿和通利小便直接治疗，但在脾和膀胱的功能虚弱，或者由于命门的功能衰弱而影响脾和膀胱的功能之情况下，有赖温肾来加强其运化和气化。所以温化法主要是温肾，宜于里证、虚证、寒证。

5. 大肠主传导糟粕，也是水的出路　水肿病小便不利，腹部胀满，好像洪水泛滥，必须疏凿，使水从别道而出，乃属急则治标，不是消肿的常法，体弱者更在禁用。故逐水宜于里证、实证。

6. 三焦自肾上连于肺，主气，司决渎　调畅三焦的气，能促进上中下三脏肺、脾、肾的功能，使水湿易于流动。所以理气法不是消肿的主治法，而是协助行水的重要一环，常用于里证。

这里说明了六个基本治法，是在内脏生理功能的基础上针对水肿的发病机制提出的，包括了表、里、虚、实、寒、热六要。一般分水肿为阳水和阴水两大类，阳水证指风邪水湿浸渍，肿从上起，继及全身，兼有烦渴、胸腹胀满、小便赤涩和大便秘结等症的湿热内蕴的水肿；阴水证则多系脾肾阳虚的水肿。这里面包括了八纲辨证，但治疗上不外这六个基本治法。现在选录水肿的常用方剂，说明这些治法的具体用药法。

二、方剂运用

越婢加术汤

【组成】麻黄　白术　甘草　石膏　姜　枣

【方解】治风水挟有内热的证候，主要治法为发汗，健脾燥湿，因有内热，故用石膏。如果是单纯的风水，便当用麻黄加术汤。（此方本治外湿身体烦疼，以发汗为主，结合健脾燥湿，但符合于风水的治法。）二方所用的白术，均可改为苍术，取其燥湿力胜，兼能发汗。

防己黄芪汤

【组成】防己　黄芪　白术　甘苹　姜　枣

【方解】治皮水证，水在肌表，用黄芪走表来协助防己行水，故主要治法为利尿，加白术健脾燥湿。（与此类似的防己茯苓汤，用黄芪助防己走表行水外，又用桂枝同茯苓通阳以利三焦之湿，其主要作用同是利尿，但方法有所不同。）

五皮饮

【组成】大腹皮　茯苓皮　陈皮　生姜皮　桑皮

【方解】主要治法为利尿和理气，常用于一般水肿，兼有喘气者，侧重在肺脾两经。（有去陈皮、桑皮用五加皮、地骨皮或单去桑皮用五加皮，对水肿来说，似不恰当。）

五苓散

【组成】猪苓　茯苓　泽泻　白术　肉桂

【方解】主要治法为利尿结合健脾、温化。减去肉桂便是四苓汤，成为利尿、健脾。配合平胃散，便是胃苓汤，加强燥湿的作用。

大橘皮汤

【组成】陈皮　木香　槟榔　赤苓　猪苓　泽泻　白术　肉桂　滑石　甘草

【方解】由利尿、理气、温化组成，加入清热。实际上即五苓散加味，可治湿热的水肿。

小分清饮

【组成】猪苓　茯苓　泽泻　苡仁　枳壳　厚朴
【方解】主要是利尿、理气，兼能燥湿。

实脾饮

【组成】白术　茯苓　大腹皮　豆蔻　厚朴　木香　木瓜　附子　炮姜　甘草　姜　枣

【方解】主要是健脾、利尿、理气、温化组成。名为实脾，不同于补脾，含有水去则脾自实的意思。

廓清饮

【组成】厚朴　陈皮　枳壳　茯苓　泽泻　大腹皮　白芥子　莱菔子

【方解】主要治法为理气、利尿，佐以肃肺。治水湿壅滞三焦，从上、中、下分消其势。

真武汤

【组成】附子　白术　生姜　茯苓　白芍

【方解】主要治法为温化、健脾、利尿，用于里证虚寒的水肿。

金匮肾气丸

【组成】附子　肉桂　熟地　山萸　山药　丹皮　茯苓　泽泻

【方解】主要治法为温化、利尿，用于虚寒水肿。

禹功散

【组成】黑牵牛子　小茴香

【方解】主要治法为泻水，结合温化，亦可加入木香以理气。

舟车丸

【组成】甘遂　芫花　大戟　黑丑　大黄　轻粉　木香　青陈皮　槟榔

【方解】主要治法为逐水结合理气。

疏凿饮子

【组成】商陆　槟榔　椒目　泽泻　木通　大腹皮　茯苓皮　赤豆　羌活　秦艽　姜

【方解】主要治法为逐水、利尿、发汗，治全身浮肿，伴见气喘、二便秘结，有内外分消的作用。

从这十多个水肿病的常用成方里，足以看到这些方剂的组成都有基本治法，而且都不是单纯的一个治法。这些基本治法的使用，以利尿最多，其次为理气、温化和健脾燥湿，再次为发汗和逐水，最少是清热，而清热不作为主要治法，可以理解它的一般性和特殊性。特别是在三个逐水方内，能清楚地看到有与温化结合，有与理气结合，有与发汗、利尿结合的不同，不能简单地笼统地看作逐水方剂。同时通过这些方剂的分析，可以回过来看到水肿的发病机理与内脏的关系（图6），从而理解辨证施治的重要性。

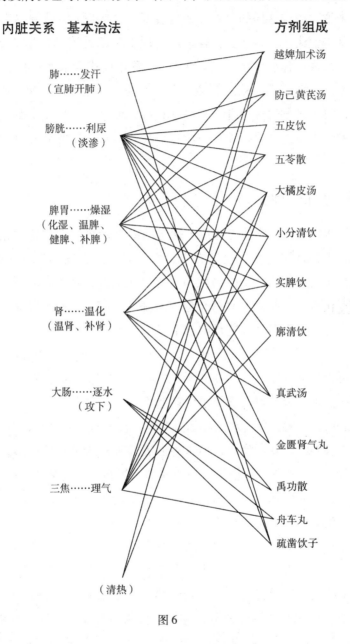

图6

使用成方，必须将方剂的如何组成加以分析。每一个方剂都有主治和兼治，这是治疗的方向。把每一个病的常用方剂的用药法，一项一项罗列出来，结合它的病因和发病机制，能够总结出基本治法。反过来，掌握了这些基本治法来指导临床处方用药，很自然地能运用灵活，丝丝入扣，使用成方而不为成方所束缚。这不仅治水肿病如此，其他疾病都是这样。再从水肿来说，经过这样的分析，还能说明几个问题：首先是这些水肿方剂均包含基本治法，它的结合，有一定的理论基础；其次，有些成方本来不治水肿，因为符合于水肿的基本治法，由移用而成为水肿病的主方；其三，根据基本治法来适当加减，能够扩大成方的治疗范围；其四，通过这些基本治法，对于成方的使用有个明确的目标，因而也能纠正文献上一些模糊和错误的地方。这些问题没有人谈过，我认为对提高疗效和进行整理研究都很重要。

三、辨证论治

治疗水肿必须分辨肿的部位，这对内脏发病机制有密切关系。一般分为表里，表证多属上焦，里证有上、中、下三焦之别。但已经形成水肿，水湿的排出以小便为捷，故利尿为主要治法。进一步水湿的所以停留，多由脾不运化引起，所以大多结合健脾燥湿。再由于气滞则湿滞，气行则湿行，故又经常佐用理气。这是临床上最常用的三个治法，也是处方中最多见的组成方式，小分清饮便是典型例子。这种方式侧重在里证的中下二焦。当然也可单用利尿和健脾，如四苓散；或结合温化，如五苓散、大橘皮汤。然而利尿、理气和健脾燥湿是水肿病基本治法中的最基本治法，即使肿势较重用实脾饮，甚至用泻水治标如舟车丸、疏凿饮子，也与这些治法结合。再如挟有表邪的以发汗为主，但水肿的表邪不同于单纯的风寒，故在发汗法内亦常结合利尿和健脾燥湿，如越婢加术汤便是。这是关于第一个问题，说明方剂的组成以基本治法为基础，由于主治的方向不同，经过不同的结合，就产生了多种不同的形式。

基本治法是根据一个病的病因病机来决定的，水肿病的基本治法就是以水肿的病因病机为主。只要明确了基本治法之后，凡是成方中符合于这一基本治法的，都可参考引用。所以常用于水肿病的成方并非都是主方，有很多的是移用的，还有是结合应用的。例如五苓散本治伤寒渴欲饮水，水入即吐，小便不利，因其利尿、健脾、温化的作用符合于水肿基本治法，便常用于水肿病；平胃散本治停湿满闷，呕吐泄泻等证，因其燥湿、理气符合于水肿病的基本治法，也常用于水肿，并与五苓散结合为胃苓汤，胃苓汤亦不是水肿的主方。再如真武汤治伤寒少阴病腹痛下利，小便不利，四肢沉重疼痛，虽然病因由于水气，也不主治水肿病，但能温化、健脾、利尿，就成为水肿虚寒证的主方了。这是第二个问题，说明了掌握水肿的基本治法，能够广泛地使用成方，不受水肿病的范围所限制，也很自然地会打破一病一方的观点。

正因为此，使用成方时应将其中的基本治法加以分析，分清主次，才能根据具体病情作适当的加减。成方是前人治疗的经验，不可能与我们治疗的患者病情和体质等完全符合，特别是移用了方剂为了针对本病，不能没有变动。很明显，麻黄汤、越婢汤的加白术，便是因为水肿，如果无汗或汗出极微的还可改用苍术。又如防己黄芪汤，据《金匮要略》原注，有气喘的加麻黄，在《医方集解》又指出，湿重的加茯苓、苍术，气满坚痛的加陈皮、枳实、紫苏，说明也能使之转变为发汗、利尿、燥湿、理气的方剂。还有五苓散可以减去肉桂的温化而成为四苓散；亦可与平胃散结合为胃苓汤，加强燥湿的作用；也能加入陈皮、滑石等，成为利尿、燥湿、理气兼能清化湿热的大橘皮汤。类似这样的随证加减，既不违背原方用意，又能与病情更为切合，避免生搬硬套。这是第三个问题。

掌握这些基本治法，根据辨证来处方用药；能使自己胸中有数，还能对文献上一些、模糊甚至错简的问题得到改正。例如越婢加术汤的基本治法为发汗、燥湿、利尿，兼能清热，虽然有治里证的药，但主要是走表的。而《金匮要略》的原文是："里水，越婢加术汤主之，甘草麻黄汤亦主之。"这里的"里水"二字，当是"风水"之误，或是本为里水再加风寒外乘，但是既以发汗为主，自不能再称里水了。再如甘草麻黄汤发汗的能力极薄，也不能驱除水湿，它的作用只是宣肺开肺，使肺气通调，小便自利，属于宣肺利尿的一种治法，对"亦主之"三字亦须加以区别。还有《金匮要略》上说："里水者，一身面目黄肿，其脉沉，小便不利，故令病水。假如小便自利，此亡津液，故令渴也。越婢加术汤主之。"历来注家认为是里水溢表的证候，也有认为是皮水证，悬而未决。我以为只要从症状上辨别，方剂的基本治法上分析，无论如何去解释是说不通的，说通了也是行不通的。我们对于前人的文献，有责任来大胆地补充和修订，做好整理和提高的工作，主要是理论联系实际。这是关于第四个问题了。

应当指出，上面六个水肿病的基本治法，是根据前人的论点结合个人临床体会而提出的。前人对于水肿病的诊治有着丰富的经验知识，有待我们系统地全面地加以整理，从而找出一套治疗规律。比如《内经》里有不少水肿的记载，在临床上具有重要指导意义，但是大多散见于各个篇章，如果不加分析归纳，就很难得到全面的认识。《内经》对水肿证候的描述和类似病证的鉴别，极为细致，姑且不谈，现在谈谈有关治疗方面我的研究方法。

《内经》上说："诸湿肿满，皆属于脾。"（《至真要大论》）又："三阴结，谓之水。"（《阴阳别论》）又："脾脉软而散，色不泽者，当病足胻肿若水状也。"（《脉要精微论》）又："湿胜甚则水闭胕肿。"（《六元正纪大论》）又："诸有水气者，微肿先见于目下也。水者阴也，目下亦阴也，腹者至阴之所居，故水在腹者，必使目下肿也。"（《评热病论》）通过这些条文，可认识到水肿与脾的关系。脾恶湿而司运化，脾脏功能衰弱能使水湿停留；另一方面，水湿停留也能影响脾脏功能。这样，同样治脾，就有健中和燥湿的分别，特别是即使脾虚为主因，在已经形成水肿之后，就不适宜于单纯的补脾了。

《内经》上又说："肾者胃之关也，关门不利，故聚水而从其类也。上下溢于皮肤，故为胕肿，胕肿者聚水而生病也。"（《水热穴论》）又："勇而劳甚则肾汗出，肾汗出逢于风，内不得入于脏腑，外不得越于皮肤，客于玄府，行于皮里，传为胕肿。本之于肾，名曰风水。"（《水热穴论》）又："肾脉微大为石水，起脐以下，至小腹腄腄然"（《邪气藏府病形篇》）。通过这些条文，可知水肿与肾的关系。一是肾脏不能协助脾胃运化，因而水湿停留为肿；二是卫气出于下焦，因肾虚而卫气不固，感受外邪，致肌表水湿停滞；也有因肾虚气化不及而水停下焦的。为此，从肾脏来消水退肿，应分主次、标本。

《内经》上又说："其本在肾，其末在肺，皆积水也。"（《水热穴论》）又："水病，下为胕肿大腹，上为喘呼，不得卧者，标本俱病。故肺为喘呼，肾为水肿，肺为逆，不得卧。"（《水热穴论》）又："肺移寒于肾，为涌水。涌水者，按腹不坚，水气客于大肠，疾行则肠鸣辘辘，如囊裹浆，水之病也。"（《气厥论》）通过这些条文，可认识到水肿与肺的关系。由于肾不化水，水气上逆，影响肺气不能肃降，通调水道；同时肺脏受邪，亦有影响肾脏气化，致水湿停留。说明了从肺、肾来治疗水肿，也须分别主次。

《内经》还说："阴阳气道不通，四海闭塞，三焦不泻，津液不化，水谷并行肠胃之中，别于回肠，留于下焦，不得渗膀胱，则下焦胀，水溢则为水胀。"（《五癃津液别篇》）通过这条文，可认识到水肿与三焦、膀胱和肠胃的关系。三焦司决渎，膀胱司州都，肠胃司传化，这些内脏功能障碍，都能积水，治宜通利。

此外，《内经》上还有："面肿曰风，足胫肿曰水。"（《平人气象论》）又："开鬼门，洁净府。"（《汤液醪醴篇》）……都与治法有关，不能悉举。从这些引征的条文来看，足能说明前人诊治水肿病的知识是十分丰富的。这里指出了水肿的主要病因由于湿，也能由外邪和内伤引起，它的发病机制，与脾、肺、肾、三焦、膀胱、肠胃等功能障碍有密切关系，因而治疗方法有发汗、燥湿、利尿、逐水、理气、宣肺、健中、温肾等。这是前人对于水肿病的理论，也是本人提出六个基本治法的理论根据。

经过《内经》的研究，并应探讨后来文献。如《金匮要略》上提出了水肿的类型，分五脏水证和风水、皮水、正水、石水，《外台秘要》又提出了五脏水肿的危证，缺盆平伤心，唇黑伤肝，背平伤肺，脐突伤脾，足底平满伤肾等，在临床上均有参考价值。当然，这不是说每一脏腑都有水肿，要根据它来机械地分型，而是说水肿的发展过程中能够影响其他脏腑，即水肿的发生有主脏，但恶化和死亡不完全决定于发生的主脏，往往由于其他脏腑受到严重损害的后果。这是后世的发展，必须全面的批判地接受，才能更好地继承和发扬中医学。

四、病案举析

下面再举几个病例来说明一些问题，作为结束。

案 1 男，28 岁。病浮肿 1 年，时轻时重，用过西药，也用过中药健脾、温肾、发汗、利尿法等，效果不明显。当我会诊时，全身浮肿，腹大腰粗，小便短黄，脉象弦滑，舌质嫩红，苔薄白，没有脾肾阳虚的证候。进一步观察，腹大按之不坚，叩之不实，胸膈不闷，能食，食后不作胀，大便一天一次，很少矢气，说明水不在里而在肌表。因此，考虑到《金匮要略》上所说的"风水"和"皮水"，这两个证候都是水在肌表，但风水有外感风寒证状，皮水则否。所以不拟采用麻黄加术汤和越婢加术汤发汗，而用防己茯苓汤行气利尿。诚然，皮水也可用发汗法，但久病已经用过发汗，不宜再伤卫气。处方：汉防己、生黄芪、带皮苓各15g，桂枝6g，炙甘草3g，生姜2片，红枣3枚。用黄芪协助防己，桂枝协助茯苓，甘草、姜、枣调和营卫，一同走表，通阳气以行水，使之仍从小便排出。服 2 剂后，小便渐增，即以原方加减，约半个月症状完全消失。

案2 男，24岁。头面四肢浮肿，反复发作，已经2年。近一年来用中药治疗，健脾利尿，病情尚平稳。旋因肿势又起，邀我会诊。浮肿偏重上半身，尤其头面及胸部明显，伴见胸闷烦热，咳嗽，不能平卧，口渴食少，两手皮肤干燥如泡碱水，小便短黄，脉象沉弦而数，舌净质淡。根据《内经》所说"上肿曰风，足胫肿曰水"，似属"风水"，但没有外感症状，脉亦不浮而反沉。据患者自觉先由中脘满闷开始，逐渐胸痞、气短、咳嗽，说明"诸湿肿满，皆属于脾"，病根仍在中焦。水气上逆，肺气窒塞，郁而为热，清肃之令不行，津液不能输布。病在于中，可用燥湿利尿，今逆于上，应结合宣肺顺气，因以越婢汤加减。处方：炙麻黄3g，光杏仁9g，紫苏4.5g，生石膏24g，赤苓12g，通草3g。这里用麻黄开肺，不欲其发汗，故剂量较轻；佐以紫苏辛香入肺脾两经，既能宣化上焦，又走中焦，祛湿浊；再以石膏、杏仁结合麻黄宣肺顺气，清热除烦；赤苓、通草淡渗利尿。服1剂后，咳嗽较繁，咯吐黏痰。我认为是肺气宣通的反应。再服2剂，咳稀，胸闷较舒。又服2剂，烦热除，小便增多，改用五皮饮合小分清饮，用桑皮、陈皮、茯苓、赤苓、大腹皮、枳壳、苡仁、杏仁等调理。

案3 妇，30岁。8年前突然发热，小便溺血，腰痛浮肿。经西医院治疗1个月后，溺血止而浮肿、腰痛不愈。当我会诊时，有明显的面浮足肿，小便深黄频数，窘急不畅，且有轻微刺痛，脉象沉细带弦。伴见腰痛、头晕、心悸等阴血亏弱，及腹胀、食呆、恶心等湿阻症状。总的说来，体虚证实，体虚偏在肝肾，证实属于湿热；滋补势必胀满，清利更使伤阴。经考虑后，决定标本兼顾，侧重在标，仿猪苓汤法。处方：滑石、猪苓、茯苓、泽泻各9g，炒白术、阿胶珠各4.5g，海金沙6g，饭赤豆、炒苡仁各15g。6剂后，小便正常，无其他不良反应，减去滑石、海金沙的清利，加入蔻仁、陈皮芳化和中。又6剂后，胃症状轻减，接予一般健脾，浮肿渐消。

案4 妇，26岁。5年前发现阵发性心悸胸闷，渐见下肢浮肿。当我会诊时，病情十分严重，腰以下至足背浮肿甚剧，腹部胀满，呕吐，心悸气促，不能平卧，小便极少，大便溏薄，特别表现在口唇发绀，两手红紫，颊部泛红如妆，舌尖红，苔白滑腻，脉象细数带弦。从发病经过来考虑，本病根源由于心阳衰弱，不能温运中焦水湿，即张仲景常用桂枝、白术、茯苓等的证候。但目前充分暴露了水气充斥，虚阳上浮，不仅胃气垂败，且有随时虚脱的危险。治疗应以扶阳为主，佐以敛阴健脾，采用真武汤加味。处方：熟附片、生姜各6g，炒白术、白芍各9g，茯苓15g，春砂仁、木香1.5g。药后平稳。连服4剂，尿量增多，下肢浮肿全消，仅足背未退尽，腹胀、呕吐均见轻，但两颊泛红不退，增加咳嗽，痰内带血，脉仍细数不整带弦。我认为此方虽偏重温化，但走中下焦，药量亦不大，不可能引起血证。当是患者性情急躁，肝火犯肺，同时脾肾虚寒，浮阳未敛，仍须防止恶化。因此坚持前法，去木香，加黛蛤散钱半。2剂血止，病情渐定。

案5 女，54岁。因浴后受凉，下肢发现浮肿；又因家务劳累，逐渐加重。当我会诊时，病已9个月，全身浮肿，按之有坑，手麻，心慌，口干引饮，腹中知饥，食量比平时增加，小便量多色清，大便日行，脉象弦大而数，舌光红有裂纹，面色萎黄不泽。根据以上虚实夹杂症状，首先从脾虚不能化湿考虑，《内经》所谓"诸湿肿满，皆属于脾"。但是除了面色萎黄、手麻、心悸为脾虚生化不及的现象外，口渴能饮，腹饥量增，小便清长，均不符合于湿阻。相反地在脉舌方面，表现为脾胃津液极虚。为此，依据华岫云所说："脾阳不足，胃有寒湿，一脏一腑皆宜于温燥升运者，自当恪遵东垣之法；若脾阳不亏，胃有燥火，则当遵叶氏养胃阴之法。"用了益胃生津为主的方剂，石斛、沙参、花粉、白芍各12g，山药24g，黄芪皮、冬术各9g，生苡仁15g，赤豆30g。3剂后，浮肿渐退；6剂后，舌红亦淡，布生薄苔。这是一个比较特殊的病例。

这些病例都不够完整，主要是说明中医治疗水肿不止一个方法。但是应当补充，根据水肿病的不同证候使用不同治法，不等于一个病就是使用一个治法。比如先用发汗，汗出后接用健脾利湿，或是先用利尿，在某一情况下又用宣肺，也可发汗、利尿和健脾同用，然不管如何变化，是能够总结出一套基本治法的。掌握了基本治法之后，临床上具体应用时还要注意一些细节。例如不少水肿病人常因感冒反复，头面浮肿明显，当然以发汗为主，但因风寒水湿交阻，阳气不能鼓动，大多数不易出汗，应在发汗方内稍佐通阳；也有因通阳过重，引起鼻衄，或因心肾阳虚，汗出后头晕手颤，全身疲困，呼吸短促的。类似这些具体问题，不能尽述，说明在治疗上处处要用理论指导，不是有了几个基本治法和几个基本方剂，便算全面掌握，这又牵涉到基本功的问题了。

近年来，各地中医同志治疗不少水肿病，取得了一定的疗效，在治法上并不一致。有侧重温肾的，有侧重补脾的，也有侧重在发汗或逐水的，是不是各人各法呢？如何来吸取和总结这些经验呢？我以为至少要懂得水肿病的全面基本治法，再来看他们的辨证施治，才能进一步认识其特长，从而丰富自己的经验。

第五章

腹泻的临床研究

一、腹泻的中医治法

现在就大家讨论腹泻的中医治法，谈谈我的初步意见。

我认为中、西医对于腹泻的诊断和治疗，有其共同点，也有特殊地方。假如从共同点和特殊地方出发，通过临床观察，实事求是地来探讨，是能够结合的。然而必须重视双方的诊断，从中医来说，就必须遵循理、法、方、药一套法则。如果只找一些中医止泻方剂来配合治疗，非但不容易收到疗效，也不可能深入研究。说得干脆一点，学习了中医的西医同志已有两手本领，使用中医方法治疗的时候，就要切实地根据中医的理论辨证施治。经过临床观察，将效果好的加以分析，拿西医的诊断和治疗效果对照一下。这样不但能确定中医疗效，说明问题，并为实验研究提供有价值的资料。

中医在长期同疾病作斗争中，对于很多疾病有深入的认识和丰富的治疗经验，并且做出了初步总结。只要很好地继承，都是整理研究的优越条件，腹泻也不例外。比如说，《内经》、《难经》、《巢氏病源》和其他医书里，指出腹泻的原因有："春伤于风，夏生飧泄"；"清气在下，则生飧泄"；"湿胜则濡泻"；及"暴注下迫，皆属于热"；等等。在病名方面，有用病因分类的，如湿泻、寒泻、暑泻、热泻、食泻、酒泻，有用泻下物的形状分类的，如飧泄、鹜泄、溏泄、濡泄，也有从内脏的病机分类的，如胃泄、小肠泄、大肠泄、脾泄、肾泄，等等。在这样大量经验积累中，当然有正确的，也有不够正确的，这是一个认识过程，需要批判地接受。但后来把这些经验知识反复指导临床，也曾经去芜存精，提纲挈领，做出初步总结。例如《沈氏尊生书》上指出："泄泻，脾病也。脾受湿而不能渗泄，致伤阑门元气，不能分别水谷，并入大肠而成泻。"又说："风、寒、热、虚虽皆能为病，苟脾强无湿，四者均不得而干之，何自成泻？"因而认为："湿兼风者飧泄也，湿兼热者下肠垢也，湿兼寒者鸭溏也，湿兼虚者虚泄也。"这里指出了腹泻病应以脾为主脏和湿为主因，再结合到大小肠和风寒热虚等其他内脏和发病因素，足以说明已经在原有基础上做了一番整理工作，而且也提高了一步。

再从腹泻的治法来说，前人也有很多经验。简单的如利湿、温中、消导，复杂的如升清降浊、抑木扶土、逆流挽舟、通因通用等。临床上应如何掌握运用这些治法？《医宗必读》综合经典和各家学说，作过初步总结，提出九个治疗原则：①淡渗，使湿从小便而去，所谓"治湿不利小便，非其治也。"②升提，鼓舞胃气上腾，则注下自止，包括风药能疏能燥，所谓"陷者举之"，"风能胜湿"。③清凉，用苦寒涤热，所谓"热者清之"。④疏利，包括祛除痰凝、气滞、食积、水停，所谓"实者泻之"，"通因通用"。⑤甘缓，用于泻利不止，急迫下趋，所谓"急者缓之"。⑥酸收，用于久泻气散不收，所谓"散者收之"。⑦燥脾，用于脾虚运化不及，水谷不分，所谓"虚则补之"。⑧温肾，用于火衰不能生土，所谓"寒者温之"。⑨固涩，用于久泻肠滑，所谓"滑者涩之"。《医宗必读》是李士材写的，他在《士材三书》里又针对泻利的不同证候指出了类似的九个治法。如：寒冷之物伤中，膜满而胀，宜温热以消导之；湿热之邪，下脓血者，宜苦寒以内疏之，风邪下陷则举之；湿气内乘则分利之；里急者下之；后重者调之；腹痛者和之；洞泻肠鸣，脉细微者温之收之；脓血稠黏，每至圊而不能便，脉洪大有力者下之凉之。掌握了这些治法，不仅对于腹泻的复杂证候，能够分别先后缓急适当地单独使用或结合使用，而且关于繁多的腹泻方剂，如四苓汤、五苓散、补中益气汤、升阳除湿汤、葛根芩连汤、藿香正气散、参苓白术散、乌梅丸、理中汤、四神丸和赤石脂禹余粮汤等，均不难于选择。

再如《医学三字经》是一本最浅近的初学读物，它在泄泻一门里写出："湿气胜，五泻成（濡泄、飧泄、溏泄、鹜泄、滑泄），胃苓散，厥功宏。湿而冷，萸附行；湿而热，芩连呈；湿挟积，曲楂迎；虚兼湿，参附苓。脾肾泻，近天明，四神服，勿纷更。"寥寥四十多字，指出了腹泻的主因、主脏和主方，及其兼证和加减治法，在临床上具有一定的指导意义。

通过这些文献记载，可以看到不仅对于腹泻有充分的临床经验，并且上升到理论，还做出了概括性的总结。这些总结虽然是一家之言，但综合了多方面的理论知识，结合到自己的心得体会，在研究工作中值得重视。

我认为整理提高中医学，应该通过临床将一个病一个病来研究，同时也必须了解一个病的整个内容。如将一个病看成就是一种病，不分析其中包涵着的许多证候和治法，或者感到头绪纷繁，只采取一两个成方作为研究的对象，会使工作中带来困难，也不可能得到预期的效果。上面所说的一些总结，实际上都是前人研究的成果，在研究一个病的时候不能忽视这些成果，而且可以参考这些成果作为进一步研究的基础。当然，也不能把这些个人的初步总结作为研究的捷径，在具体工作中还需要吸取更多的前人经验知识，特别是对一个病的诊治，既要了解正面，又要看到反面。例如一般腹泻均用利湿，但在使用利湿的同时，必须考虑利湿的禁忌。张景岳曾说："泄泻之病，多见小水不利，水谷分则泻自止，故曰，治泻不利小水，非其治也。然小水不利，其因非一，而有可利者，有不可利者，宜详辨之。"从而指出："惟暴注新病者可利，形气强壮者可利；酒湿过度，口腹不慎者可利；实热闭涩者可利；小腹胀满，水道痛急者可利。"又指出："病久者不可利；阴不足者不可利；脉证多寒者不可利；形虚气弱者不可利；口干非渴而不喜冷者不可利。盖虚寒之泻，本非水有余，实为火不足；本非水不利，实因气不行。夫病不因水而利则亡阴，泻以火虚而利复伤气，倘不察其所病之本，则未有不愈利愈虚而速其危者矣。"这种在利湿的原则下反复说明适应证和禁忌证，正是前人深入一步的认识，使临床上更能正确地运用这一治法。

有计划地研究中医治疗腹泻，目的在于找出中医治疗腹泻的一般规律。规律有一般性和特殊性，比如腹泻用利湿是一般性的，在某种情况下禁用利湿是特殊性的。在临床上不能看到一般性而忽视特殊性，也不能强调特殊性而否定一般性。如何来找腹泻的一般治疗规律，再结合到特殊性的问题，我认为首先应分析腹泻的不同证候，再提出不同证候中的主要症状。主症是辨证的指标，必须明确，有了明确的指标，才能做出确诊，从而定出治疗方针。也就是在进行临床研究之前，有必要将前人的治疗经验尤其是初步总结加以探讨，主要是分析证候和主症，通过证候和主症的病因病机，确定主治、主方、主药以及加减和禁忌等，成为理法方药完整的一套法则，便于辨证施治。

二、临床体会

我个人的临床体会，前人对于腹泻的证候分析，大多表达在病名方面。

如前所说，有从病因分的，如寒泻、火泻、暑泻、湿泻、水泻、痰泻、食泻、虚泻，有从发病的内脏分的，如脾泄、胃泄、肾泄、大肠泄、小肠泄，又有从泻下物和泻下时的不同情况分的，如飧泄、溏泄、鹜泄、濡泄、洞泄、滑泄、痛泻、五更泻等。这里尽管由于分析的角度不同，存在着片面性，但总的来看，前人对腹泻的认识是比较全面的，而且想从不同的临床表现来表达不同证候的特征，都是临床研究的重要资料。如何在这基础上结合前人总结更进一步的加以整理，我以为应注意几个问题：一是发病的原因和内脏有密切关系，不能把它分割；二是发病的原因可能一个也可能两个，并在病程中又会引起另一种因素；三是发病有主脏，也能影响它脏。这样，从腹泻的全部和本质来考虑分析证候，既要简明，又要细致，不宜笼统，也不宜琐碎，以期临床上易于掌握和运用。新近编写的中医学院试用教材《中医内科学讲义》，以暴泻、久泻为纲，足供参考外，我以前带徒时曾分虚实两类辨证施治。大致是：

1. 实证　腹泻的病因以湿为主，主脏在肠胃。胃中积湿不化，挟糟粕并趋大肠，则为大便不实而泻下，故《内经》上说："湿胜则濡泻"。湿为阴邪，性偏于寒，主症为腹内隐痛，或作水声，泻下稀薄，或如鸭溏，小便短少不黄，舌苔白腻，脉象濡缓。治宜温化渗利，用胃苓汤加减，处方如苍术、厚朴、陈皮、枳壳、茯苓、车前、泽泻、砂蔻仁。湿重者肠鸣如雷，泻下多水，称为"水泻"，可加干姜。又有所谓"痰泻"，泻下稀溏挟有痰沫，系湿聚成饮，仍属湿泻范围，可结合二陈汤以治之。

受寒腹泻为寒邪直中肠胃，致使传经失职；水谷不能停留，《内经》所谓："寒气客于小肠，小肠不得成聚，故后泄腹痛矣。"发病多急；主症为泻下清谷，肠鸣且痛，舌苔薄白，脉象沉迟或沉紧。此证不同于伤寒的由表传里，故少外感症状。治宜温散分利，用藿香正气散加减，处方如藿香、紫苏、厚朴、木香、半夏曲、陈皮、乌药、茯苓、大腹皮、煨姜。严重的泄泻不止，四肢不温，宜暂用四逆汤逐寒回阳。也有伴见寒热、头痛的，可于前方加入荆、防。

湿浊挟热致泻，属于湿热下利。腹痛即泻，泻下黏秽呈黄褐色，小便短黄，舌苔黄腻，脉象濡数。治宜清化淡渗，用芩芍汤合四苓汤加减，处方如黄芩、白芍、猪苓、赤苓、白术、枳壳。有从外感传变挟有身热表证的，称为"协热利"，可加葛根、黄连。"火泻"亦称"热泻"，痛一阵，泻一阵，泻下稀水，有后重感，口干喜冷，脉象滑数，治法相同。夏季感受时邪，肠胃不和，泻下稀薄，肛门觉热，烦渴尿赤，称为"暑泻"，其实亦属湿热交阻，可酌加藿香、连翘、六一散之类。

伤食后肠胃消化薄弱，不能泌别水谷，称为"食泻"。腹痛泻后轻减，矢气极重，伴有脘痞，嗳噫食臭，纳呆厌恶。脉滑，舌苔厚腻。治宜消导和中，用保和丸加减，处方如神曲、山楂、莱菔子、蔻仁、陈皮、半夏、泽泻、大腹皮。此证多与受寒有关，所谓寒食交阻，如见舌苔厚腻白滑，腹痛较剧，泻后隐痛不休，可加乌药、煨姜。同时亦易引起寒热，可加紫苏、连翘。

2. 虚证　虚证腹泻的主因亦不离湿，但主要由于脾阳虚弱，不能运化，不同于实证的先受湿邪。《内经》所谓"脾病者，虚则腹痛肠鸣，飧泄食不化"。主症为腹痛绵绵隐隐，喜温喜按，泻下稀薄，脉象濡弱，舌苔薄腻。治宜温运健中，用理中汤合参苓白术散加减，处方如党参、白术、山药、扁豆、炮姜、茯苓、砂仁、炙甘草。泻不止或伴见手足不温，可加附子以益火生土。

脾虚中气不振，亦能致泻。主症为泻下溏薄，或仅软而不成形，腹微痛或不痛，或食后有胀滞感即欲大便，常伴神疲倦怠，肛门不收等症。治宜补中益气，用调中益气汤加减，处方如黄芪、党参、白术、陈皮、炙甘草、藿香、升麻、姜、枣。

命门火衰不能温脾化湿，因而引起腹泻，称为"肾泄"，主症为黎明时肠鸣作痛，泻下稀水，泻后即安，故亦称"五更泻"、"鸡鸣泻"，常伴下肢畏寒，腹部不耐寒冷，脉象沉细无力。治宜温肾厚肠，用四神丸加味，处方如肉果、补骨脂、五味子、吴萸、山药、扁豆、茯苓、炮姜。凡虚证腹泻，久泻不止，均可结合固涩法，如诃子、石榴皮、赤石脂、禹余粮等。

肝旺脾弱，亦能形成腹泻。主症为腹痛作胀，泻下溏薄，挟有矢气，常因情志不和反复发作，脉象多弦。治宜抑木扶土，用痛泻要方加味，处方如白芍、防风、陈皮、白术、枳壳、茯苓、香附、沉香曲、佛手。经久不愈，能使肝火偏旺伤阴，泻下如酱，黏滞不畅，口干口苦，胸膈烦闷，舌质红，脉细弦数，可加石斛、黄芩、竹茹、乌梅。木土不和而久利，寒热错杂，亦可用乌梅丸止之。

上面是我综合前人治疗腹泻的经验，加以分析归纳，作了简要的介绍。我认为《内经》上说"大肠、小肠为泄"，腹泻系大便异常，应该属于肠病。然从虚实来分，可以看到虚证多关于脾，实证多关于胃。因此前人提出泄泻为脾病，又有胃泄、大肠泄、小肠泄等名称，临床上必须分辨主脏，再从整体考虑。腹泻的原因不一，从本质分析不外两类：虚证属于内伤，浅者在脾；深者及肾；实证属于病邪，以湿为主，结合寒邪和热邪以及食滞等。腹泻的治疗原则同其他疾病一样，实则泻之，虚则补之。根据病因病机，分别使用化湿、分利、疏散、泄热、消导、调气等多系泻法，健脾、温肾、益气、升提、固涩等多系补法。泻法中可以兼用补法，补法中也能兼用泻法，同时与其他治法互相结合，均须分清主次。

我还认为研究一个疾病必须分析证候，但在临床上不是刻板地依照证候治疗，尤其病程较长、病情复杂的患者，更不可能单纯地依据一个一般证候进行治疗。主要是了解整个病的发生和发展，掌握一般证候和一般治疗规律，再根据具体病情，灵活运用。这样的通过临床实践，不仅能提高疗效，还能证实理论的正确性，从而积累病例，总结经验，以便为科学研究提供真实材料。我来长春半个月，治疗了数例比较难治的腹泻患者，有人说我处方用药相当活泼，其实都是从前人的治法和成方加减。兹简单介绍如下，以说明理论与实际密切结合。

三、病案举析

案1 男，41岁。18岁时曾患痢疾，3年后复发一次（当时检验为阿米巴痢疾）。近几年来，于春夏尤其是夏秋之交常有腹泻，发作时服合霉素数天即止，因而成为常规。但腹泻虽止，腹内作胀，频转矢气，总之不舒服。平日早上7时左右，先觉肠鸣腹痛，随即便下溏粪，有时早餐后亦有一次。伴见口苦，口臭，口干不欲饮，恶心，小便黄，疲劳感等。脉象滑数，舌苔白腻。我诊断为脾胃薄弱，湿热内阻、清浊升降失司。并认为病虽经久，治疗不在止泻而在清理，湿热能除，则肠胃自复正常，其他症状也可随着消失。处方：葛根、黄芩、黄连、藿香、防风、厚朴、陈皮、枳壳、神曲。2剂后，大便成形，腹痛肠鸣消失，口臭渐减。复诊，去黄芩加苡仁。

案2 男，42岁。1958年曾患腹泻半年，每天4~7次，多黏液便。去年又便溏，一天6~7次，经西医治疗有好转（诊断为肠痉挛，用考地松）。目前每至天明必泻，食后亦泻，泻前肠鸣腹胀，绕脐作痛，矢气甚多，泻下溏粪，无里急后重感。伴见纳食呆钝，口唇干燥，手足心热，小便有气味。脉象濡滑，右手独大；舌苔浮黄厚腻。曾服四神丸、参苓白术散和单方海参等，似有小效，并不明显。经考虑后，认为脾虚中气不振，湿浊极重，张景岳所谓"水反为湿，谷反为滞"。不宜单纯补脾，亦不宜温肾固肠。处方用藿香、苍白术、厚朴、砂仁、木香、乌药、枳壳、神曲、煨姜调气逐湿，稍佐葛根、黄连升清和胃。3剂后，大便次数不减，但俱能成形，为近年来所少有。因脉舌无变化，仍守原意。三诊时每天仅在早晚前后便溏2次，食欲稍增，肝脾部位偶有胀痛，舌苔化而未净，接予升阳益胃汤调理。方内黄芪本为主药，因毕竟湿重，且多胀气，暂时不用。处方：党参、苍白术、葛根、厚朴、柴胡、黄连、半夏、木香、青陈皮、泽泻。

案3　女，23岁。1951年发现大便溏泻，好好歹歹，未曾痊愈。1961年冬腹泻次数增多，夜间较频。目前一天4～5次，白天3次，夜间1～2次。便前肠鸣腹胀作痛，矢气频泄，窘迫难忍，便后腹内即舒。伴见多汗，手心热，口干思饮，食少，腰酸，下肢沉困，腹部喜温，月经闭阻。脉象沉细；舌质淡，苔白滑腻。此证比较复杂，除西药外，中药寒、热、补、泻均已用过，都无效果。根据病起十多年，泻时多在天明和夜间，并有腰酸肢困、腹部喜温等证，说明下焦虚寒，近于肾泄。但结合腹内胀痛，便后即舒，以及掌热、口干、经闭等，又说明肠胃消化不良，传化失职，兼有肝虚郁热现象。再从脉舌来看，也不是单纯的一种原因。因此，采取乌梅丸辛苦甘酸杂合以治久利的方法。处方：党参、肉桂、黄连、木香、川椒、当归、白芍、炙草，并入四神丸包煎。4剂后，腹痛稍轻，余无改善。考虑舌苔白腻而滑，先除下焦沉为水泻，一天20多次；近变为鹜溏，一天4～7次不等。便前肠鸣辘辘，无腹痛感，纳食尚佳。脉细带弦；舌质红，舌苔黄白厚腻。诊断为脾阳不运而湿不化，直趋大肠为泻，泻久伤阴，阴虚生热。且现水不涵木现象。治法仍宜温养中焦为主，稍佐升清，如果因舌红而用苦寒，势必脾阳更伤而下陷。处方：党参、黄芪、山药、诃子、炮姜、炙草、红枣、葛根、升麻。服4剂后，苔腻化薄，舌质不红，肠鸣减少，原方去升、葛，加补骨脂。又服8剂，自觉周身有力，粪便转厚，但一天仍有4～5次，接用附子理中合赤石脂禹余粮汤复方。

案5　男，39岁。便溏每天1～3次，脘腹胀满隐痛，嗳气，口干引饮，但饮冷即感不适，小便黄。脉象滑数，舌苔花剥。病已数月，湿热恋胃，影响及肠。治以清化为主，处方：黄连、半夏、藿香、枳壳、陈皮、竹茹、木香、大腹皮、赤苓。

案6　男，36岁。今年5月开始肠鸣水泻，间或混有黏液，一天3～5次，腹胀排气，泻后较松。伴见小便色黄，睡眠不佳。舌苔厚腻，脉象弦细。主要由于肝旺脾弱，因而气机不畅，湿热内停。用抑木扶土法佐以清化，处方：白芍、青陈皮、藿香、防风、枳壳、厚朴、黄连、木香、车前子。

案7　男，45岁。腹泻遇冷即发，极为敏感，已有十余年。伴见腰痛觉凉，手足不温。冬季尿频，溺时迟缓。同时兼有恐惧、思想分散、性欲衰退、易汗、失眠等症。脉缓；舌胖，苔根腻。症状虽多，皆属肾命阳虚，火不生土，影响脾脏。目前大便正常，为了防止复发，当从本治。常服右归丸，腹泻时兼服四神丸。

这些病例，因为时间短促，有的获得初步疗效，有的尚待继续治疗观察。目的在于近水楼台，用来说明腹泻有很多复杂的证候，如何明确主证，掌握治则，便于讨论而已。

四、中西医治法异同

最后，再谈两个问题。开头说过，中、西医治疗腹泻，有共同点，也有特殊地方，但是必须指出，即使中、西医有共同点，在看法上仍然有差别。比如中医过去没有实验室，仅凭直接观察，因而迫使他从大便的形色气味的鉴别上，从其变化和不同性质的症状上，积累了许多诊断的经验。西医除化验外，对于形色等也有描述，但在临床上应用不多，因而诊断的价值有局限性。并且由于中、西医理论的不同，纵然直接观察到同样的结果，在解释上也不完全一样。正因为如此，真正运用中医理法治疗腹泻，必须掌握中医诊断腹泻的基本知识。再如治疗方面，中、西医虽然同样以肠胃为主，初起均不主张止泻，到某一阶段同样用止涩或同样用补养，但性质不同。特别是西医认为肠与脾、肾和膀胱的系统各别，而中医惯常用健脾、温肾和利小便来治疗；收到良好效果。所以说运用中药治疗，必须依据中医理法，而且要把中医的特长发扬出来。

其二，中医对于肠胃病的忌口十分重视，腹泻既然属于肠胃，必须注意到中医传统习惯。比如上面所述第二个病例，服药后大便即成形，我以为不尽是药效，可能与嘱其暂停牛奶以便观察有关。大概中医对于腹泻的饮食禁忌，一是生冷水果类，二是油腻厚味类，三是黏滑甜味类，同时采取清淡和易于消化的食品来调养。当然，传统习惯中也有不合理的，不能过于固执，但要做好中医研究工作，也不能完全忽视。至于如何来适当地吸取，有待大家考虑了。

时间仓促，没有什么准备，以上都是我个人不成熟的意见，请同志们指正。

痛证的治疗

今天谈的题目是"痛证的治疗",包括头痛、胸胁痛、胃脘痛、腹痛、脊背痛、腰痛和四肢痛等。这些痛证,在临床上都以消除疼痛为主要目的,假如泻利的腹痛,伤寒的头痛和身痛,不以疼痛为主症的,不在讨论范围之内。同时主要谈谈常见证候和一般治法,在前人的理论指导下,结合个人的一些临床体会,以期找出初步治疗规律,便于掌握运用。

中医对于痛证的发生,有一个总的概念"不通则痛"。不通的意思是障碍,指气血受到某种因素的影响,产生郁滞、冲逆和瘀结等病变,因而形成脏腑、经络等局部疼痛。这种因素包括内因、外因和不内外因。一般性质属于寒和热两类,因为寒则收引拘急,热则红肿,最易引起疼痛。在这两者之中,以寒痛比较多见,当其影响气血的时候,又以气分为早见。为此,诊断痛证应首先辨别寒热、虚实、气血。比如:得温轻减为寒,反剧为热;喜按为虚,拒按为实;初病在气,久病在血。但是寒邪久郁,可以转化为热,疼痛持续不止,能影响精神、饮食、睡眠而体力逐渐虚弱,因而又有暴痛多寒,久痛多热,暴痛属实,久痛属虚等等说法。这是前人观察痛证的经验积累,临床可以用来作为初步印象。

诊断痛证,主要是分辨痛的性质,一般分为疠痛、刺痛、结痛、切痛、掣痛、胀痛、隐痛、绵绵作痛和时痛时止等。疠痛多属寒冷,刺痛多属瘀血,结痛多属痰食,切痛多属实热,掣痛多属风寒,胀痛多属气郁、积滞,隐痛和绵绵作痛多属虚寒,时痛时止多属气分和虫积。又痛处有灼热感的多为热证和湿热,有寒凉感的多为寒痰凝聚;喜用温罨的多为寒证和虚证,温罨更剧或手不可近的多为实热。这里包括了病因、时间和体质的强弱,说明一般痛证多属于局部,在辨证时须从全面出发,因而对病人的胖和瘦,平素的饮食起居,以及发病的昼轻夜重和昼重夜轻等,均在考虑之内。同时也必须结合兼证,如头痛的昏沉和眩晕,胃脘痛或腹痛的呕吐、泄泻和便秘。在严重情况下,还须注意面色苍白、手足青冷、心悸、汗出、气怯音微、不能出声等症。痛证是一个自觉症状，只有结合四诊，全面考虑，才能作出确诊。

《内经》上的《举痛论》，是关于痛证的专题论文，总结了15例不同痛证的治疗经验，详尽地说明了病因病机。它认为：①痛证的发生与气血有密切关系，如气不通、气上逆、血满、血虚、血气乱等；②由于寒气引发的最占多数，如寒证有十二例，热证只有一例，寒热夹杂的两例；③诊断痛证应分辨脏腑、经络部位，如五脏、肠胃、冲脉、背俞之脉等；④应观察痛的性质及其不同兼证，如猝痛自止，痛甚不休，按之痛止，按之无益，痛不可按，相引而痛，和伴见的积聚、呕吐、腹满、便秘等。后人根据《内经》立论，有更多发挥，足供参考。

治疗方面，在不通则痛的理论指导下，一般认为通则不痛，故有"痛随利减"和"痛无补法"的说法。这里所说的"利"，即通的意思，不是攻下，王好古、薛生白均曾明白指出。主要是根据邪气的性质和受邪的部位，如受寒者散之，因湿者化之，在气者调之，以及通经、活络等，都是为了通利。当然攻便秘，下瘀血，痛证上也可使用，总之，是广义的而不是狭义的。由于痛证多实，以通利为主，故又提出了痛无补法。实际上疼痛也有虚证，不能将补法除外。故程钟龄说："若属虚痛，必须补之。虚而且寒，则宜温补并行；若寒而不虚，则专以温剂主之。"张石顽亦说："表虚而痛者，阳不足也，非温经不可；里虚而痛者，阴不足也，非养营不可。上虚而痛者，心脾伤也，非补中不可，下虚而痛者，肝肾败也，非温补命门不可。"我认为虚痛应当用补，但痛证用补仍有通的意义，而且常与疏风、散寒、化湿、祛痰等结合。必须理解，不论用通用补，有一共同的目的，乃祛除发病的因素，调和气血的运行，恢复脏腑的功能，这就不能强调一面了。

关于具体用药法则，首先应区别药物对某一部位的特殊效能。例如片姜黄止痛，常用于手臂，不用于下肢；乌药、木香止痛，常用于脘腹，不用于上焦。其次，重视药物的配伍关系。如良附丸用高良姜和香附，金铃子散用金铃子和延胡索，均是一气一血相结合。再次，使用适应药的同时，应留意禁忌。如理气药大多香燥，多用能耗气破气，又能伤阴伤津，尤其不宜于阴虚体弱患者；同时当适可而止，或减低用量，或选择力量较薄的，或与养阴药配合。诸如此类，前人均有丰富经验。至于中药究竟有没有直接止痛药呢？我认为在常用的止痛药内可能有。但是以急救目的来使用的

第六章 痛证的治疗

时候，仍然应分析药物的性味和主要作用。如乌头止痛，重在逐寒温中；细辛止痛，重在辛散风寒；乳香、没药止痛，重在行气活血。另外，还有些特殊的用法。如威灵仙和千年健一般用治筋骨疼痛，我则将威灵仙用于血瘀痛经，千年健用于气滞胃痛。又如庵闾子很少使用，我常用来泡酒治疗下肢挛痛。均收到良好效果。这些在文献上都有记载，值得注意和发掘，以期提高疗效。

一、头痛

头居人体最高部位，脏腑清阳之气上注于头，手足三阳经和主一身之阳的督脉亦均上至头部，所以说"头为诸阳之会"。一般对于头痛证，李东垣认为"巅顶之上，惟风可到"，朱肱认为"三阳有头痛，三阴则无"，都从部位和经络连及外邪，是为外感头痛，假如五脏不平之气上逆，或浊阴不降，阻遏清阳上升，因而产生头痛，在《内经》称为"厥头痛"，所谓"头痛巅疾，上实下虚"和"头痛耳鸣，九窍不利，肠胃之所生"。朱丹溪认为"头痛多主于痰，痛甚者火多，有可吐者，亦有可下者"，便是内伤头痛。因此，临床上多分头痛为外感和内伤两类诊治：外感多实，内伤有虚有实；外感多用疏散，内伤有补、有温、有化、有潜镇、有清降等多种治法。

（一）外感头痛

外感头痛，常见者为风寒、风热和湿邪三种。

1. 风寒头痛　指感冒风寒引起的头痛。初起感觉形寒头胀，逐渐作痛，牵及后项板滞，遇风胀痛更剧，并伴浑身关节不舒，鼻塞，精神困倦。舌苔薄白，脉象浮紧。这种证候多为外感证初期，但患者往往以头痛为主诉。可用疏风散寒法，以菊花茶调散（菊花、川芎、薄荷、荆芥、防风、白芷、羌活、细辛、僵蚕、甘草）加减。这方内多系祛风辛散药，兼有缓痛、清头目的作用。

2. 风热头痛　指受风热引起的头痛。痛时亦有胀感，见风更剧，严重的头痛如裂，伴有口干、目赤、面部潮红等症。脉浮数或洪数，舌苔薄黄。用祛风清热法，以桑菊饮（桑叶、菊花、薄荷、桔梗、连翘、杏仁、生甘草、芦根）加减。本方辛凉微苦，辛能散风，凉能清热，苦能降气，原治风温病身热咳嗽，所谓上焦如羽，非轻不举，故只适用于风热头痛的轻证。如果胀痛剧烈，伴有小便短赤，大便闭结，及唇鼻生疮等内热症状，当用黄连上清丸（黄连、黄芩、黄柏、山栀、菊花、薄荷、葛根、桔梗、连翘、花粉、玄参、大黄、姜黄、当归、川芎）苦寒降火，虽亦具有辛凉散热作用，总的效能偏重在里。

3. 湿邪头痛 指在雾露中感受外湿引起的头痛。痛时昏胀沉重，如有布帛裹扎，形寒，四肢酸困。舌苔白腻，脉象濡缓。这种头痛虽以湿邪为主，亦与风寒有关，故一般用羌活胜湿汤（羌活、独活、防风、藁本、蔓荆子、川芎、生甘草），目的仍在疏表，使风湿从汗而解。但治疗外湿以苍术最有效，既能化湿，又能发汗，神术散（苍术、防风、生姜、葱白、生甘草）以苍术为君，佐以辛散风寒，用药最为亲切。

【按】外感头痛为外感病中症状之一，外感病以头痛作为主症治疗，均在初期。如果外邪不解，续增发热，虽然头痛仍存在，不应再作为主症。所以外感头痛的治法相同于外感病，掌握了外感病的治疗法则，就能治疗外感头痛。前人认为治太阳头痛用独活、川芎，少阳头痛用柴胡、黄芩，阳明头痛用升麻、葛根、白芷等为引，其实即外感病的辨证用药。

王肯堂曾说："浅而近者名头痛，其痛猝然而至，易于解散速安。"尤在泾也说过："风热上甚，头痛不已，如鸟巢高巅，宜射而去之。"我以为外感头痛既由外邪引起，当以辛散为主，病在头部，应选轻扬之品，即疏散风邪，佐以缓痛，兼清头目，为本病的治疗原则。因此，临床上可以采用菊花茶调散内的荆芥、防风、薄荷、菊花为基本药。偏于寒者加羌活、生姜，重者加细辛；偏于热者加桑叶，重者加黄芩；偏于湿者加苍术、藿香。也有兼目眶痛者加蔓荆子，鼻塞者加辛夷、苍耳子等。关于一般外感头痛，不能离此范围。

外感风寒后，常使头部络脉气血流行不畅，所谓脉满则痛。所以朱丹溪强调头痛必用川芎，后人引"治风先治血，血行风自灭"来解释。但川芎辛温香窜，用不得当，反多流弊，非痛时胀闷兼有头皮麻木感觉者不宜用，尤其是血虚肝阳易升的患者不可用，用后往往引起眩晕。在适应证用之，用量亦不宜太重。有人用川芎茶调散加减治外感头痛，处方甚恰当，但川芎用至三钱（9g），服后反增头痛欲吐。我就原方去川芎，并加钩藤二钱（6g），以制之，嘱其再服一剂，即平。相反地有人用辛散轻泄法治外感头痛不愈，常感晕胀难忍。我嘱加入川芎一钱（3g），服后顿减。这里说明了不是川芎不可用，而是必须用得其法。此外，白芷、藁本等均为头痛要药，气味亦香燥耗散，使用时都应特别注意。前人用一味白芷名都梁丸，与川芎同用名芎芷散，均治偏正头风，不是一般的外感新病，当加分辨。

（二）内伤头痛

内伤头痛，分为气虚、血虚、肝火、寒厥、痰浊几种。

1. 气虚头痛　指久病或过度劳倦等中气损伤引起的头痛，痛时悠悠忽忽，有空洞感，伴见少气无力，食欲不振，脉象虚软。主要是中虚而清阳不升，宜补中益气汤（黄芪、党参、白术、炙草、当归、升麻、柴胡、姜、枣）补气升阳法。

2. 血虚头痛　指失血、大病后及妇女产后、崩漏等血虚引起的头痛，痛自眉梢上攻，兼有晕眩，面色㿠白，口唇、舌质色淡，脉象细弱。这是血虚不能上荣于脑，宜补肝养营汤（生地、当归、白芍、川芎、菊花、陈皮、炙草）滋肝养血，兼清头目。肝血不足，阴不敛阳，最容易产生虚阳上扰，头痛偏在两侧，眩晕更为明显，目胞酸重，怕见阳光，喜静恶烦，泛恶欲吐，睡眠不宁，严重的巅顶如有物重压，一般称为肝阳头痛。肝阳偏于热性，故平肝潜阳药多偏凉，用天麻钩藤饮（天麻、钩藤、石决、山栀、黄芩、杜仲、牛膝、夜交藤、茯神、益母草、桑寄生）。但由于基本上是血虚，进一步应养血治本，潜阳治标，可用驯龙汤（生地、当归、白芍、羚羊角、珍珠母、龙齿、菊花、薄荷、桑寄生、钩藤、独活、沉香）。凡血虚或由血虚发展到肝阳的头痛，往往兼见耳鸣、腰疼和腿膝酸软等肾阴虚证，及手心热、头部轰热等内热现象，所以亦常用生地、山萸、龟板、女贞子、丹皮等滋肾清热，同时禁用辛散药。

3. 肝火头痛　指恼怒等肝火上逆引起的头痛，痛时觉胀觉热，面红，头筋突起，伴有口苦口干、暴聋、便闭等症，脉象弦滑或弦大而数。这种头痛多属实证热证，即使由血虚引起的，在这种情况下也以清肝降火为先，可用龙胆泻肝汤（龙胆草、生地、当归、黄芩、山栀、木通、车前、柴胡、甘草）。方中柴胡虽有疏肝散火作用，但正当肝火上逆时候，升散药终须慎用；当归辛温，性亦上升，改用赤芍为佳。

4. 寒厥头痛　指肝经寒气上逆引起的头痛，也称"厥阴头痛"。痛时脑户觉冷，畏风，常欲蒙被而睡，面容惨淡忧郁，伴见呕吐清涎黏沫，四末不温，脉象细弦或沉紧，舌苔白滑。治宜温肝降逆法，吴茱萸汤（吴萸、生姜、人参、红枣）加入当归、肉桂助其春生之气。还有一种寒性头痛，巅顶连及前额特别怕冷，痛亦偏在巅顶前额，并不剧烈，得温轻减，脉象沉细虚弱，称为阳虚头痛。由于肾阳不足，督脉虚寒。治宜温肾扶阳法，右归饮（熟地、山萸、山药、附子、肉桂、鹿角胶、当归、枸杞、菟丝子、杜仲）加天麻。

5. 痰浊头痛 指痰湿浊邪阻滞中焦引起的头痛，痛时昏晕，伴有胸膈满闷，呕恶痰涎，舌苔白厚黏腻，脉象濡滑。这种头痛由于痰湿中阻，阻遏清阳上升，与气虚的清阳不升有根本上的区别。治宜健脾化痰法，用半夏天麻白术汤（半夏、陈皮、茯苓、干姜、泽泻、天麻、党参、黄芪、白术、苍术、神曲、麦芽、黄柏）加减。本证亦名痰厥头痛，故主要是化痰。痰的形成由于脾胃虚弱，气机不利，湿浊不化，故佐以健中利湿，理气消食。

【按】内伤头痛可分虚和实两类：虚证发作缓，实证发作急；虚证多兼晕，实证多兼胀。其中虚证以肝阳为常见，实证以肝火为常见，说明肝病与头痛有密切关系。气虚和痰浊的头痛，主要由于清阳不升，但一为中气不足，一为痰浊阻遏，根本上虚实不同。这些证候的基本药物：中气虚用黄芪、党参、白术、茯苓、当归、升麻；肝血虚用当归、白芍、阿胶、潼蒺藜、枸杞子；兼肾阴虚者加生地、龟板；肝阳用白芍、白蒺藜、菊花、钩藤、牡蛎、桑麻丸；肝火用白芍、黄芩、夏枯草、菊花、石决明，火重者加龙胆草，兼便秘者用芦荟；肝寒用肉桂、当归、细辛、吴萸、生姜；痰湿用苍白术、茯苓、半夏、陈皮、南星、枳壳、天麻之类。

曾治一人，年近七旬，突然头痛如裂，张目便晕眩欲倒，胸中烦闷，呼吸短促，脉象浮大而数。因患者平素多痰，检阅前方多用平肝化痰，辛凉清泄，已经五日，不见轻减。我认为病非外感风温，又无发热，脉不相符。明属肾阴不足，肝阳化风上扰。呼吸气促亦由肾气不纳，不同于痰喘。因据前人所说下虚上实之候，即拟滋阴潜镇法，用生地、麦冬、龟板、阿胶、白芍、丹皮、钩藤、珍珠母，另用羚羊角一钱（3g）煎冲。两剂后逐渐轻减，调养半月始瘥。

又治一中年男性患者，经常头痛，恼怒即发，感冒亦发，服辛散轻剂便止，但反复发作，深以为苦。诊其脉沉弦带数，舌质边尖稍红，性情急躁，夜寐不安。据述在头痛、心烦、失眠时候，饮白酒少许亦能缓解。我诊断为肝经郁火，恼怒则火升故痛，感风则火不得泄亦痛。稍与辛散或饮酒少许而轻减者，因火有发越的机会，正如《内经》所说"木郁达之，火郁发之"，但治标不治本，所以不能根除。拟方用白芍、柴胡、薄荷、丹皮、山栀、黄芩、青黛、绿梅花、枳实、生甘草，从肝经血分透泄伏火。五剂后，头痛减、睡眠渐熟。继服五剂，隔两月未见头痛复发。

有不少头痛患者，经西医诊断为神经衰弱，中医治疗一般用滋补药。我在外地治一女同志，年35岁，体力尚健，患头痛6载，偏在两太阳，遇工作紧张更剧，夏季亦较严重，睡眠多梦，脉象弦滑，饮食、二便、月经均正常。我诊为肝阳上亢，即用桑叶、菊花、白芍、白蒺藜、钩藤、竹茹、牡蛎、蔓荆子、荷蒂等。服4剂来复诊，头脑清醒，只日中阳盛之时感觉不舒。并谓几年也服药数百剂，没有吃到这样便宜的药，也从未有过这样效果。

高血压症见头痛，大多从肝治，收到良好疗效，这是指一般性的。这些从肝脏治疗的高血压头痛，多数伴有脉弦等肝症状；相反地，如果诊断为高血压而肝症状不明显甚至出现别脏症状的，便不能因执常法。我曾治疗一男性患者，年53岁，患头痛二十多天，经西医院检查血压偏高外无其他病征。切其脉象濡缓，舌苔薄白而不腻。询知头痛不剧，但觉昏沉不舒，见风更甚，纳食呆钝，怕进油腻，腰背时觉酸困。因诊断为肾阳不足，脾运不健，清阳不能上升，用真武汤加味，处方：附子、白术、茯苓、白芍、枸杞、细辛、天麻、陈皮、生姜。服后渐安。

再谈两个比较特殊的头痛证，头风痛和真头痛。

1. 头风痛 头痛经久不愈，时作时休，一触即发，往往在天气变化，起风的前一天痛甚，至起风的一天痛反少愈。其他恼怒、烦劳和情志抑郁等均能引起。有偏头风和正头风之分。发时一般剧烈，痛连眉梢，目不能开，眩晕不能抬举，头皮麻木。此证多由素有痰火，复因当风取凉，邪从风府入脑，郁而为痛，可用消风散（羌活、荆芥、防风、藿香、厚朴、僵蚕、蝉衣、人参、茯苓、陈皮、甘草）茶调内服，并用透顶散（细辛、瓜蒂、丁香、冰片、麝香、糯米）搐鼻。

2. 真头痛 头痛，脑尽痛，手足青至肘膝关节。前人认为脑为髓海，真气所聚，受邪后不超过12小时死亡。急灸百会穴，并进大剂参附，可望十中生一。但兼见天柱骨倾折的，终难抢救。

【按】真头痛一般认为难治，本人缺乏临床经验。头风大多经年累岁，亦为顽固证。由于原因错杂，不能单纯用一种方法，常用药如川芎、白芷、羌活、防风、细辛、藁本、黄芩、僵蚕、胆星、天麻、全蝎等。我治一女性患者，年29岁，因野外工作，得头痛证已8年，每逢变天或多用脑力即发，发时脑户觉冷，不能见风，常用头巾包扎，口多清涎，脉象沉细。即用前药去黄芩加吴萸，羌活改为独活。半个月后，症状逐渐消失，又去吴萸、防风、全蝎，加当归、桂枝。1个月后痊愈。本来月经来时量少色紫，亦获正常。

前人对于头风痛也有认为风淫火郁，采取轻清凉泄治法。如叶天士《临证指南医案》里多用桑叶、菊花、蔓荆子、丹皮、山栀、苦丁茶、钩藤，进一步加入生地、白芍、归身、枸杞子、潼沙苑等滋养肝肾。这种治法与肝阳、肝风头痛相混，故徐灵胎评为："头风之疾，轻者易愈，其重者风毒上攻，络血横逆，重则厥冒，久则伤目，必重剂并外治诸法，方能有效。"但叶天士也重视气血瘀痹，采取虫蚁一类药入血中搜逐，攻通邪结。尝用细辛、半夏、川乌、全蝎、姜汁，又用川芎、当归、半夏、姜汁、全蝎、蜂房，并指出兼刺风池、风府和艾灸等外治法（见《清代名医医案精华》）。说明头风痛当分轻重施治，只在一般头风痛很少用滋柔清泄。

二、胸胁痛

胸痛和胁痛是两个症状，因为二者的病因病机大致相同，发病时又常互相影响，所以合并讨论。但是毕竟部位各异，治疗不一样，不能因而含混。

胸、胁痛在外感和内伤病中都能出现，如伤寒少阳病及咳嗽、水饮、积聚等杂病均有本证。如果作为一个主症来说，则以内因为多，主要为气滞和瘀血两种，其中气痛尤为常见。

（一）胸痛

先谈胸痛。膈之上为胸，胸为心肺部位，心肺为两个阳脏，所以胸中是清阳所聚的地方，也称清旷之区。喻嘉言曾说："胸中阳气如离照当空，设地气一上，则窒塞有加。"这里所说的地气是指中焦寒气和浊气，中阳不振而寒浊之气上犯，或寒浊之气上犯而使阳气不宣，统称阴邪上干阳位，能使产生痹痛等证。这是前人对于胸痛的认识，在临床上也证实了这理论的可靠性。

1. 气滞痛　痛时胸闷痞结，短气不利，时缓时急，严重的胸痛彻背，背痛彻心，痛无休止，不得安卧，脉象沉迟或弦紧，舌苔白腻。这种胸痛多由寒邪上逆，胸阳痹阻，故《金匮要略》称为"胸痹"，主张通胸中之阳，用瓜蒌薤白白酒汤（瓜蒌、薤白、白酒）；寒重或挟有痰浊的，用枳实薤白桂枝汤（枳实、薤白、桂枝、厚朴、瓜蒌）和瓜蒌薤白半夏汤（瓜蒌、薤白、半夏）。

2. 瘀血痛 瘀血胸痛以外伤及久咳、努力憋气引起的为多，吐血早用凉血、止血药，亦往往使离经之血内阻作痛。痛如针刺，呼吸尤剧，手按不得缓解。这种瘀痛多因络道不通，气行不利，治法以祛瘀、和络、理气为主，用旋覆花汤（旋覆花、新绛、葱管）。方内新绛系用猩猩血染成的帽纬，近已少有，可用藏红花代替。还有桃仁、归尾、郁金、枳壳等活血行气药，均可使用。

【按】痹者闭也，所说胸痹实际上是一个胃寒证，因胃中受寒而影响胸中阳气郁滞。所以《金匮要略》用通阳法而不用扶阳法，用散寒、理气、化痰等药而不用补药，总的目的在宣通胃气而不在止痛。临床证明，胸痹病人多因受寒后发，不能吃生冷东西，并伴见噎塞、嗳噫和食呆等证。用薤白为主药，取其味辛苦温，能温胃散滞气，用来加减的枳实、生姜、厚朴、橘皮等也都是和胃之品。叶天士治胃病极其常用，赞扬薤白宣阳疏滞，不伤胃气，称为辛滑通阳法。兹录《临证指南医案》里一方作为处方举例"薤白、炒瓜蒌、制半夏、茯苓、桂枝、生姜汁"。在这基础上，气逆嗳噫者加陈皮、枳壳，胀满噎塞者加厚朴、郁金。但胃气虚寒患者不宜薤白，服后往往噫气不止。

胸痛中有属于心脏病引起的，痛时偏在左侧，有如针刺，重者牵及肩臂内侧作痛，常有胸闷气窒，呼吸不畅，稍有劳动即觉心慌心悸，脉象或数或迟或代，多不规律。《医学入门》上有"悸痛"证，指出"内因七情，心气耗散，心血不荣，轻则怔忡惊悸，似痛非痛"，《证治汇补》上也说"胸中引背膊内廉皆痛，心火盛也"，均指出了其病在心。这病证的轻重程度不一，主要由于心主血脉，心气不足，营行障碍，故治疗必须从心脏着手。我常用人参、丹参、生地、麦冬、桂枝、阿胶、三七、郁金、檀香、血竭、藏红花等作为基本药，扶心气，活心血，随证加减，效果良好，亦可酌用薤白、瓜蒌之类，并结合枣仁、茯神、龙齿等安神，手臂疼痛较剧者同时内服大活络丹，但均不是主要药。本病治疗比较困难，《内经》称为"厥心痛"，详见《灵枢·厥病篇》。

血瘀络道的胸痛，除损伤外多由他病传变，必须根据原来的病证加入和络之品。例如咳嗽不止，增加胸痛，即在治咳方内加入和络。一般先从气分影响及血，故和络又常与理气同用。基本药为红花、桃仁、郁金、枳壳、橘络、乳香等。凡络痛多在一二处，痛如针刺，以咳嗽、吸气时最为明显；假如一片作痛，痛无休止，或兼有痞满等证，应考虑其他原因。

（二）胁痛

两胁为肝、胆两经循行的部位。因胆附于肝，肝气又易于横逆，促使胀满作痛，故胁痛多属肝病。一般亦分气痛和瘀痛两类。

1. 气痛 多由恼怒、郁结等情志失调，发时右胁先痛，时痛时止，经久则影响左胁，亦能影响胸膺、背部均痛，不便转侧，妨碍呼吸，咳嗽尤剧，有胀滞感，伴见胸闷太息，或得嗳气稍舒，脉象多弦。治宜疏肝理气法，用柴胡疏肝散（柴胡、白芍、香附、川芎、枳壳、陈皮、甘草）。气郁经久化火，兼见烦热、口干，脉象弦数，用清肝汤（白芍、当归、川芎、丹皮、山栀、柴胡）。如果胁痛悠悠不止，两目疏疏，心怯惊恐，为肝血不足现象，用四物汤加柴胡、青皮。

2. 瘀痛 胁痛如刺，痛处不移，按之亦痛，但轻加按摩则略觉轻减，脉象弦涩或沉涩。瘀血胁痛的形成，当分两种：一种由肝气郁结，久而不愈，血随气滞，所谓初痛在气，久必及血，瘀阻经络，着而不行；一种是跌仆斗殴损伤，瘀停胁肋，比较急骤严重，痛亦剧烈，皮肤出现青紫伤痕。治法均宜活血行瘀，但前者须在行气的基础上祛瘀通络，用柴胡疏肝散加桃仁、红花、当归须之类；后者当以逐瘀为主，用复元活血汤（柴胡、当归、红花、桃仁、大黄、穿山甲、天花粉、甘草）。滇三七能祛瘀生新，为伤科要药，可磨粉另服，或先用成药七厘散和云南白药。

【按】治疗肝气胁痛以疏肝为主，疏肝的药物以柴胡、青皮入肝胆经，善于散邪理气，最为多用。前人曾说，胁痛只需一味青皮醋炒，煎服或作粉剂均有良效。但是肝为刚脏，非柔不克，疏气药常用重用，能耗气耗血，对于肝脏不利。叶天士谓"柴胡劫肝阴"，王孟英并认为"最劫肝阴"，虽然未免言之过甚，但亦不可忽视禁忌。有人滥用柴胡治胁痛，不仅疼痛不止，更引起目赤、咽喉肿痛，可引为前车之鉴。我认为青皮疏肝行滞气、柴胡舒肝解郁，兼有升散作用，均为胁痛良药，问题在于分辨新病、久病，证情轻重，体质强弱，适当地使用和配合。为此，本证的基本处方以四逆散（柴胡、白芍、枳实、甘草）较为妥善，除枳实改用枳壳外，理气的青皮、金铃子，养血和血的当归、川芎，清热的丹皮、山栀，均可随证加入，即使一般瘀痛，也可在这基础上加入桃仁、红花等。

跌仆损伤的血瘀作痛，不限于胁部。复元活血汤用柴胡引经，因为肝主藏血。大体上瘀痛的常用药为当归、赤芍、桃仁、红花、土鳖虫、乳香、没药，痛在腰、胁者加柴胡，在胸部者加郁金，在腹部者加大黄。

近来对于肝炎的治疗，一般亦用疏肝方法，我亦常用白芍、丹参、青皮、柴胡、香附、郁金、金铃子、枳壳等一类药物。但必须注意几个问题，肝气阻滞络道固然能致胁痛，痛久也能使络道瘀结；另一方面，血虚不能养肝易使肝气横逆，肝气横逆也能使肝血受损。临床上遇见的肝炎大多有较长的病史，而且也有感到极度疲劳的，这就不能单从疏肝治疗。同时肝病最易影响肠胃之证，在肝炎证上往往出现食呆、腹胀、嗳噫、矢气、大便或溏或秘，治疗时或肝胃兼顾，或先治肠胃，应掌握先后、缓急的步骤。

右胁期门穴处隐隐作痛，逐渐胀痛增剧，不能转侧，手不可按，甚至呼吸不利，寒热，为肝痈初期。多由饮酒过多、愤怒忧郁引起，可用柴胡清肝汤（生地、当归、白芍、柴胡、黄芩、山栀、天花粉、防风、牛蒡、连翘、甘草）。不愈能化脓，痛处膨满，皮肤出现紫红色，咳吐脓血，或并发剧烈腹痛，便下脓血，可于前方内减去防风、牛蒡，加鱼腥草、败酱草、芦茅根等。

三、胃脘痛

胃主受纳和消化饮食，以和降为贵，胃痛的主要原因便是不能和降。引起不能和降的因素，有受寒、停湿、湿热、瘀血、饮食失调、情志郁结和本身虚弱等，其中以胃寒、胃气和胃虚最为多见。治疗胃痛不能把胃孤立起来看，因为消化功能脾胃有密切关系。胃主纳，脾主运，胃主降，脾主升，胃当通，脾当守，两者的性质不同，但作用是统一的，因此脾和胃称做表里，诊治胃痛应从脾胃两方面考虑。又因五行相克规律木能乘土，肝气横逆往往犯胃乘脾，所以对于胃痛中气痛一证，特别注意到肝，有肝胃气痛的名称。这是中医理论的特点。必须理解中医对胃和肝、脾的认识，才能确切地运用中医法则治疗胃病。现在就常见的几个胃痛及几个类似胃痛的证候，分述如下。

1. 胃寒痛　指饮食生冷和直接受寒气引起的胃痛。骤然胃脘作痛，喜手按及饮热汤，痛势无休止，伴见呕吐清水，畏寒，手足不温，脉象沉迟，舌苔白腻。这种胃痛由于中焦受寒所致，属于实证，治宜温中散寒法，用厚朴温中汤（厚朴、豆蔻、陈皮、木香、干姜、茯苓、甘草）。经常受凉即发，可用肉桂粉一味开水送服。如兼饮食不慎，寒食交阻，疼痛更剧，可酌加神曲、山楂等帮助消化。

2. 胃气痛 指气机郁滞引起的胃痛。胃脘胀痛攻冲，胸闷痞塞，得嗳气稍舒，或伴腹部亦胀，大便困难等，脉象弦滑。这种胃痛纯属胃不和降，治宜行气散滞法，用香砂枳术丸（木香、砂仁、枳实、白术），较重的结合沉香降气散（沉香、香附、砂仁、甘草）。胃气作痛很多由肝气引起，多伴肝气症状，如胁满胀痛，时有太息，并多发于恼怒之后，或有情志不遂病史，可于前法内参用柴胡疏肝散（柴胡、白芍、川芎、香附、陈皮、枳壳、甘草），或用调气汤（香附、青陈皮、藿香、木香、乌药、砂仁、甘草）。凡由肝气引起的胃痛，经久不愈，极易化火，宜辛泄苦降法，用化肝煎（白芍、丹皮、山栀、青皮、陈皮、贝母、泽泻）结合左金丸（黄连、吴萸）。

3. 胃虚痛 此证着重在脾，多偏于寒。痛时常在空腹，得食或温罨缓解，伴见泛酸，畏冷喜暖，舌质淡，苔薄白，脉象沉细无力，或见虚弦。治宜温养中气，前人提出过许多方剂，本人主张用黄芪建中汤（黄芪、桂枝、白芍、炙草、姜、枣、饴糖）加减。本证的形成，主要由于脾阳衰微，中气薄弱，但可以从寒痛、气痛经久不愈转变而来，并常因受寒、气恼等反复发作。在脾胃本身虚寒的情况下，也能呈现消化不良等症状，必须认识本证基本上是一个虚寒证，不能和其他胃痛混淆。

【按】胃寒痛多由受凉和饮冷引起，痛时常兼恶寒或呕吐白沫的，可于一般处方内加入紫苏或吴萸，一则散寒，一则降逆，均有温中作用。但在虚寒胃痛出现恶寒或呕吐白沫，宜用桂枝不宜用紫苏，用吴萸亦宜与党参结合。这里说明了胃寒痛和胃虚痛同样有喜温喜按等寒证，须分虚实治疗。比如说，治寒痛用大建中汤（川椒、干姜、人参），治虚痛用香砂六君子汤（木香、砂仁、党参、白术、甘草、茯苓、半夏、陈皮），当然也可以。严格地说来，实证用人参，虚证用香砂等，均应考虑。诚然，临床上胃痛证往往虚实夹杂，用药亦多兼顾，不能机械地划分，但主次必须明确。

胃气痛从肝胃治疗，以理气为主，这是常法。但理气药多辛燥耗伤气阴，尤其肝血不足、肝火偏旺的患者应当慎重。魏玉横的一贯煎（生地、当归、枸杞、沙参、麦冬、金铃子）在滋养中佐以疏肝，便是为伤阴作痛而设。我治一女性患者，57岁，有十多年胃痛史，经常发作，不能多食，口干饮水稍多亦胀痛，时吐黏痰，嗳气困难，大便秘结，舌质干绛，脉象细弦有力。诊断为肝血胃阴大伤，有转成关格的趋向，虽然中焦气滞兼有痰浊，不能再用香燥理气止痛。处方：生地、石斛、玉竹、白芍、瓜蒌、麻仁、绿梅花、乌梅、金橘饼。调理半月后逐渐轻减。

文献上有胃痈证，系内痈之一，初起中脘微肿作痛，痛成破溃后呕吐脓血。并谓舌苔灰黑垢腻，经久不退，口甜气秽，胃痛隐隐，结喉旁人迎脉大，为胃脘发痈之候。痈已成则寒热如疟，脉象洪数，或见皮肤甲错。本人因对本证缺乏临床经验，仅提供参考，不作讨论。

四、腹痛

人身背为阳，腹为阴，二阳脏位于膈上，三阴脏均在腹内，故腹痛证多偏于寒。从部位来分，上腹部即中脘属太阴，脐腹属少阴，左右为少腹属厥阴，脐下为小腹属冲任奇经，一般多根据这部位结合病因和症状做出诊断。除上腹痛已详胃脘痛外，兹分脐腹、少腹、小腹叙述如下。

1. 脐腹痛 脐腹虽属少阴，一般仍包括太阴及大、小肠。痛时多在脐腹周围，喜手按或温熨，伴见肠鸣，自利，饮食少味，消化迟钝，舌苔白腻等。这类腹痛，暴痛多由受寒或啖生冷引起，痛无休止；久痛则为脾肾虚寒，时轻时重。前者宜散寒和中法，用排气饮（藿香、木香、乌药、厚朴、枳壳、香附、陈皮、泽泻），寒重加肉桂，亦可用天台乌药散（乌药、高良姜、小茴香、木香、青皮、槟榔、金铃子、巴豆），但巴豆当慎用；后者用理中汤（党参、白术、炮姜、甘草），寒重者加附子。虫积痛亦多见于脐腹，其特征为时痛时止，痛时剧烈难忍，痛过又饮食如常，兼有形瘦和面色萎黄等症状。治疗有直接杀虫法，用化虫丸（鹤虱、苦楝根、槟榔、芜荑、使君子、枯矾）；安虫法，用乌梅丸（乌梅、细辛、桂枝、人参、黄连、黄柏、附子、干姜、川椒、当归）。

2. 少腹痛 少腹属厥阴，病以肝气为多，痛时的特征均兼作胀，或牵及胁肋，得矢气轻减，治以疏肝理气法，用金铃子散（金铃子、延胡）加青皮、荔枝核等。肝寒气滞作痛者，兼有肢冷，脉细，或吐清水酸水，用当归四逆汤（当归、桂枝、白芍、细辛、通草、红枣）。若痛时下控睾丸亦痛，或多立即觉少腹胀痛，须防疝气，用济生橘核丸（橘核、金铃子、延胡、木香、厚朴、枳实、肉桂、海藻、昆布、海带、桃仁、木通）加减，散寒理气之中兼有软坚作用。

3. 小腹痛　小腹属冲任二脉，小腹痛以妇科痛经病最为常见。痛经可分三个类型：一为经前痛，经前三四天或七八天内，先觉少腹胀痛，重的胁部和乳房亦胀，经将来时小腹亦痛剧，经行便逐渐消失；二为经行痛，经来时小腹急痛，经血涩少不利，逐渐量多，痛亦渐减，至经净痛始消失；三为经后痛，经前经行均无腹痛，经行两三天后量渐多，或七八天淋沥不断，开始小腹绵绵作痛，兼有下坠感及腰酸、疲乏等现象。痛经的腹痛，主要部位都在小腹，前二种属气滞、寒阻、瘀血内结，治宜调经饮（当归、香附、青皮、山楂、牛膝、茯苓）和延胡索散（延胡、当归、川芎、乳香、没药、蒲黄、肉桂）加减，其他如柴胡、乌药、红花、桃仁、五灵脂等理气、散寒、活血、祛瘀药，均可适当加入。后者属气血两亏，不能固摄，宜胶艾四物汤（阿胶、艾叶、熟地、白芍、当归、川芎、甘草）加黄芪、党参益气，亦可加龙骨、牡蛎、升麻等固涩升提。

【按】腹痛证从部位、原因、症状等方面综合来看，可以找出一般规律，即：少腹痛多气属肝，脐腹痛多寒属脾肾和大小肠，小腹痛多瘀血属冲任二脉。因而有几个基本处方：气痛用疏肝理气法，当归、白芍、青皮、香附、延胡索、金铃子；寒痛虚证用温运脾肾法，白术、附子、干姜、甘草，实证用疏肠散寒法，乌药、木香、砂仁、陈皮；瘀血腹痛用活血祛瘀法，当归、川芎、赤芍、红花、泽兰、延胡索。当然这不是绝对的，并且应考虑其他病因，适当地结合。例如气痛有寒可加肉桂，经前痛可加茺蔚子；瘀痛挟寒可加艾叶，挟气可加香附；寒痛兼呃可加丁香，兼泄泻可加肉果等。至于腹痛热证，多见于伤寒、温病邪传中焦，大便秘结，很少单独出现。我尝治一中年患者，腹痛时缓时急，自觉内热甚重，但无烦渴现象，大便干燥，隔日一行，脉滑有力。因忆朱丹溪曾说："腹中常觉有热而痛，此为积热，宜调胃承气汤。"即用炒大黄钱半（4.5g），生甘草一钱（3g），玄明粉一钱（3g）冲，加入木香八分（2.4g），黄连五分（1.5g）调气清热。连服3剂，腑行甚畅，痛随消失。这种腹痛，实际上由大便不畅引起，不能作为热痛。

又治一患者腹痛绕脐，已近2年，检阅以前药方，多因病史较长，痛不剧烈，食少作胀，认为脾肾阳虚，投桂附八味和理中一类。我诊其脉沉弦有力，舌苔白滑。询之无形寒怕冷，除大便窘迫，挟有黏沫，下时不爽外，亦无其他痛苦。因此诊断为小肠受寒，传化失职，当温通六腑。处方：肉桂、川椒、干姜、枳实、山楂、木香、槟榔。2剂后腹痛反剧，肠鸣，泻下黏秽粪便甚多，遂获痊愈。

脐腹痛中有腹部凹凸有形，拒按手不能近，甚则蜷卧汗出，手足厥冷，《金匮要略》称为"寒疝"，用大乌头煎（乌头、蜜）。乌头辛热有毒，多服能使如醉状。我用大建中汤（川椒、干姜、人参）和椒桂汤（川椒、桂枝、小茴香、高良姜、吴萸、柴胡、青陈皮）加减，效果亦佳。

一女性患者，38岁，每日早起面部浮肿，冬季更明显，月经后亦较甚。经来每月超前，色紫挟块，量或多或少，多时较为舒畅，少则反觉头晕，浑身不适。经行净后有四五天腹痛，兼下坠感，腰连两下肢亦酸痛乏力，手足冰冷不温，脉象沉细。患者就诊的目的主要为经后痛。据述痛时气力毫无，最为难受。我从症状分析，肝肾虚寒，冲任亏损，中气亦不能提挈。虽然经来色紫挟块，亦由血海虚寒所致，不同于瘀热。处方用熟地、附子、淫羊藿、艾叶、阿胶、藏红花、黄芪、白术、桂枝、白芍、茯苓。先服10剂，无不良反应；再服10剂，经行量多，色转红，净后腹痛轻减，仍有下坠感，原方去红花加升麻调养。

五、腰痛

腰为肾之府，肾为先天，有强壮全身的能力，肾虚会使全身困倦，尤其腰部先有酸疼乏力的感觉。所以腰痛和肾有密切关系，临床遇见腰痛，首先应考虑到肾脏有无虚弱及损害等病变。但是全身经络从上走下，从下走上，都通过腰部。其中足太阳经在背部分为四行，对腰部的联系尤广；足少阴经本来是肾的经脉，从肾走腰更为接近；其他如带脉环绕腰部，约束诸经，对腰痛证也极重要。这样，从内脏和经脉结合起来，可以清楚地看到腰痛的产生，在内脏以肾虚为主，在经络以足太阳、足少阴和带脉的感受外邪或扭伤为多。同时脏腑与经络有密切联系，肾脏精气不足可使外邪乘虚而入，外邪侵入也能影响肾气，说明肾脏实占重要位置。兹分肾虚、寒湿、扭伤三类。

1. 肾虚腰痛　包括性欲过度，遗精滑泄，妇女崩漏带下，以及老年精气虚弱等引起的腰痛。这种腰痛多逐渐形成，初起但觉腰部酸软乏力，痛时绵绵隐隐，并不剧烈，常兼脊骨腿足酸痿，不耐多走多立，睡眠轻减，脉象细弱或虚微。由于肾为水火之脏，应分阴虚和阳虚，阴虚腰痛兼见内热心烦，头晕耳鸣；阳虚腰痛兼见神疲气短，畏寒溲频等症。治疗亦分滋阴补肾法，用大补阴丸（熟地、龟板、黄柏、知母、猪脊髓）；扶阳补肾法，用煨肾丸（苁蓉、补骨脂、菟丝子、沙苑子、杜仲、牛膝、肉桂、胡芦巴、萆薢、猪腰）。然腰痛经久，不时发作，大多阴阳两虚，宜大补精气，用无比山药丸（山药、熟地、山萸、苁蓉、鹿角胶、巴戟天、补骨脂、菟丝子、杜仲、续断、牛膝、骨碎补、木瓜、萆薢、肉桂、茯苓、泽泻、青盐）。疲劳过度亦有腰痛，休息后便复原，不属于肾虚范围。

2. 寒湿腰痛 指感冒风寒，淋受冷雨，坐卧湿地等损伤经络引起的腰痛，痛时腰背拘急，转侧不便，有酸胀感，痛处觉冷，遇阴寒天气更剧，也有牵及一身板滞或两腿酸疼，脉象沉紧或沉缓，舌苔多白腻。治宜祛寒行湿法，用独活寄生汤（独活、桑寄生、防风、桂枝、细辛、秦艽、杜仲、牛膝、党参、茯苓、甘草、熟地、当归、白芍、川芎）。寒湿腰痛在《金匮要略》上称为"肾着"证，指出身体重，腰中冷，如坐水中，形如水状，反不渴，小便自利，饮食如故，用甘姜苓术汤（炙草、干姜、茯苓、白术）。这是带脉感受寒湿，其特征为痛时多从后面牵连两侧，痛处常觉寒冷，有沉重感，故不从肾脏治疗，以温脾化湿为主。

3. 扭伤腰痛 指强力举重、闪挫受伤引起的腰痛。病起骤然，痛不能动，呼吸咳嗽困难。由于气血凝滞，治宜行气化瘀法，用通气散（木香、陈皮、小茴香、延胡索、白丑、穿山甲、甘草）。

【按】腰痛应当以肾虚为重点，前人通过肾来治疗腰痛，多数是滋补真阴，温养真阳。例如：丹溪的青娥丸（杜仲、补骨脂、核桃肉），东垣的补髓丹（杜仲、补骨脂、核桃肉、鹿茸、没药），《古今医鉴》的壮本丸（杜仲、补骨脂、苁蓉、巴戟、小茴香、猪腰），《沈氏尊生书》的羊肾丸（鹿茸、小茴香、菟丝子、羊腰）等。它的主要目的是补肾，并根据肾为水火之脏，补阴必须静中有动，补阳必须动中有静的原则，用了苁蓉、补骨脂、鹿茸、菟丝子及杜仲、猪羊腰补养；照顾到止痛治标，用了小茴香、没药等。这是处方的一般法则，其他如熟地、山萸、鹿角胶、枸杞子等均可选用。

一般肾虚腰痛，痛不剧烈，劳累即作，无其他明显症状，我常用猪腰和杜仲煮食，效果良好。法用猪腰一对，洗净勿切碎，炒杜仲一两（30g），加黄酒和盐少许，水两碗，文火焖酥，分两次将猪腰和汤服食。此系食疗方法之一，可以连服四五对多至十余对。

一患者男性，劳动后忽觉腰部酸痛，逐渐转侧俯仰困难，开始认为扭伤，用推拿无效，转觉形寒，兼有低热。我按脉象浮数，依据太阳经受寒治疗，用羌活、桂枝、防风、小茴香、川芎、丝瓜络、葱白等。一剂得微汗，再剂即疼痛消失。凡扭伤腰痛一起即转动困难；风寒伤络腰痛由渐转剧，并兼外感症状；内伤腰痛虽痛而能转侧，但行动较缓，多发于老年人，以此为辨。

六、脊背痛

脊背为督脉和足太阳经所过，督脉行于脊内，足太阳经分布背部。虽然同主阳气，在发病上前者多里证，后者多表证，治疗有很大区别。

1. 脊痛　痛时多在背部中间，不能挺直，偶然挺直较舒，亦不能持久，严重的脊背一线觉冷，腰部亦冷，象有风寒侵袭，脉象微弱，伴见小便频数清长，腿足酸软。主要由于督脉阳虚，宜右归丸（附子、肉桂、山萸、山药、熟地、杞子、甘草、杜仲）加鹿角胶、狗脊。

2. 背痛　背痛多由太阳经受寒邪引起，痛时背部均感板滞不舒，甚则连及后项肩胛板滞。治宜羌活胜湿汤（羌独活、防风、藁本、蔓荆子、川芎、甘草），亦可酌加麻黄、桂枝。

【按】脊痛少实证，背痛少虚证。治脊痛不能离开肾，治背痛必须兼顾肺，这是大法。但从脊痛来说，督脉循行脊内，治疗肾脏应与温通督脉相结合，才能收到效果。如何温通督脉？我的初步经验，用右归丸加鹿角胶、狗脊最为有效，或在温养中酌加桂枝、独活通阳。

尝治一女性患者，二十多岁，体质素强。因久坐水泥地，腰部觉凉，起立稍感酸痛。逐渐向上发展，两三天后整个背部板滞不舒，一星期后又觉下肢行走沉重。经过治疗两个多月，用三痹汤加减，并狗皮膏外贴，效果不显。我认为此证的病因病机很清楚，过去治法亦甚恰当，不能收到效果的原因，或许由于早期用风寒药太少，后来又因病久而偏于温补，致使寒邪凝滞经络，不能解散。处方用熟地、鹿角胶、麻黄、羌独活，细辛从肾脏来透发足少阴、太阳的寒邪，佐以杜仲、狗脊、续断等。5剂后背部得微汗，仍持原意，半月后遂见好转。

七、四肢痛

脾主四肢，因脾脏病变引起的四肢症状，多属手足无力、肌肉萎缩、浮肿作胀等。在疼痛方面，则以经络为主。上肢为手经所循行，下肢为足经所循行，三阳经循行于外侧前侧，三阴经循行于内侧后侧，这是部位的区别。原因则偏重在风寒湿三种外邪，这三种外邪往往混合发病，但在程度上有轻重。由于外邪侵入经络，使气血流行不畅，肌肉关节发生痛觉，故前人称为"痹证"。痹是痹闭，即气血阻塞不通的意思。风寒湿三邪结合后，性质属阴，在寒冷阴湿的气候易于复发或加剧，这在前人经验中又总结为"逢寒则急，逢热则纵"（《内经》），并谓痹证"宜针引阳气"（《金匮要略》）。当然，引起四肢疼痛的还有其他原因，但以风寒湿为主。兹就发病部位分为上肢痛和下肢痛两类。

1. 上肢痛 风寒湿侵袭四肢的主要症状，为肌肉骨节酸痛，运动障碍。风胜者多走注，寒胜者遇冷更剧，湿胜者重着麻木，为其特征。上肢手臂系手六经的交会，偏于风寒为多，因肩胛处最易受凉，痛时常从肩胛向肘下行，手臂不能高举，亦不能向后弯曲，痛时多一臂或两臂交替，《金匮要略》所谓"但臂不遂者此为痹"，说明与中风偏枯不同。本证一般有寒冷感觉，或伴低热，或牵及项背板滞，对内脏很少影响。治宜疏散活络法，用防风汤（防风、羌活、桂枝、秦艽、葛根、当归、杏仁、黄芩、赤苓、甘草、生姜），痛剧而有拘挛现象的，用透经解挛汤（防风、荆芥、羌活、白芷、当归、川芎、红花、苏木、蝉衣、天麻、山甲、连翘、甘草）。凡通经络必须佐用和营活血之品，两方内均用当归，透经解挛汤还重用血药，便是这个道理。如果单纯的血不养筋，可用四物汤（熟地、当归、白芍、川芎）加秦艽、桑枝。

2. 下肢痛 下肢为足六经的交会，尤其与足三阴经有密切关系，故腿足疼痛偏在寒湿方面，常因坐卧阴冷潮湿之处引起，痛时伴有寒冷、沉重感觉，或足胫有轻微浮肿。一般用三痹汤（人参、黄芪、当归、熟地、川芎、白芍、肉桂、细辛、独活、防风、秦艽、杜仲、续断、牛膝、茯苓、甘草、姜、枣），寒重者可用千金乌头汤（乌头、附子、肉桂、蜀椒、细辛、独活、防风、干姜、秦艽、当归、白芍、茯苓、甘草、红枣），湿重者用薏苡仁汤（苡仁、苍术、麻黄、桂枝、当归、白芍、甘草、生姜）加减。治疗下肢疼痛同样需要在祛邪活络之内调和气血，但在下肢当侧重肝肾，故方内常用附子、肉桂扶阳，杜仲、续断、牛膝等强筋骨。如果湿热下注，又宜去热药加三妙丸（苍术、黄柏、牛膝）之类，这是同中之异。

【**按**】治疗四肢疼痛必须分别上下肢用药，例如姜黄、秦艽、桑枝、羌活、防风、桂枝、威灵仙等多用于上肢，续断、牛膝、木瓜、独活、防己、蚕沙、乌头等多用于下肢，其中也有通用的，如海风藤、络石藤、丝瓜络以及成药小活络丹（川乌、草乌、胆星、地龙、乳香、没药）等，均不限于上肢或下肢。上下肢俱痛不等于全身痛即一身尽痛，一身尽痛多见于伤寒、伤湿和阴阳毒证，不需要通经和络，上下肢痛多偏在关节方面，应祛邪与活络结合，两者的病机和治法基本不同。

下肢痛往往由肝肾虚弱引起。我治一男性患者下肢疼痛，兼有麻木寒凉感，曾服通经活络方结合针灸治疗，一年多不见效果，夏季亦不轻减。切其脉沉细无力，腰脊酸困，小便较频，舌苔薄白，舌尖嫩红。诊断为肝血肾阴两亏，不能濡养筋骨。改用虎潜丸（熟地、龟板、白芍、锁阳、虎骨、牛膝、当归、干姜、黄柏、知母、陈皮、羊肉），每次9g，一日2次，淡盐汤送服。1个月后逐渐痊愈。

又治一患者下肢疼痛，入夜足胫觉热，睡时常欲伸出被外，曾作风湿处理，针药兼施无效。我按脉象细数，小便黄赤，以阴虚湿热下注治疗，处方用生地、黄柏、知母、牛膝、草薢、蚕沙、木防己、五加皮、赤苓，10剂渐瘥。

四肢疼痛，游走无定，特别表现在关节处红肿剧痛，甚至手指屈伸不利，为"历节风"证，系行痹中的一种证候。我用桂枝、赤芍、秦艽、知母、桑枝、忍冬藤、威灵仙，内热重者酌加石膏，有寒热者加防风，取得良好效果。

一患者有心悸心慌，胸闷刺痛宿疾，我诊断为心气不足，迭用养心血、通心阳之剂，得到好转。此证本可出现手臂酸痛，《内经》称为"臂厥"，而患者仅在手臂内侧肘腕之间有一线疼痛，极为少见。我于汤药外另用大活络丹，每日半颗，服6颗后即渐消失。大活络丹药味复杂，主要是调养气血，通利经脉，其中冰、麝等更能窜走空窍络道。尝治一患者四肢肌肉关节尽痛，曾进不少风湿药无效，手腕骨节且渐变形。我认为当予养血活络，一面用四物汤加味，一面服大活络丹。服活络丹后半小时，即觉四肢有气上下窜动，1小时后逐渐安定。连服半个月，每次如此。为了有意识地观察，改用小活络丹，便无此现象。这是偶然的发现，因文献上未见记载，姑先报道，再作研究。

下面再谈谈关于四肢的局部痛证。

1. 肩痛 肩胛为足太阳经所过之处，亦为手太阴经的分域，属于足太阳经的多与背痛并见，属于手太阴经的多与手臂有影响。单纯属于手太阴经的肩痛，又多从风热治疗，以辛散为主，用羌活散（羌活、防风、细辛、川芎、菊花、黄芩、石膏、蔓荆子、前胡、枳壳、茯苓、甘草、生姜）加减。

2. 膝痛 膝为筋之府，膝痛多属筋病，常因寒冷侵袭，能屈难伸，可用虎骨四斤丸［虎骨（狗骨代）、苁蓉、川乌、牛膝、木瓜、天麻］。有一种膝部肿大疼痛，屈伸不利，名为"鹤膝风"。喻嘉言说："鹤膝风即风寒湿之痹于膝者。如膝骨日大，上下肌肉日枯，未可先治其膝，宜养气血使肌肉渐荣，再治其膝。"此证多由三阴先损，又受风寒湿邪，初起膝部皮色不变，肿不明显，上下肌肉松弛有萎缩倾向，治宜标本兼顾，用神效散（人参、黄芪、当归、白芍、熟地、白术、甘草、附子、羌活、防风、杜仲、牛膝、生姜）或换骨丹［当归、虎骨（狗骨代）、龟板、杞子、苍术、羌独活、防风、秦艽、萆薢、蚕沙、牛膝、松节、白茄根］。膝部微红，按之觉热，疼痛痿弱，为阴虚湿热下注，比较难治，用苍龟丸（苍白术、龟板、黄柏）合当归补血汤（当归、黄芪）。

3. 足跟痛 足跟痛或牵及足心痛，不红不肿，不能任地，为肝肾阴亏，宜左归丸（熟地、山萸、龟板、麦冬、山药、杞子、杜仲、甘草），足冷不温者用鹿茸四斤丸（鹿茸、熟地、苁蓉、菟丝子、杜仲、牛膝、木瓜、天麻），不宜通络搜邪。

【按】四肢局部疼痛的疗法，一般都根据脏腑经络，从整体出发。在诊断上必须注意的是，有些外科病证初起亦局部疼痛，而不显疮疡症状。例如"咬骨疽"生在大腿内侧，初起但觉隐痛，逐渐痛如锥刺，但外形一无变化，即使日久化脓内蚀，外形仍无异样。但也有特征可辨，如伴有寒热往来，重按有固定痛点，并可用长针探刺是否化脓等。如果忽视，当作一般风湿痛治疗，是会误事的。

小结

以上介绍痛证的一般诊治，不够全面，也是不够细致的。我认为运用中医理法方药治病并不难，但也不能看得太简单。最好从基本理论进一步加以探讨，对于每个病证也从一般的入手，再深入地分析研究。这样，不但可理解类似病证的鉴别诊断，也能体会中医辨证施治的精神。比如说，阴阳表里虚实寒热是辨证的八纲，如果固执阳证表证热证为实，阴证里证寒证为虚，在痛证上就有很多抵触。是否能放弃八纲呢？在痛证的性质和特点等具体表现上，如喜寒者为热，喜温者为寒，喜按者为虚，拒按者为实，仍然不离八纲的范畴。再说，痹证和痿证都属下肢病，但临床症状痹证为麻木不仁，屈伸不利，特别表现为都有疼痛，痿证则为软弱无力，都无疼痛感觉，说明了疼痛的有无对一般疾病的诊断也有重要意义。因此，我希望在这基础上再参考些中医文献，并通过这一病证达到一隅三反。是否有当，请考虑。

第七章

痰饮病的治法

　　痰与饮不同，痰浓而饮稀，痰浊而饮清，治疗上应有区别。这里所说的"痰饮病"是偏重在饮，已经成为一个病名，不能分开论治。

　　痰饮病的症状：主要是咳嗽、气喘、常喜高枕而卧，痰多稀薄而白，挟有泡沫，很少黏厚浓痰。它的特点是夏季平静，每发于秋令骤凉，随着冬天气候寒冷而加剧，入春温暖，自然好转，患者年龄多在 50 岁以上，而且因年龄增长而病情发展，成为顽固的慢性疾患。从一般咳嗽来说，同样有痰和喘的见证，但多由咳嗽引起属于暂时的，痰饮病则由痰饮引起咳喘。平时咳嗽不繁亦痰多气短。所以痰饮病与一般咳嗽有着根本区别，不能并为一谈。

　　中医书上对于痰饮病，有留饮、伏饮、流饮、悬饮、支饮、溢饮等名目。我意味着痰饮是以病因作病名，留饮、伏饮、流饮是因其停留胸膈，经常多痰，伏而不去，乘时发作和流入肠间，辘辘有声等证候而得名。实为一种。悬饮的主症为水在胁下，咳吐引痛；支饮为胸满作痛，呼吸困难，不同一般痰饮；溢饮四肢浮肿，因水迫肺而喘咳，应属水肿一类；又哮喘与痰饮亦异，支饮症状中有咳逆倚息不得卧，似包括哮喘证亦在内。很可能前人以饮为水气，故将痰饮、悬饮、支饮和溢饮等联属，取其便于鉴别。

　　痰饮病的形成，一部分患者由于遗传，另一部分得之寒冷伤脾和湿浊素重。不论属于前者或后者，他们有一共同之点为阳气不足，也就是与体质有密切关系。故痰饮病多见于老年人，气候转变影响最大，并且特别怕冷，精神疲惫，活动后即觉气促，正因为本身阳虚，不能运化水湿，凝聚为痰，随吐随生，极难根治。倘若用阴阳、表里、寒热、虚实八纲来把它分析归纳，则病起于内当属里，阳气亏乏当属虚，水湿停留当属寒，总的说来是偏于阴的一个证候。既然是阴证又是慢性病，在治疗上就采用了"温药和之"的方法。温药和之的意思，是以温性药来扶助阳气，促进其本身的功能，使水湿能化则痰浊自少，实为根本治法。人体的阳气有两个方面，一为脾阳在中焦；一为肾阳在下焦。病在中焦比在下焦为浅，故浅者温脾，深者温肾，中医有"外饮治脾，内饮治肾"的说法，内外就是指病的深浅，并非外感与内伤之谓。

温药和之为治疗痰饮的大法，临床上还有更多法则，为了便于理解和运用起见，再说一说"标本"问题。标是症状，本是原因，中医治病向来重视治本，认为病因消除后症状自然消失。那么痰饮病的病因就是痰饮，只要化痰涤饮，岂非咳嗽、气喘都可平静？事实不然。如前所说痰饮的形成由于阳气不足，不扶其阳则痰饮的来源不断，用消痰的药暂时稍能见好，药力过后咳喘复起。因为从痰饮和咳喘来说，痰饮是本而咳喘为标。从阳虚和痰饮来说，则阳虚是本而痰饮是标。所以痰饮病用化痰涤饮仍为治标方法，如果见症治症用顺气止咳法那显然更无效力，这是主张温药和之的基本理由。但是有咳喘痰多的症状存在，特别是在发作剧烈时缓不济急，也应予以照顾。因此对于痰饮病又不该尽废化痰涤饮和顺气止咳等对症疗法，而且有时需要单独使用或结合使用，所谓急则治其标和标本兼顾。

根据中医理论，痰饮病极应注意预防和护理，所住宜向阳，室内温度要平均，气候转变时须特别防备，多穿衣服，秋冬最好用棉背心保护胸背；忌生冷、油腻、海鲜、厚味饮食，生姜、胡椒等有暖胃作用的不妨多吃。总之，保养阳气，勿助湿浊，避免感冒最为重要，与治法是一以贯之的。

中医治疗痰饮病的方剂相当多，现在提出如下几个法则，并用处方形式来加以说明，以便掌握运用。

一、健脾温化法

【适应证】适用于痰饮咳嗽轻证，或平时多痰，或预防发病。

【组成】桂枝 3g　炒白术 6g　云茯苓 12g　姜夏 6g　陈皮 4.5g　炙甘草 2.4g

这是治疗痰饮的最基本方剂，以苓桂术甘汤为主，桂枝扶阳，白术健脾，茯苓利湿，甘草补中，总的作用为温运脾阳。加入半夏、陈皮与茯苓、甘草配合即二陈汤，能化湿痰，使已有痰饮得以消除。如果舌苔厚腻的可加制苍术 6g 即苍白术同用，成为二术二陈汤（又名苍白二陈汤），化湿力量更强；微喘的可加厚朴 3g、光杏仁 4g 顺气；寒重的可加干姜 1.2g、五味子 2.4g 温中。痰饮内阻，最易胸闷，食呆作恶，并可酌加枳壳、神曲等。

痰饮病人多呈衰弱现象，能不能补是一个大问题。我认为温阳健中实际上就是补的方法，不一定用了补药才算补，故痰饮门中极少见补方。不过必要时可以用些补气药，如在本方内酌加党参 6～9g，有茯苓饮和四君子汤的意义，并无妨碍。兹将本门常用成方选例如下，以便用药。

（1）苓桂术甘汤（金匮方）：茯苓　桂枝　白术　炙甘草

（2）二陈汤（局方）：半夏　茯苓　陈皮　甘草

（3）苓桂五味姜辛汤（金匮方）：茯苓　桂枝　五味子　干姜　细辛

（4）茯苓饮（外台方）：茯苓　人参　白术　生姜　枳实　橘皮

（5）四君子汤（局方）：人参　白术　茯苓　炙甘草

二、温肾纳气法

【适应证】适用于肾脏虚寒，痰饮不化，咳嗽、气喘，甚则头汗，足冷，心跳，小便频数等症。

【组成】熟附块 3g　肉桂心 0.3g　熟地 9g　山萸肉 4.5g　山药 9g　茯苓 12g　补骨脂 6g　五味子 2.4g

这是温肾的基本方。用肾气丸去丹皮寒凉，去泽泻免克水脏，加入补骨脂、五味子温摄下元。凡肾虚不能纳气，发喘属于下焦，与痰阻上焦肺失清肃之实喘大异，但在痰饮证上可以有下虚的一面又有上实的一面，故亦有上实下虚证候，用药也可以把温肾纳气和顺气化痰结合在一起。在这基础上，温肾药如枸杞子、益智仁，顺气药如苏子、橘红，以及温中化痰的干姜、半夏、鹅管石等均可酌加，不受限制。寒甚阳微欲脱的还可用黑锡丹能破沉寒回阳，每次用量 3～4.5g，以急救为目的，适可而止，慎防铅中毒。

外饮治脾，以苓桂术甘汤为主方，内饮治肾，以肾气丸为主方，未病时用来调理，发病时即根据加减，临床上应用最为普遍。也有平时用人参、鹿茸为粉，等分，每天限 0.3～0.6g；或用人参和蛤蚧尾，蛤蚧尾一对重多少，人参加倍，研粉，每天限 0.9～1.5g。前者能扶阳，后者能纳气，下元虚弱证亦可适当采用。本门常用成方：

（1）肾气丸（金匮方）：附子　肉桂　熟地　萸肉　山药　茯苓　泽泻　丹皮

（2）鹿茸丸（济生方）：鹿茸　牛膝　五味子　巴戟　附子　泽泻　山药　肉桂　金铃子　杜仲　沉香

（3）人参蛤蚧散（宝鉴方）：人参　蛤蚧　杏仁　贝母　知母　桑皮

茯苓　甘草

（4）黑锡丹（局方）：青铅　硫黄　胡芦巴　沉香　附子　肉桂　茴香　补骨脂　肉果　金铃子　阳起石　木香

三、降气消痰法

【适应证】适用于痰饮壅塞上焦，胸膈满闷，气急，喉如拽锯。

【组成】炙苏子9g　炒白芥子3g　炒莱菔子6g　姜半夏6g　橘红3g　炒枳实4.5g　沉香片1.2g

这是治标法，为三子养亲汤和导痰汤的合剂。苏子、白芥子、莱菔子能行气豁痰，助以枳实、沉香的降气，气降则痰自平，痰下则气亦顺，在痰饮堵塞胀闷欲绝时用之，可以缓解症状。但毕竟克伐元气，不宜常用。尤其是下元极虚者，更应谨慎处之。

进一步便是逐饮法，如葶苈大枣泻肺汤、甘遂半夏汤之类，用泻剂来排除痰饮，处方时亦可在本法内加葶苈子4.5g或甘遂3g，也有另服控涎丹0.9~1.5g的。

必须补充，痰饮病根本是一个虚寒证，用消降攻下都属急则治标，使用时须视其元气能否胜任是主要关键。善治痰饮者，首先当使痰饮不生或少生，其次当使已生者咯吐清利，能做到这一步便无堵塞之患，亦就无消伐的必要。属于这类的常用成方，如：

（1）三子养亲汤（儒门事亲方）：苏子　白芥子　莱菔子

（2）导痰汤（得效方）：胆星　枳实　陈皮　半夏　茯苓　甘草

（3）苏子降气汤（局方）：苏子　橘红　半夏　当归　前胡　厚朴　沉香　甘草　生姜

（4）葶苈大枣泻肺汤（金匮方）：葶苈子　大枣

（5）甘遂半夏汤（金匮方）：甘遂　半夏　芍药　甘草

（6）控涎丹（三因方）：甘遂　大戟　白芥子

四、温肺蠲饮法

【适应证】适用于外感风寒，引动伏饮，咳喘复发或兼寒热。

【组成】炙麻黄3g　桂枝4.5g　白芍6g　细辛2.4g　干姜1.5g　五味子2.4g　姜半夏6g　炙甘草3g

这是表里双解法，即小青龙汤方。一般都熟悉小青龙汤治痰饮咳喘有显著效果，但应该深入理解，小青龙汤本治伤寒表邪不解，心下有水气，以"外发汗、内行水"为目的，故它应用于痰饮当属素有痰饮又感风寒的证候；即使没有外感，暂时用来温肺以促使排痰清利，亦应考虑有无心悸、脉沉细等虚象。前人告诉我们，咳逆倚息不得卧，服小青龙汤见效后，多唾、口燥、寸脉沉、尺脉微、手足厥逆、气从少腹上冲胸咽、手足痹者，当与桂苓五味甘草汤；冲气低而反更咳胸满者，去桂加姜、辛；咳满止而更复渴，继又渴止呕吐者，加半夏以去其水；水去呕止，其人形肿者加杏仁，本可加麻黄，因患者手足痹血虚，麻黄发其阳，用之必厥逆。通过这一病例，可知麻黄止喘亦为治标，而且汗多者又应禁忌，不能常用，而桂、味、姜、辛、夏、草等都为小青龙汤方中之药，辨证选用亦不苟且，不难体会小青龙汤的用法了，关于本门常用成方，如：

（1）小青龙汤（伤寒论方）：麻黄 细辛 桂枝 白芍 炙甘草 干姜 半夏 五味子

（2）金佛草散（局方）：金佛草 细辛 荆芥 前胡 半夏 茯苓 甘草 姜 大枣

（3）止嗽散（医学心悟方）：紫菀 百部 白前 桔梗 荆芥 甘草 陈皮

五、清涤痰火法

【适应证】适用于痰饮病感染燥气或温热时邪，咳喘咽干，冷热均不能耐。

【组成】射干4.5g 炙麻黄3g 光杏仁9g 炙桑皮4.5g 白前6g 生石膏12g 金佛草4.5g

这是治痰饮的变法，据加味泻白散和十味丸加减而成。痰饮本为寒证，感受燥热之邪，则热不得凉不得，故采用辛寒宣化上焦，放弃一般治法。

俗称痰饮咳喘为老痰火，并非真有火气，不宜用此。又痰饮内阻，津液不能上承，口常作干，干而不欲饮水，饮又必须热汤，亦不可误认为热象。本门常用成方：

（1）加味泻白散（证因脉治方）：桑皮 地骨皮 甘草 黄芩 石膏

（2）十味丸（外台方）：麻黄 白前 桑皮 射干 白薇 百部 地黄 地骨皮 橘皮 前胡

（3）定喘汤（证治准绳方）：麻黄 杏仁 黄芩 桑皮 款冬 半夏

苏子　白果　甘草

（4）清气化痰丸（验方）：半夏　胆南星　橘红　枳实　杏仁　黄芩
瓜蒌仁　茯苓

六、其他方法

痰饮病治法重在温化，所有开肺、肃气、涤痰、泻饮等均属治标，已如上述。但在痰饮门中附列的悬饮、支饮、溢饮证则恰恰相反，以攻下和发汗为主要治法。例如：前人治悬饮用十枣汤；治支饮用十枣汤、葶苈大枣汤或厚朴大黄汤；治溢饮用大青龙汤或小青龙汤等。不难看出这些都为水气停留胸、胁、皮肤之间，只有通过利下或发汗来排除，与痰饮病显然有别。这些病是否专以攻下或发汗为唯一治法？在初起时或减轻和消失后又怎样处置？是值得讨论的一个问题。我认为既然是水气就不能离开温化利湿，前人还有泽泻汤、小半夏汤、木防己汤去石膏加茯苓芒硝汤等方剂，倘能结合研究便可全面了解。

临床上对这类病证用攻下或发汗剂并不简单，首先要观察病情和体质，庶不偾事，其次要有预见，还要明了如何善后，否则一攻再攻，一汗再汗，将会彷徨无措。《医醇賸义》上有三个新的处方，兹介绍如下，作为参考。

1. 椒目瓜蒌汤

【适应证】适用于悬饮证水留胁下，咳吐引痛。

【组成】椒目50粒　瓜蒌15g　桑白皮6g　葶苈子6g　炙苏子4.5g
制半夏4.5g　橘红3g　云茯苓6g　白蒺藜9g　生姜3片

【方解】这是根据泻水法，以葶苈、椒目行水为主，并考虑病在两胁，运用肝气左升肺气右降的理论，佐以蒺藜平肝，桑皮、苏子、瓜蒌肃肺，再因水湿属脾，用了半、橘、苓、姜等药。

2. 桑苏桂苓饮

【适应证】适用于支饮证，水停胸膈，咳逆倚息短气，其形如肿。

【组成】桑白皮9g　炙苏子6g　桂枝2.4g　茯苓9g　制半夏4.5g　橘红3g　光杏仁9g　泽泻4.5g　大腹皮4.5g　猪苓6g　生姜3片

【方解】这也是泻水法，因病在胸膈，以肺脾为重点。桑皮、苏子、杏仁泻肺，桂、橘、夏、苓温脾，再加猪、泽、腹皮通利水道。

3. 桂苓神术汤

【适应证】适用于溢饮证四肢浮肿，身体疼痛沉重。

【组成】桂枝2.4g　云茯苓9g　苍、白术各3g　厚朴3g　制半夏4.5g 砂仁3g　陈皮3g　苡仁24g　生姜3片

【适应证】这是温运脾阳为主，利用桂枝走表，二术燥湿，陈、朴调气，茯苓、苡仁导水下行，使表里通达，浮肿自消。

这三个处方的优点是：不脱离前人的理法；能照顾标本；注意到初、中、末三个时期。至于用药的剂量似嫌太轻，恐对这些严重病症不够力量，我以为不难照此法则自行调整。

有关这类病的常用成方，有些与痰饮通用，兹再补充几个。

（1）十枣汤（金匮方）：芫花　甘遂　大戟　枣

（2）厚朴大黄汤（金匮方）：厚朴　大黄　枳实

（3）泽泻汤（金匮方）：泽泻　白术

（4）小半夏加茯苓汤（金匮方）：半夏　生姜　茯苓

（5）木防己汤去石膏加茯苓芒硝汤（金匮方）：防己　桂枝　人参　茯苓　芒硝

（6）五皮饮（澹寮方）：陈皮　地骨皮　茯苓皮　大腹皮　生姜皮

小结

痰饮病是常见疾病之一，与西医的慢性支气管炎和肺气肿等疾患十分相似，其中悬饮、支饮、溢饮又类似胸膜炎、支气管哮喘和慢性肾脏炎等，有待进一步研究。我认为中医论病从整体出发，故不限于局部，并从轻重、深浅、标本等各方面立出多种治法，比较全面。

咳、痰、喘三者往往互相联系，中医对痰饮病在这三者之间找出其特点，主张治饮不治咳，明明是呼吸系统疾患（病），而治疗重点放在脾肾，在疗效上已经证明胜于对症疗法，因此，值得重视。

痰饮门成方甚多，有很多是通用的，要掌握其运用规律，必须彻底了解中医理论，从理论结合实践，才能随证选用，进退加减，左右逢源。

第八章　治疗肝硬化的体会

肝硬化是一种常见疾患，近年来在中医的临床中尤为多见，中医书上虽然没有肝硬化这个病名，但根据具体病情，进行辨证论治，却取得了很好的效果。

我认为中西医各有特长，尤其是中医学的内容更加丰富多彩。如果能把中医文献里适用于肝硬化的记载加以系统整理，补充新的经验，再通过中西医紧密合作，必然有进一步的成就，现在愿意把我在临床上对于肝硬化的治疗体会写出来供做参考。在叙述之前，先拟提出一个简目，以便了解中医治疗该病的一般法则和药物。

1. 疏肝　如柴胡、郁金、香附、枳壳、青陈皮。

2. 和络　如橘络、丝瓜络、参三七、赤芍、丹参、川芎。

3. 消癥　包括行气如沉香、厚朴、木香、枳实；祛瘀如红花、桃仁、五灵脂、穿山甲、三棱、莪术、虻虫、水蛭；镇痛如延胡、金铃子、乳香、没药。

4. 退黄　如茵陈、山栀、黄柏、苡米。

5. 利尿　如车前子、泽泻、猪苓、木通、赤白苓、大腹皮、冬瓜仁、萹蓄、瞿麦、海金沙、蝼蛄。

6. 泻水　如甘遂、大戟、芫花、葶苈、商陆、黑白丑、槟榔、大黄、巴豆霜。

7. 扶正　包括补气如人参、党参、黄芪、紫河车；养血如当归、白芍、驴皮胶；回阳如附子、肉桂、川椒；滋阴如鳖甲、地黄、麦冬；健脾胃如苍白术、炙甘草、半夏、砂仁、豆蔻、红枣。

以上方法和药物，在临床上多结合使用。因为症状的合并发现，每一症状可以用多种方法，尤其是每一种药有多种效能，通过配合后又会产生不同的作用，故虽然分类，不能孤立来看。还有止血如蒲黄、丹皮、仙鹤草、十灰散；开窍如至宝丹、苏合香丸等，各随需要选用，难以悉举。

兹更将各个法则和方剂及适应证详细叙述如下。

一、疏肝

肝硬化之早期，在代偿功能尚未衰退时，消化系统功能紊乱是其主要临床表现，常见饮食呆钝、泛恶、胸胁痛、上腹胀满、痞闷作痛、大便不正常、体重减轻等，这可能由于肝硬化后影响胃肠道的分泌、消化、吸收的功能所致，体征方面多表现为肝脾肿大、蜘蛛痣等。中医在这时期，经常凭其脉象弦滑，舌苔见腻，神情忧郁或急躁等，诊断为"肝胃不和"，并以主要因素属于肝郁。因此我认为：中医过去所治的肝胃不和证，很可能包括一部分早期肝硬化在内，明明是胃肠症状而指出和肝脏有密切关系，不可否认必定具有丰富的临床经验。虽然中西医理论体系不同，但在这方面实无多大距离，所以我认为要从中医文献里发掘肝硬化的早期治疗，当就痞满入手，以疏郁为主。

中医所说的肝是指肝脏和肝经，包括现在所指的神经系统的一部分在内，它的发病多由精神刺激引起。前人说过，"臌胀由于怒气伤肝，渐蚀其脾"（见《沈氏尊生书》），臌胀为肝硬化晚期腹水症，怒气便是精神刺激之一。因精神紧张、烦恼、嗔怒和忧郁等发生肝病，脾胃受到肝病的影响，而致消化与吸收的功能紊乱，引起上述一系列的消化系统的症状。由于消化吸收功能的紊乱，致使患者营养不良，再因营养不良使肝病更为严重，这一系列因果交替的病理过程，实与西医学认为营养不良是本病的主要致病因素的理论是极为接近的。因而我认为肝郁是肝硬化的重要因素，前人疏肝和胃法为早期肝硬化的主要疗法。

疏肝和胃的目的为散郁化滞，常用方如枳壳煎（枳壳、乌药、白芍、木香、灶心土、砂仁）；柴平煎（柴胡、黄芩、半夏、苍术、厚朴、陈皮、甘草、人参、姜、枣）等，方内柴胡、白芍、黄芩、枳壳系肝经药，苍术、半夏、陈皮、砂仁等调理脾胃，对于消除消化系统的功能障碍具有一定作用。在这些基础上，还有青皮、香附、郁金、丹皮、山栀、神曲之类，均可适当地加入。但舒郁药偏重于理气，理气药大多辛散香燥，多用、重用、久用能伤血分，亦能耗散元气，故"宜疏顺不宜疏利太过"（见《丹溪心法》），同时应与白芍、甘草等同用比较相宜。

二、和络

肝硬化多伴有右胁疼痛，有仅在胁下，有牵引肩背，也有涉及左侧，前人把这症状归入胁痛门，并因肝经循行两胁，认作肝病的主证。初起治法亦采理气，不同于舒郁的地方是舒肝以调气为主，此则兼佐活血，方如柴胡疏肝散（柴胡、陈皮、川芎、赤芍、枳壳、香附、甘草）内用川芎、赤芍是活血药。

中医认为肝的生理，其体为血，其用为气，具有春生舒畅之意，宜条达，最忌抑塞。故对胁痛长期不瘥，称为"久痛入络"，意思是络道中血流障碍，瘀结气滞，不通则痛，主张重用祛瘀方法来使其通利，此谓通则不痛。成方有旋覆花汤（旋覆花、新绛、葱管），手拈散（延胡、五灵脂、豆蔻、没药）和复元活血汤（柴胡、当归、花粉、穿山甲、红花、桃仁、大黄、甘草）等。这种方法在临床上常有效验。在肝硬化之肝脏肿大、肝区疼痛开始时，我就用此法治疗，一般效果良好。等待自觉症状消失，如肝脏肿大尚未缩小时，接予养血舒气，健脾和胃，如丹栀逍遥散（当归、白芍、柴胡、丹皮、山栀、白术、茯苓、甘草、薄荷、姜）缓缓调治。

三、消癥

过去中医对五脏积聚，指出部位，订立病名，明确地指示了"积者五脏所生，始发有常处，痛不离其经部，上下有终始，左右有穷处"，并以肝之积名肥气，脾之积名痞气（见《难经》）。后人又以其病"不动者为癥，可推移者为瘕"（见《病源论》）。"僻在两肋之间，有时而痛者曰癖"（见《圣惠方》），毫无疑问这里包括了肝脾肿大的症状，很可能先由患者自觉，再经医者检查，从而积累经验做出完整的结论。那么要寻求肝硬化的中医疗法，积、癥、瘕三者的文献又是一个重要线索。

前人治肝脏癥积方，有轻有重，如平肝消瘕汤（白芍、当归、白术、柴胡、鳖甲、神曲、山楂、枳壳、半夏）；蓬莪术散（莪术、鳖甲、赤芍、槟榔、枳壳、当归、干姜、三棱、大黄、木香、柴胡）；肥气丸（柴胡、黄连、厚朴、川椒、炙草、莪术、昆布、人参、皂角、茯苓、川乌、干姜、巴豆霜）等。但其共同之点都为消除瘀血的阴滞。近来各地治疗肝硬化、肝脏肿大亦多用通瘀得到改善。例如：天津医学院附属医院用鳖甲、黄芪、牵牛子、茯苓、琥珀、青皮、大腹皮、三棱、桃仁、木香、砂仁、麝香组成复肝汤（此方经该院修改），达到消胀的目的。上海张赞臣中医师也曾将经验方介绍给我，用生晒参、三七、紫丹参、当归各15g，紫河车、移山参各9g，研细末，每服1.5g，日3次，能使肝脾软化和缩小，药力稍缓，用意相近。我曾用黄芪、丹参、当归、赤白芍、苍术、柴胡、穿山甲、五灵脂、制乳没、生蒲黄等治疗早期肝硬化，包括肝脾肿大的两胁刺痛，初服一两天感觉痛势转加，随即减轻以至消失，肝脾亦渐小，收到初步疗效。

肝硬化由于肝细胞的坏死及变性，结缔组织及毛细胆管增生而使肝之正常结构显著破坏。中医认为通瘀方法含有生新的意义，所以我想用中医的通瘀生新的方法治疗是否可以使破坏的肝脏组织结构能有些改善，这是值得进一步研究的。

四、退黄

中医在肝脾症状上出现黄疸，并不以湿热作为主因，仍然抓住肝脾两经治疗，酌入茵陈、茯苓等利湿退黄方，如当归白术汤（当归、白术、茯苓、半夏、黄芩、枳壳、甘草、茵陈、枣仁）和茵陈陈皮汤（茵陈、陈皮、白术、半夏、茯苓、生姜），我认为这是符合于肝硬化黄疸的。一部分门静脉性肝硬化病例可以有轻度巩膜及皮肤黄染现象，但一般说，出现明显黄疸者是较少见的。我们临床观察到，肝硬化者的脸色多是暗滞而无光泽，和传染性肝炎患者发黄（黄而鲜明，中医所谓的黄如橘子色）有所不同，因而在治疗上也当是有所差别的。中医治黄疸善于用清化方法而在这里仍以调肝和胃为主，足见前人对于黄疸的认识是深入细致的。

肝硬化黄疸的前人描写，当以黑疸为接近，如说"膀胱急，小腹满，身尽黄，额上黑，足下热，因作黑疸，其腹胀如水状，大便必黑，时溏，此女劳之病，非水也，腹满者难治"（见《金匮》）。我理解这里所说的膀胱急是指小便短少不利，大便溏黑可能是出血现象，最后指出腹满难治，可能已成腹水，故前人又有"土败水崩"之说（见《张氏医通》）。总之，这些症状在肝硬化出现并不突出，使人注意的是黑疸的治法不同于一般传染性肝炎的治法，也是我们治疗上的一个线索。

五、利尿

肝硬化晚期的主要症状为腹水，初起上腹部绷急，中空无水，水聚于下，逐渐充斥满腹出现腹壁静脉曲张，与中医所说臌胀完全相似。因其四肢不肿，亦称"单腹胀"，又因形如蜘蛛，俗称"蜘蛛胀"。中医在辨证上以肿属水，胀属气，等到气聚不散，水湿停留，又鉴别溺赤、便秘为阳水属实，溺清、便泻为阴水属虚。故在肝硬化腹水前期以理气为主，佐以利尿，方如：廓清饮（陈皮、茯苓、枳实、厚朴、泽泻、大腹皮、莱菔子、白芥子）最为典型，也有用胃苓汤（苍术、白术、厚朴、陈皮、肉桂、茯苓、猪苓、泽泻、甘草）加减。前者根据"三焦主气而司决渎"，后者根据"诸湿肿满，皆属于脾"（均见《内经》）。但腹中积水的原因有多种，因气胀而积水的仅为其中之一，所以只能说中医臌胀内包括肝硬化，不能说臌胀就是肝硬化。

前人认为"治臌胀必通腑疏肝，即使正虚终属邪实，慎用补法"（见《徐灵胎医书》）。实邪当是指积水，通腑是指疏利膀胱和大肠，使水从大小便分利，这是完全适当的，特别是提出疏肝两字，认识到腹水中有由肝脏所引起的。专主行水而不治本，即使行之有效，不能根本解除，恰恰符合于肝硬化腹水的病理。因此从临床上观察，以为行气利水在肝硬化腹水症上是一个重要的治法，需用时不用，势必增生腹水，用了泻水法以后，还是需要利尿来善后，原因是肝硬化腹水的患者都是小便短少，如果用利尿的方法行之有效，则往往可以使腹水消除，而取得满意的疗效。腹水用泻水方法消除之后，如果小便仍然短少，而用利尿法不能达到目的时，后果多不良。必须认识，不论腹水已消或未消，一般小便短黄，并伴下肢和阴囊水肿，根据"腰以下肿当利小便"（见《金匮》），应当用利尿法来排除，方如五皮饮（陈皮、桑皮、茯苓皮、大腹皮、姜皮）；八正散（木通、车前子、瞿麦、萹蓄、大黄、滑石、山栀、甘草）等均在选用之列。这些方剂虽以利尿为目的，还有消水泻热、疏气宽中作用，不能和西药汞利撒看作是一类。

六、泻水

若利水不应，患者腹部胀急难忍，当予泻水。中医泻水的方剂相当的多，根据文献及各地的交流经验，常用的有十枣汤（大戟、甘遂、芫花、大枣）；十水丸（大戟、葶苈子、甘遂、藁本、连翘、芫花、泽泻、桑皮、巴豆、赤小豆）；舟车丸（黑丑、大黄、甘遂、橘红、大戟、芫花、泽泻、赤小豆、槟榔、轻粉）；逐水丸（枳实、槟榔、大黄、芫花、泽泻、赤小豆、赤茯苓、木香、大戟、商陆、花椒、甘遂、巴豆霜）；利水丸（商陆、甘遂、巴豆、神曲、胡椒、朱砂）；巴漆丸（巴豆霜、干漆、陈皮、苍术）；臌胀丸（甘遂、黄芩、砂仁、木香）等等。这类方剂都是峻剂，它的主要药物不外大戟、甘遂、芫花、葶苈子、商陆、牵牛子、巴豆霜等，但效能并不一样，经过组成方剂后，效用又有所不同。总的来说，服后水从大便排出，都属急则治标之法。

急则治标当然不是根本治法，因此有些人不愿轻用，坚持健脾利尿。不知腹水之成小便先不利，泛滥流溢不可遏阻，前人曾说："治臌胀譬如洪水泛滥，不事疏凿，乃欲以土填之，愈提防而愈泛滥，张子和立溶川丸（牵牛子、大戟、芫花、沉香、檀香、木香、槟榔、莪术、大腹皮、桑白皮、巴豆），禹功散（牵牛子、茴香、木香）等法，"非不峻烈可畏，然不再涤荡，则水何由而行，所蓄何由而去"（见《医彻》）。这种说法我认为非常通达，故在临床上遇到肝硬化腹水大如鼓，青筋暴露，转侧困难，呼吸促迫，患者极端痛苦下，经用泻剂后，少者泻两三次，多者五六次，即告减轻，然后再用利尿药，往往转危为安。因此我们体会，对肝硬化腹水尽可能用利尿药，不宜早用泻水，在利尿药效果不显，而患者的情况又允许用泻水时，应当以泻水为主法，促使腹水消失。

泻水剂虽然能泻水，也能消耗元气，患者在泻后一两天内，往往感到全身无力，精神不振。也有用了泻水剂仅排出溏便少许，或泻下一两次少量稀水，腹胀不减，减不足言。据临床观察，这与具体病情和药物性质有关，故使用时应注意腹水的程度，体质强弱，有无兼症，以及饮食和脉舌等变化，同时选择适当的药物也十分重要。遇到体虚脉弱，肝功能衰退，或有肝昏迷倾向，或有吐血和便血史的不可孟浪，倘然机械地希冀一战成功，或一意孤行的不断使用，反会促进病情恶化，特别是在静脉曲张时，用泻水法更当谨慎，因有些泻水药服后有恶心、呕吐反应，可能引起血管破裂而大量出血的危症。所以我认为当患者腹胀十分痛苦，泻水不能取得满意的疗效，或情况不允许使用泻水时，适当地放水也是可以采用的，放水后暂时解除痛苦，能使患者更进一步的坚持治疗。

七、扶正

肝硬化在中医诊断方面，脉象多弦紧，极少濡弱，舌苔多腻，或呈垢浊，极少剥脱碎裂。我们体会，肝硬化患者营养不良，体质是偏于虚弱的，但从病势发展来看毕竟是一个实证，故脉、舌不见虚象。前人曾说："肿胀治法虚实不论，有虚中挟实，有实中挟虚，行实当顾虚，补虚勿忘实"（见《沈氏尊生》书）。这里所谓虚实不论不等于不分虚实，而是说明不能因执虚或实的一端来治疗，也说明了除理气、活血、分利水湿之外，对于扶助正气是重要的一法。所以中医在消癥和泻水方面，也有先补后攻、攻补兼施、一补一攻、三补一攻等灵活运用的法则。例如：势在攻泻，或在攻剂之内掺入扶正之药，双方兼顾，防止虚脱倾向，在这时期使用补剂，可以今天用补，明天用攻，后天再用补，也可用了3天补剂，给予1天泻剂，再予3天补剂，反复进行医疗。

肝硬化中用补剂，以补阳为多，滋阴较少，一般作为用药依据的有十全大补汤（黄芪、肉桂、人参、白术、当归、熟地、茯苓、川芎、白芍、甘草）；金匮肾气丸（附子、肉桂、熟地、山萸肉、丹皮、山药、泽泻、茯苓）等。因为这些方药包括养血滋肝、益气健脾、补虚以助肾阳。肝硬化根本是一个本虚标实偏重于阴性的病证，也就以上述药物最为适用。当然在晚期肝硬化，亦能出现舌苔干剥，脉象细数，口渴唇燥等失津现象，当用三甲复脉汤（地黄、麦冬、阿胶、麻仁、炙甘草、牡蛎、鳖甲、龟板）来滋阴，但比较少见。

治疗肝硬化不能离开培养气血，调理脾胃，故一般用补剂多在调养肝脾的基础上增损，并非一味蛮补。最基本的方剂当推逍遥散（当归、白芍、柴胡、白术、茯苓、薄荷、甘草、姜），逍遥散的组成，一面养血，一面建中，用柴胡调气主持其间，虽能疏散，但主要还是调养肝脾，我认为这与改善肝脏功能具有一定作用。肝硬化的形成和发展，既由肝细胞的损害，肝内结缔组织的增生，影响到肝脏功能。所以临床上遇到功能好的，症状容易消失，反之即使症状不明显亦难复元。换句话说，能维持肝功能的正常，足以控制其恶化为腹水，腹水消除后肝功能不好转，必然复发，不过在腹水严重阶段，自以消水为先决问题，根本谈不到对肝功能的治疗，所以说，维持和恢复肝功能的正常是治疗肝硬化的重要一环。中医以肝藏血，气为血帅，又以木能乘土，肝病最易影响脾胃，"见肝之病，知脾传脾，当先实脾"（见《金匮》），所用养血、益气以及温肾等方法，都以调养肝脾为中心，是极其合理的，正因为此，这方法可以用于早期，也能用来善后，随症加减，即可以贯穿在肝硬化过程的全部治法之内。

小结

我们学习中医理论结合临床经验，经常感觉到现代病名不见于中医文献，但根据证候运用中医的治疗法则，往往收到相当高的疗效，肝硬化便是其中之一。肝硬化早期到晚期有不少症状，这些症状根据中医疾病的分类，散见于各个部分，为了便于同道们的参考，我在本文内指出了探讨的线索，主要是痞满、胃病、胁痛、癥瘕和膨胀等。并将肝硬化过程中的中医治法，提出了疏肝、和络、消癥、退黄、利尿、泻水、扶正等七种作为纲。这些治法的适应证是：疏肝用于肝硬化早期的消化功能紊乱；和络用于肝区疼痛；消癥用于肝脾肿大不消；退黄用于出现黄疸时；利尿和泻水用于晚期腹水；扶正用于体力衰退时期。必须指出，中医治疗从整体出发，不仅着重于现有症状，并且注意到以前原因及其发展，故善于结合施治，如果因为分类而把它机械地分割应用，便失去了中医的治疗精神。同时也应说明，以上多种治法只是大法，肝硬化中极易出血，因出血引起肝昏迷等，中医还有止血、开窍、提神等种种治法，都没有列入。

用中医中药治疗肝硬化已经取得了一些效果。我们必须重视这个萌芽，深入钻研，不断总结提高。

第八章 治疗肝硬化的体会

| 第九章 | 脊髓痨的辨证论治 |

1959 年第六期中华皮肤科杂志，发表了"中西医合作治疗脊髓痨的初步报告"一文后，引起了不少读者的注意。我曾经参加这项工作，现将治疗中有关中医辨证论治的一些体会作一介绍。

一、辨证

西医认为脊髓痨是梅毒侵害脑脊髓神经所致，即病原为梅毒螺旋体，病灶在中枢神经，主要病理为后柱与后根的变性。故脊髓痨的临床症状，多属根痛，共济运动失调，感觉消失，瞳孔变化和括约肌障碍。常见的如：站立时两足距离增宽，闭目站立时摇晃欲倒；行走时步伐不稳，两腿提高，踩地有踏棉絮感，步与步间的距离不等，目光注视地面和腿足，在夜间或黑暗处不能行走；踝膝及大腿正面有阵发性闪电痛，可自一处转向他处；感觉方面，疼痛和温触觉减弱或消失，或有异常感觉如发麻或蚁走感，胸腹部常有束带感，肢体作被动运动往往不知方位；肌张力减低，跟膝腱反射消失，提睾反射消失；瞳孔不规则，反射迟钝，呈 Abadie 综合征，可因视神经萎缩而视力减退或失明；性欲减低，或完全不能，不易排尿，尿不成流，尿潴留或失禁，大便秘结或自流等。

以上症状，就我所理解的用中医术语来表达，主要有下列几项：

（1）两足瘫痪或痿弱，轻则行立不正，重则不用。

（2）肌肤麻木不仁，或如虫行作痒。

（3）行痹，筋骨窜痛。

（4）胸胁痞闷。

（5）眼花、目糊或目盲。

（6）阳痿、性欲冷淡。

（7）小便不利或不禁、淋沥、癃闭、遗尿。

（8）大便秘结，或滑泄不禁。

由于中西医的理论体系不同，在中医辨证上认为本病还有值得参考的几个临床症状，补充如下：

（1）头晕、头痛。

（2）耳鸣或重听。

（3）心慌、心悸、健忘。

（4）睡眠不长或多梦。

（5）口干不多饮或不欲饮水。

（6）手冷、足冷或四肢均不温暖。

（7）恶寒或背部特别怕冷。

（8）掌心发热或有潮汗。

（9）腰酸、腰痛或脊背沉重。

（10）梦遗或无梦滑精。

（11）面色不华。

（12）舌质淡或尖红生刺，舌苔白。

（13）脉象弦紧或沉细无力。

根据中医四诊、八纲来分析这一系列的症状，首先肯定没有表证，没有热象，也没有实证，是一个虚寒里证。再从内脏虚寒来考虑，这些症状的产生偏重在下焦，又是属于肝肾两经的疾病。我们的见解是：

（1）肝主血主筋，肾主精主骨，肝肾精血亏损，筋骨失其濡养，使运动受到影响。

（2）肝的经脉起于足趾，沿足背至内踝，再由内踝上至膝弯，沿大股内侧人阴毛环绕阴器，入属肝脏，上贯膈膜，散布胁肋，上联目系；肾的经脉起于足小趾，斜走足心，沿内踝骨后走足跟，上足胫内侧出膝弯，通过脊柱入属肾脏，连系膀胱。脊髓痨所呈现的共济失调、感觉障碍以及闪痛部位等，都属肝肾两经循行的范围。

（3）肾为水脏，中寄命门，命门之火为先天元阳、人身的生命力，命火不足则产生虚风，出现动摇不定之象。且因阳不外护，气化不及，发生恶寒、肢冷、大小便病变。

（4）督脉主一身之阳，与肾命有密切联系，其脉循行脊内，一部分与肾经会合，故督脉阳虚不仅全身无劲，脊背沉重，也能引起下肢不仁，这点对脑脊髓受损害的脊髓痨一病的诊断上不能忽视。

（5）至于头晕、眼花、遗精、阳痿等所谓"诸风掉眩，皆属于肝"，

"肾为作强之官，主蛰封藏之本"（均见《内经》），在肝肾虚证中尤为常见。

基于上述论据，我们对于脊髓痨的初步印象为肝、肾虚寒，并与命门和督脉有密切关系。这种虚寒现象不同于一般的虚寒证，挟有虚风、虚阳在内，因此从中医来诊断病名，应为"风痱"。风痱是中风病里的一个证候，其主要症状为四肢不收（是不能自主即不能随意调节），痿废麻木，行走及掌握不利（脊髓痨在颈脊髓有病变时，两手精细动作亦受到障碍），甚至不能步履。虽然没有脊髓痨的遗尿或小便不利，便秘或大便自流等症，但中风有四，即①偏枯，②风痱，③风懿，④风痹，倘和其他三者的证候结合，这些症状的出现并不突出。为此，风痱与脊髓痨的原因虽然有出入，临床症状极为接近，依据中医同病异治、异病同治的理论，对脊髓痨的诊治，可以在中风病内找寻线索，特别应以风痱作为重点。

二、论治

我们从西医诊断认识了脊髓痨的面貌，再从中医辨证初步确定了中医病名以后，开始讨论治疗方针。西医因脊髓痨是由梅毒引起，治疗以抗梅疗法为主，所用药物多青霉素、914、606以及铋剂、砷剂等。中医治梅毒分气化传染和精化传染，气化者毒在肺脾为轻，精化者毒在肝肾为重，至晚期其毒潜藏在骨髓、关节、孔窍，认为治疗最难，用药同样离不开攻毒。这一新阶段所反映的症状，从中医说来是肝、肾、命门、督脉受到损害，因而阳不温养，水不涵木，虚火虚风上窜，影响到骨髓、关节、孔窍。在这种情况下，说明本病的梅毒因素实质上已经起了变化，应该注意目前症状所构成本病的整体。中医对任何一种病，多是随时辨证，随时论治，没有一成不变的治法，那么对这一新阶段的治疗，我以为不在祛除病毒而在扶正，不在针对病的局部而在重视全身修复的能力。

因此，我们吸取前人治疗风痱的经验，对脊髓痨的治法，主张滋养肝肾，温补命火，简单地说就是"温补肾命"，再结合祛风、活络、止痛等，作为必要时的辅助疗法。进一步选择了刘河间的"地黄饮子"为主方，地黄饮子用熟地、巴戟、五味子、茯苓、附子、肉桂、山萸、石斛、麦冬、菖蒲、远志、苁蓉、薄荷，主治内夺而厥，舌喑不能言，两足废而不用，肾脉虚弱；它总的功能是滋阴、养血、扶阳、熄风，滋而不腻，温而不燥，最适用于精血亏损，阳气衰惫。又据风痹治法，采用了《千金方》的独活寄生汤（独活、桑寄生、秦艽、防风、细辛、当归、芍药、川芎、熟地、杜仲、牛膝、人参、茯苓、甘草、肉桂）及《济生方》蠲痹汤（黄芪、当归、赤芍、羌活、防风、姜黄、甘草）中的部分药物，取其流畅气血，驱除经络障碍，具有止痛等作用，做到标本兼顾。

温补肾命的成方不限于地黄饮子，如还少丹（熟地、枸杞、山药、牛膝、远志、山萸、巴戟、茯苓、五味子、菖蒲、苁蓉、楮实、杜仲、茴香），右归饮（附子、肉桂、山萸、杜仲、熟地、山药、枸杞）及加减内固丸（苁蓉、巴戟、山药、山萸、菟丝子、补骨脂、附子、石斛、胡芦巴、茴香）等，均有温养下元的能力，我们曾用过并且收到同样效果。所以用地黄饮子治疗脊髓痨并不是机械的，首先要掌握温补肾命的原则，其次要了解地黄饮子的重要组成部分，有些不适用于本病的药物应当减去，相对地随着病情的复杂和需要可以选用其他药物，这就有时能精简得相当少，有时又扩大了组方，与治疗方针并不矛盾。此外药物配伍和用量轻重的适当与否，在疗效上有极大影响，也必须很好地掌握。

三、疗效

我先后治疗了两批脊髓痨患者，都是先由西医选择病例，根据典型的脊髓痨临床表现并佐以梅毒血清反应及脑脊髓液的梅毒性改变而确定的。第一批 13 名患者大多病情较重，证候顽固，例如其中 4 例行走需人搀扶，其他证候也都显著；3 例就诊时病情在继续发展。脊髓痨病期在 10 年以上者 5 例（梅毒病期最长者为 28 年，脊髓痨病期最长者为 17 年，其次为 15 年），6~8 年者 3 例，3 年和 1 年以内者各 2 例。9 例曾接受过 600 万单位以上的青霉素治疗，其中 3 例除青霉素外还加用了砷剂或铋剂。这批患者通过中医诊断治疗效果均良好，特别表现在：

（1）所有用温补肾命法地黄饮子加减治疗的患者，在症状上普遍地有明显疗效和不同程度的进步。

（2）疗效迅速，在服药两周左右即明显好转，最快的三五天后即能见到药力。

（3）进行不同时期的停药观察，病情极少变化，个别的有复发趋向，经再治后又很快得到改善。

（4）最短的治疗 2 个月，最长的治疗 8 个月，服药期间均无任何不良反应。

我们根据第一批的经验，在治疗第二批患者时处方有所改进，不但同样证实有效，且有新的发展。和我们合作的西医同志也认为这些患者证候的好转，是中药地黄饮子的疗效而不是由于大部分患者曾经在两年内注射过青霉素的疗效。他们的分析是：

（1）所有服地黄饮子的病例都有很快的疗效，这在青霉素治疗上是不常见的。

（2）不用地黄饮子的 2 例，虽然也在两年内用过青霉素，但不显进步。

（3）1 例用地黄饮子以前，从未用过青霉素，这次也未合并用青霉素，同样获得明显的进步。

（4）有 4 例虽然在青霉素治疗中曾有些进步，但在这次治疗前已有很长一段时期不再见好转，用地黄饮子后又有明显的好转。

（5）有 3 例在用地黄饮子的同时用了青霉素，但反不如其他 8 例进步。

在中医辨证上认为极有关系的症状，据我们观察也同样有好转。一般是头晕、眼花、心慌、手掌心热等先见轻减，说明下元充实虚阳自熄；在闪痛发作减少或遗尿消失时，四肢均先转暖或恶寒背寒先除，又说明阳气渐振，自然控制。更明显的是本病脉象常见弦紧有力，舌尖红刺，反映了根本虚寒，火不归原，用了温补肾命法后，脉转滑象或缓象，舌尖红绛渐淡。其中遗精一症影响治疗最大，常会阻止临床进步，且使已愈症状复发，不容忽视。

地黄饮子中没有抗梅药物，它是在抗梅治疗无效后发生作用的。服用地黄饮子对血清及脊髓液的梅毒反应并无影响，有些病例的血清及脊髓液中已无梅毒反应，治疗后仍能进步。同时，疗效与病期似无明显关系，11例用地黄饮子的患者中，病期在 1 年以内者 2 例及 3 年以内者 1 例，症状好转的程度都较其他病期长久者为差。从这些方面我们确信地黄饮子能从先天振奋全身功能，并体会到凡是脊髓神经受损害的类似病症，只要具有风痱证候，不限于晚期神经梅毒，都可用这方法来治疗。

小结

我们在中西医密切合作下，以中医诊断治疗为主，配合西医诊断观察，并用温补肾命法地黄饮子加减，一年来治疗了两批脊髓痨患者，均获得了比较满意的成绩，从目前来说，这是脊髓痨治疗中的一个新疗法，也给脊髓痨的研究提供了新方向。

本文仅从中医辨证论治来说明对于本病的认识。我认为，用中医中药治疗任何疾病，必须先将中医的理法讲清楚，才能掌握治疗原则，根据具体病情灵活运用，并避免一病一方甚至一病一药的错误观点。因此，我虽然提出了地黄饮子作为脊髓痨的主方，不等于地黄饮子就是脊髓痨的特效药，还相信有更合理想的方剂足供配合应用。同时我认为今后应加强对疗效机制方面的研究。例如中医认为人体最基本的活动能力，主要是肾和命门，故从整体出发用温补肾命疗法，能使因先天阳气虚弱而引起的功能减退如痿废等症得到逐渐好转，这与西医认为地黄饮子可能对脊髓痨的脊髓后柱中的残余而尚未被破坏的神经纤维起一种兴奋作用的说法似乎相近。但用地黄饮子治疗，停药后疗效能维持四周之久，在一般神经兴奋剂中是不常有的，部分疗效在停药后一百多天仍能维持，更难单纯用神经兴奋来解释。关于这些，都需要扩大中西医的合作，更进一步的研究其疗效的机制。

第十章

溃疡病之我见

几年来，我运用中医的理法方药治疗了一些溃疡病病人，收到了比较满意的疗效。为了相互交流经验，进一步提高治疗效果，现就溃疡病的辨证、分型和治法等方面存在的问题，谈谈我个人的一些看法。

溃疡病或称胃及十二指肠溃疡病，是西医诊断的病名。西医确诊本病，主要根据病史、病状（如上腹部疼痛、恶心呕吐、反酸嗳气）、化验（如胃液分析、大便潜血）、X线和胃镜检查。从溃疡病的临床表现来看，特别在症状方面有较大的共同性，如疼痛一症，一般皆有长期慢性和进食缓解的特征。中医治病以辨证为主，主要是依据病人的临床表现相应地运用一套理法方药。因此，如何正确地分析与认识溃疡病的症状，乃是一个先决问题。

溃疡病的主要症状为上腹疼痛，一般多在中央或胸窝部分。中医把这部分的疼简称为胃脘痛，所以我认为，要从中医来认识溃疡病应当从"胃痛"一门中去探索。根据中医经验，胃痛的原因很多，分寒痛、热痛、气痛、瘀痛、食痛、虚痛等，各有特殊的表现。更重视虚、实、寒、热的辨别，总的原则和规律是：暴痛属实，久痛属虚，喜冷属热，喜温属寒等。胃及十二指肠溃疡病的疼痛多为久痛、发作在空腹、得食痛减、并有喜按喜温等特点，倘然把这些特点联系起来，可以初步得到一个概念：溃疡病的疼痛多属于胃痛中虚寒一类。

溃疡病患者还有其他许多症状值得注意，如：面色萎黄不华，全身疲乏困倦，行动感觉气短，比常人怕冷，手足不温，口淡或多清水，口不作渴，渴也不能多饮，饮喜热汤，以及大便多溏薄，舌质较淡等。参考了这些症状，结合疼痛的特征，更可清楚地认识到溃疡病根本上是一个脾胃虚寒证。

溃疡病患者还经常出现多食作胀，嗳气矢气，大便困难等症状，极似食痛、气痛和热痛等。但如果把它和整个表现结合起来全面考虑，往往与脾胃虚寒、消化不良和胃气不能和降有关。这就是说溃疡病可以因气、因食、因热等引起或合并出现，并不等于这些症状都以气、食等为主因，同样能在脾胃虚寒的基础上产生，应当区别标本。

临床上为了便于掌握和总结，有计划有步骤地进行研究，根据某一个病的症状表现，以中医理论和辨证分作不同类型并订出一套方药，是完全必要的。但就溃疡病来讲，有值得商讨的地方，如有的将之分为阳虚、气虚、气郁、血滞、痰饮、食积、胃寒、胃热等多种类型，是存在着一些问题的。因为溃疡病既然是胃痛中的一个特殊证候，不能再依胃痛分类，同时气郁、食积、痰饮等多不是溃疡病的主因，不能把他们各归划一型。中医辨证的目的是要明确病根，掌握本质，实践证明，这些症状只需在治本的基础上适当照顾，不必另起炉灶。

近年来有人认为溃疡病是一种全身疾病的局部表现，由于神经系统，主要是大脑皮层与皮层下中枢的平衡失调和皮层下中枢兴奋性增加，使胃及十二指肠壁的血管和平滑肌发生痉挛，组织细胞产生营养障碍，于是胃肠黏膜抵抗力减弱，被胃液消化造成胃及十二指肠溃疡病。与这理论相比，从中医观点来看又很容易把溃疡病当作木乘土，治疗上也会拘守在木乘土的范围，这也是应当重新考虑的。我认为中医所说木乘土的现象不妨说成是形成溃疡病的原因之一，但既已形成了溃疡病，从中医辨证已经由肝到胃，由实到虚，由第一阶段转变到第二阶段，这时就应以后一阶段为主。实际上表现的症状也与前一阶段有相当距离，治疗时当然应跟随证候转移，不能抓住一点不放。

至于肝脉多弦，溃疡病人亦多弦脉。我们曾经统计我院住院的23名溃疡病人，其中弦脉包括细弦、弦滑、弦大、弦迟、虚弦的19人，4人见细弱和濡细脉，但在这些弦脉病人中有肝症状如：胁痛、头胀、口苦、多梦的只有5人，可见弦脉也不完全属于肝病。前人曾指出弦脉有三个主证：肝病、痛证、阴寒证。溃疡病既为一个虚寒阴证，当然也能出现弦脉似可不用木乘土来解释。因此，今后如何更深入地正确地掌握中医基本理论，联系临床实践探讨溃疡病，是研究工作中值得重视的环节。

溃疡病的中医治法，从我们治疗的几批病例来看，经过辨证分析绝大多数是脾胃虚寒证，所以我的基本治法是温养中焦，选择了"黄芪建中汤"为主方，根据表现的不同兼症有所加减。黄芪建中汤的组成药物为：黄芪、桂枝、白芍、甘草、姜、枣、饴糖。此方建立在桂枝汤的基础上，桂枝汤的作用在于调和营卫；加重白芍为桂枝加芍汤，治太阴腹痛；再加饴糖为小建中汤，进一步治疗虚劳里急诸不足，详见《伤寒论》及《金匮要略》。

黄芪建中汤为脾病方剂，为什么选用于胃痛？有两个理由：中医认为胃与脾是表里，两者一阳一阴，一降一升，性质不同，作用是统一的，并且惯常把肠胃病中热性实性的病变属于胃，虚寒性的归于脾。这样从中医观点说来，胃及十二指肠溃疡病不仅属于胃，而且着重在脾。其二，我们所说虚寒是指脾阳虚弱，是在阳虚的基础上所产生的内寒，不同于外来因素的寒邪，所以用药也偏重在脾。这两点十分重要，因为中医治胃和治脾的方法有很大出入，一般治胃主通，治脾主补，治寒邪和虚寒也不同，治寒邪主温散，治虚寒主温养。以上说明了我们对于治疗溃疡病的总的看法是：应从胃痛一门里探索特殊性，主要病因为脾阳虚寒，治疗原则以温养中焦为主，适当地照顾兼症。

临床上用黄芪建中汤加减治疗溃疡病，我们积累了一些病例，疗效是比较满意的。由于本病的变化比较少，容易掌握规律，不再举例说明。现在仅将用药经验补充如下：

黄芪建中汤内生姜辛辣，刺激性较大，可改用炮姜炭，取其温中不暴，并止虚寒出血。饴糖本为主药，对反酸有影响，有痰湿症状的更不相宜，可少用或暂时不用。甘草补中亦能壅气，如遇胀满饱嗳，亦当少用或停用。在这基础上，如血虚可加当归；出血可加阿胶，亦能补血；气短疲乏明显可加党参；足冷或全身特别怕冷可加熟附片；此外，因感寒或食生冷引起复发可加重桂枝或加苏梗、乌药；因脾虚生湿生痰可加姜半夏、陈皮；湿重亦可加制苍术；因恼怒痛剧或胁痛可加青皮、郁金；因多食伤食可加神曲等，并不限制。主要的一点是，溃疡病很容易因生气、受凉和饮食不适引起复发，从溃疡病本身来看，这些因素都是诱因而不是主因，既然是诱因，只要兼顾而不需要专治标，当然，标症严重的也应先治其标，但毕竟是暂时的措施，不能作为常法。

上面提出了我个人对溃疡病的一些临床体会，有很多不成熟的地方，特别是分型的问题，希望大家批评指正。

一、中医对高血压病的一般认识

一般在临床上所看到的绝大多数是些原因不明的原发性高血压病。故本文内容即以讨论原发性高血压为主要对象。原发性高血压是一种功能性神经性高血压，亦即普通的高血压病的早期，过去被称为特发性高血压。它的临床特征，并非由心脏、血管、内分泌系统和肾脏等所引起，而是局部的——个别器官及全身的循环调节障碍。此病通常可能全无症状，往往因进行体格检查时方才发现，有些患者诉述头痛、失眠、疲劳、精神不能专注、记忆减退等不明确症状。在中医方面，却把这些症状当作临床的重要依据。这种症状的观察，不仅中医在诊断上重视，西医也很重视。中医临床上常把一些精神紧张的表现作为高血压的症状，但大都停留在感性阶段。然而，我们在临床上没有广泛应用动脉压测量法以前，谁也不能有所区别这种特异的疾病——高血压。动脉压测量法的发明，仅是近百年事情，我们要从两千年的中医文献里寻找比较符合的治疗方药，毫无疑问，不能忽视这些实践中得到的认识。也就是说：要在中医原有基础上发掘，便不能离开经验，离开了它，便会造成盲目的侥幸试验，是不对的。

二、中医治疗高血压病的依据

中医既然没有高血压病这名词，无从爰引前人学说解释，究竟凭哪些理论来诊断和治疗呢？首先应予指出的，目前国外用中药杜仲、夏枯草、黄芩、茺蔚子、桑寄生等治疗高血压病收到良好效果，也引起我国医药界的重视。国内药学专家不断地研究国产药物，认为当归、槐花、川芎、钩藤、地龙等也有降低血压作用，这些经过科学分析并通过动物试验或病例统计，自有可靠的价值，中医本来了解那些药物的性质和效用，因而从认识到的同一类型的药物又发展增添了龙胆草、天麻、豨莶草、黄连、牛膝、藁本、蚕豆花、白芍、决明子、臭梧桐……；再将合乎理想的成方，如龙胆泻肝汤、二至丸、钩藤散、当归龙荟丸、磁珠丸、黄连上清丸等笼统地搜集起来，应用于高血压病。

上述方药，大都是镇静和镇痛的，对中枢神经系统和循环系统方面，可能起着抑制血管运动中枢和扩张周围血管的作用。在中医说来大都是平肝降火药，前人常用于头痛、头晕、耳鸣、失眠、心悸、面红、脉弦、小便频数和四肢麻木等症。很明显，这些症状与原发性高血压病多相符合。但中医肝病的范围很广，除一部分是肝脏器官实质病变外，这里所说的肝病是指肝火、肝阳一类的证候群。风和阳的意义，即指证候的性质、部位和动态，多由性情急躁或情绪激动为其主因。因为《内经》上有"肝者，将军之官，谋虑出焉"，将军与谋虑即性情急躁和情绪激动的互词，因而把它纳入肝脏范围之内了。这样的术语，应用到实践中去，似乎比较抽象。在这种情况下，我们可以用血管运动中枢过度兴奋，以致小动脉痉挛来解释，或用大脑皮层神经失调来解释，这样形成的高血压是功能性的，当小动脉痉挛得以解除或神经系统得到调整和休息，血压就会恢复正常。那么，中医肝病里面，可能包涵着部分高血压病，如果把高血压病全当作肝火和肝阳那是有问题的。

三、关键在于高血压病的后果

高血压病过程中，有的出现心脏衰竭，有的出现脑循环障碍或肾脏病变，其中，最为严重的，便是脑循环障碍，除了暂时性外，严重的可引起脑出血。脑出血似中医文献上的中风证，已为多数医家所承认，所以从中风的理论来发掘高血压病的中医疗法，比较容易接近。前人对中风证的学说纷繁，主要以感受风邪而起者为真中风；不因风邪发病而类似中风者为类中风。但类中风与真中风在意义上仍有些混淆，后人又有直截了当的称作非风，说明不是风邪致病。非风的名词，起自张景岳，张景岳根据刘河间、李东垣之说而来。刘河间说："非外中之风。"李东垣也说："非外来风邪，乃本气自病。"张景岳就把它肯定为非风，这对诊断和治疗上确具一定的贡献。虽然也有人指斥为好奇杜撰，但我认为是进步的。尤其中医对高血压病的研究，应从后果来探索其因素，实为最恰当的材料。必须说明，我们要发掘前人经验，不能单凭理论而不结合实际。中医在临床上有一定的辨证方法，这种方法是根据证候、追究病因、观察病变、明白转机，然后处方下药。故一般认为中医治疗是对症疗法，实在是原因疗法，不仅顾到现实，还要考虑到病势的发展。倘然对高血压病能够按辨证和治疗法则去处理，定会收到事半功倍之效。爰将景岳全书里非风的叙述，再择要节录如下：

（1）中风证多见卒倒，卒倒多由昏愦，本皆内伤积损颓败而然，原非外感风寒所致，而古今相传咸以中风名之，其误甚矣。故余欲易去中风二字而拟名类风，又欲拟名属风，然类风属风，仍与风字相近，恐后人不解，仍尔模糊，故单用河间、东垣之意，竟以非风名之。庶乎使人易晓而知其本非风证。

（2）无邪者，即非风衰败之属。本无痛苦寒热而肢节忽废，精神言语倏尔变常也。

（3）凡此非风等证，其病为强直、掉眩之类，皆肝邪风木之化也。

（4）肥人多有非风之证。

分析景岳的意见：首先中风不尽由于感受外风，不能混为一谈；其次，类风已有中风的症状，又当别论；只有类风以前的一节，却值得考虑。这一节毫无疑问，是我们钻研高血压病的对象了。虽然景岳也主张"肝邪风木"之说，但包括肾亏阴虚等，比单纯地研究肝火和肝阳其途径显然有别。

四、前人临床经验的一斑

怎样从本质上认识高血压病，怎样掌握原有的辨证和用药法则，是中医治疗高血压的重要环节。单靠新发现的药效来应用于临床，不免是浅表的，也是近乎机械性的。少数中医为了不惯使用单味药，又把新药联系起来，组成一个复方，论理说同样是治疗一种病的药物，在中医习惯上也有综合应用的可能性。然而新药的药理，有的用来扩张周围血管使血压下降；有的麻痹中枢神经而使血压下降；有的降压作用，系抑制血管运动中枢和兴奋迷走神经的结果，其疗效及作用各不相同，这是一方面；另一方面，中医方剂的组成，向来有君臣佐使的说法，离开了这一规律，便会发生有药无方之弊；再者平降血压的新药，大都是苦寒一类，在中医说来是否能多用、久用，也是值得考虑的问题。但要寻找中医治疗高血压病的资料作为标准，并不简易。清代叶天士的《临症指南》是一部临床实录，他在中风后而叙列的肝风，多半是中风的前期证，似可采作研究的对象。《临症指南·肝风门》共载 37 个病例，其中除温热病传变之外，属于内风的有 22

例，统计如下：

1. 肝风 22 例症状的统计

表3　肝风 22 例症状统计

症状	心悸	头晕	耳鸣	失眠	眼花	肢节麻木	舌强	口歪	咽喉不利	微肿	汗出
数次	7	6	4	3	2	2	2	2	2	2	2

其他症状：头胀、头痛、面赤、目珠痛、心中热、肤痒、牙关闭、肩背痛、腰膝酸软、口糜、呵欠、微呛等，均仅 1 次。

2. 肝风 22 例用药的统计

表4　肝风 22 例用药统计

药物	次数	药物	次数	药物	次数
生地	8	黄肉	3	麦冬	2
茯神	8	桑叶	3	玄参	2
阿胶	6	钩藤	3	磁石	2
菊花	5	白芍	3	小麦	2
炙草	5	櫓豆	3	远志	2
天冬	4	连翘	3	龙骨	2
牡蛎	4	女贞	3	犀角	2
菖蒲	4	川斛	3	羚角	2
杞子	4	茯苓	3	竹沥	2
人参	4	归身	3	熟地	2
龟板	3	五味	3	首乌	2
半夏	2	姜汁	2	橘皮	2
南枣	2				

其他，仅用一次者有：白蒺藜、天麻、花粉、地骨皮、竹叶、丹参、牛膝、鳖甲、淡菜、旱莲、桑枝、胡麻、柏子仁、郁金、胆星、黄芪、桂圆、煨姜、青盐等。

此外，采用丸剂只有 1 次者，有枕中丹和龙荟丸。

《临症指南》里指出了不少治疗法：

熄风、缓肝、清热、滋肾、养肝、和阳、润血、潜阳、镇静、辛泄、益气、安胃等。从总的来说，可分为三法：

主治法 { 养肝——包括缓肝、润血。
　　　　滋肾——包括和阳。

$$\text{辅助法}\begin{cases}\text{清热——包括辛泄。}\\\text{潜阳——包括熄风、镇静。}\end{cases}$$

随证加减法——益气、安胃等。

这些治法，只要检查上面两表所列症状和用药次数，加以对照，是非常符合的。

五、有待商定的处方问题

如上所述，今人对高血压病的诊断和治法，与前人非风和肝风的看法没有多大距离。最大的区别是今人赏用苦寒药而前人善用滋养药，今人或用刚烈药而前人必用柔静药。依照中医学说，苦寒药用于泻肝火（指一部分作用），肝火所以旺盛，由于肾阴不足，因有"水不涵木"的术语，那么专泻其火而不滋其阴，无异舍本逐末；至于刚烈药的气味大都是辛燥的，辛燥的药物，不但会鼓动肝风，还能劫夺阴液，阴伤则风愈旺，犹如火上添油。故《临症指南》的总结是："肝风之害，非攻消温补能治。"《景岳全书》说得愈加详细："凡风证未有不因表里俱虚而病者也。非风有火感而病者即阳证也，火甚者宜专治其火，火微者宜兼补其阴。凡治火之法，但使火去六七，即当调治其本。然阳胜者阴必病，故治热必从血分，故甚者用苦寒，微者用甘凉，欲其从乎阴也。"

如果中医认为高血压病是一个风火的现象，想用苦寒或刚烈药来消除其症状，与过去西医专用抑制交感神经和扩张血管来治疗，没有什么异样。可以肯定说，只是应付一时的疗法，绝不是主要的疗法。中医向来重视"求因"和"治本"，既然认识到高血压病的主要原因是精神过度紧张，长久而强烈的激动，以及强烈的精神创伤等引起的一群症状，又都属于肝肾的范围，肾和肝又有如母子亲切的关系，那么滋肾养肝可能是合乎理想的一种基本疗法了。

因此，就我们的临床经验和参考一般处理方法，拟订了两个方剂：

第一方：白芍 6g　杭菊花 6g　钩藤 9g　白蒺藜 9g　枣仁 9g　牡蛎 15g

适用于原发性高血压病初期，有头痛、头晕、失眠、耳鸣、心悸、疲乏等神经功能障碍症状。

第二方：大生地 12g　龟板 15g　山萸肉 4.5g　女贞子 9g　麦冬 6g　川石斛 9g　水煎服

适用于服第一方后症状改善，加以巩固；或初期本无神经官能症状者。

同时，我们不放弃清热、潜阳的治标法，潜阳法已采纳在上面方内，清热的许多药物中也选择了一种作为辅助疗法。

单味药：黄芩，酒浸 12 小时，晒干磨粉，每次 0.9g，日 3 次，开水或茶送服。

为什么专取黄芩呢？原因是在中医文献较有根据，《本草纲目》引东垣《兰室秘藏》小清空膏说："小清空膏用片黄芩酒浸透晒干为末，每服一钱，茶酒任下，治少阳头痛，亦治太阳头痛，不拘偏正。"东垣所说的片芩即宿芩，是黄芩的老根中空、外黄、内黑，也叫枯芩，与新根形细内实的子芩，也称条芩有所不同，这在应用时要注意规格，因为其功用不完全一样。

治疗高血压病，当然不是那么简单，仅仅两个复方和一个单味药所能解决问题的。我们的意见，也可说是中医共同的传统习惯，必须随症加减，才能应付裕如。加减的方法，中医师们最为擅长，不再啰唆，主要是方剂的目标不要改变，增加的药品不要太多，造成喧宾夺主的现象，影响到将来的疗效总结。

最后，中医是讲科学的，对于高血压的病人应有耐性，患者本身对于日常生活中情绪波动，饭食宜禁也应配合进行，这些都是必需和必要的条件。

六、结论

我认为从中医原有基础上去发掘治疗高血压病的经验，比自己去摸索经验，要容易而且可靠，现把肤浅的认识提出来，虚心希望中西医同道们加以批评。

另外，国外一些学者曾经提出高血压病的四个原则，对我们也有启发。例如：

（1）基本性——应以精神、神经因素为基本去研究，这正是中医所说的"治本、治因"。

（2）个别性——病人中有不同的神经类型。中医常有"因人制宜"及药物、剂量的加减，不同方剂的选择等。

（3）广泛性——宜合理地综合地运用各种药物及方法。中医也有针灸、按摩、内服外用药物、治标治本的多种方法。

（4）系统性——应有长远的全面的医疗计划。中医说既要有总的治疗原则又要有随症加减，能善始更善终。

以上这些，无疑地说明，在中医的理论中早已存在一些与此相类似的观点，需要我们进一步的学习和研究。

第十二章

外感咳嗽

中医常把咳嗽分为两大类：①外感咳嗽；②内伤咳嗽。外感咳嗽是感受外邪引起的咳嗽，这种咳嗽有时属于外感病兼症之一，有时亦以主症出现。下面则以咳嗽为主症阐述其诊治。

一、病因病机

咳嗽是肺脏疾患。肺司呼吸，上连喉咙，开窍于鼻，外合皮毛，为气体出入的主要器官。外邪侵袭的途径，可由口鼻而入，也能从皮毛感受。当其感受外邪之后，影响肺气清肃，并产生痰浊，上逆为咳。

外感咳嗽也能引起其他内脏症状，常见的有气滞的胁痛、痰多的呕恶。但必须明辨传变，分清主次，不能一见胁痛或呕恶便认为是肝病或胃病。以及引用"肝咳"和"胃咳"等名称。

二、辨证

一般外感咳嗽，先有喉痒，随作咳呛，痰浊逐渐增多。或同时伴有鼻塞流涕，或恶风头胀及轻微发热，也有先是恶风头胀，鼻塞流涕，一两天后开始喉痒作咳。咳嗽繁剧时能使声嘶音哑，精神疲困。

由于外邪的性质不同，有偏于寒的称作"风寒咳嗽"，偏于热的称作"风热咳嗽"。初起症状相似，主要是辨别痰浊和兼症。风寒咳嗽痰白而稀，咯吐痰利；风热咳嗽浓痰色黄，不易咯吐，常兼口干、咽痛等症。此外还有一种"秋燥咳嗽"，多发于秋初燥气流行季节，干咳无痰或痰如黏胶难出，伴见鼻干、咽干、唇燥、咳甚胸痛。

外感咳嗽的脉象多为浮滑，挟有燥热者则带热现象，但初起和轻浅的不甚明显。舌苔在风寒多薄白，风热多薄黄，燥热则舌尖多红。

三、治疗

外感咳嗽既由外邪为主因，治法应以祛邪为主，病位既在于肺，便应宣畅肺气，故总的治疗法则为宣肺祛邪。再就本病的特征，佐用化痰顺气。使外邪能散，肺气能清，咳嗽自然停止。大忌见咳止咳，反使肺气不畅，外邪内郁，痰浊不易排除，咳嗽愈加繁剧，同时病在上焦，药宜轻扬，所谓"上焦如羽，非轻不举"，否则也是达不到宣肺目的的。

1. 辛平宣肺法

【适应证】适用于外感咳嗽初起，风寒或风热证象不明显，用此平剂宣肺化痰。

【组成】炙麻黄2.4g　炒牛蒡6g　光杏仁9g　象贝母9g　化橘红9g　炙甘草2.4g

【方解】这是三拗汤加牛蒡、贝母、橘红，增强宣肺化痰的力量。喉痒甚者加胖大海4.5g。

2. 辛温宣肺法

【适应证】适用于风寒咳嗽痰多、恶寒，或伴低热，宣肺化痰的同时有发汗解表作用。

【组成】紫苏4.5g　炒牛蒡6g　前胡4.5g　清半夏4.5g　陈皮4.5g　光杏仁9g　苦桔梗3g　炒枳壳4.5g　生姜2片

【方解】这是杏苏散加减。紫苏入肺经兼入脾经，疏散风寒之外又能芳香化浊，故宜于外感风寒而痰湿较重之证。方内亦可加麻黄，或在辛平宣肺法内加桂枝3g、生姜2片，也能转变为辛温性质，便是麻黄汤加味了。

3. 辛凉宣肺法

【适应证】适用于风热咳嗽伴有口干或低热，具有祛风、清热、化痰三者的效能。

【组成】薄荷3g　桑叶4.5g　蝉衣3g　光杏仁9g　象贝母9g　连翘6g　苦桔梗3g　生甘草2.4g

【方解】这是桑菊饮加减，风邪重者加防风4.5g；内热重者加黄芩4.5g。本病最易引起咽喉红痛，方内虽有甘桔汤的成分，还可同时加射干2.4g。

4. 清燥宣肺法

【适应证】适用于秋燥咳嗽，疏邪之中照顾润燥，不同于清热。

【组成】炒香豉9g　桑叶4.5g　前胡4.5g　南沙参4.5g　瓜蒌皮9g　焦山栀4.5g　干芦根9g　甜苦杏仁各4.5g

【方解】这是桑杏汤加减。秋燥系一种新凉，与一般所说的燥热有别，

《温病条辨》上明确指出"秋燥之气，轻则为燥，重则为寒"。因有燥热现象，故佐清润，重者亦可加麦冬、连翘。但与清燥救肺汤的性质又有很大差别。

5. 辛润苦温宣肺法

【适应证】适用于外感咳嗽日久不愈，或稍减复剧，喉痒咳嗽不利，甚则气短面红。

【组成】荆芥穗 4.5g　苦桔梗 3g　炙紫菀 4.5g　炙百部 4.5g　白前 6g　陈皮 4.5g　炙甘草 2.4g　枇杷叶 9g

【方解】这是止嗽散加味。能散外邪，顺气豁痰。目的仍在宣化，不同于一般止咳剂。

以上处方的用量，可根据病情轻重及患者年龄和体质斟酌增减，但从一般来说，不需要而且也不宜过重。此外，外感咳嗽病浅易治，有些简便治法和民间单方也能收到良好效果，例如：

（1）伤风喉痒作咳，用胖大海两三个泡饮，兼有喉痛者加西青果两个。

（2）风寒咳嗽伴有恶寒头痛，用紫苏 6g、生姜 2 片煎饮。

（3）喉痒咽干，咳嗽不爽，用白萝卜或青萝卜煎汤，亦可生食。

（4）秋燥咳嗽，用生梨一个，挖去心，纳入炙麻黄 3g、贝母 6g，蒸食。

四、临床体会

外感咳嗽是一个常见病，亦须正确诊断和早期治疗，以免久咳伤肺。

治疗外感咳嗽，必须掌握宣肺祛邪的原则，如果见咳止咳，反使咳不爽而拖延增剧。但不宜过于宣散，否则亦使肺气受伤，咳不易止。

服宣肺药后须注意避风，伴有恶寒低热的应使微微汗出。并忌食鱼虾腥味，防止刺激增咳。

诊治外感咳嗽，主要是分辨外邪的性质，一般初起用药不宜偏凉，凉则邪不易散。同时须与其他病证作鉴别，如小儿麻疹初期类似风热咳嗽，老年痰饮病往往受寒咳剧，均不可误作一般外感咳嗽去治疗。

外感咳嗽可能兼挟其他病证如腹痛泄泻之类，或两者同治，或分别先后缓急治疗。有些药物如杏仁等有润肠作用，不宜用于咳兼泄泻者。还有体弱的感受外邪即易咳嗽，及有些患者在某种病证上又受外邪而咳嗽，均应根据其具体情况去辨证治疗。

外感咳嗽与感冒有共同之处，亦可互相参照。

第十三章

谈谈痹证

痹证是一种临床上常见的多发病，它的主要表现是全身或局部的关节或肌肉疼痛为主，有时兼感酸楚、麻木、沉重等。现将其辨证施治方法，简介如下。

一、病因病机

本病多发于寒冷、潮湿地区，由外受风、寒、湿邪引起。这三种外邪互相结合，不同于单纯的伤风、伤寒、伤湿，所以欲称"风湿痛"。它的发病部位多在经络，使气血不能通畅，形成"不通则痛"的本证。正因为邪留经络影响气血，故大多病程比较缠绵，病情比较顽固，常因气候变化而症状随之加重。

二、辨证

（1）本病由风寒湿邪直接侵袭经络，它的疼痛，或在上肢一臂，或在下肢一腿，或在全身，有时由于关节肿痛，肢体运动受到障碍。但它同中风的半身不遂只是运动障碍而无疼痛者，有明显区别。

（2）风寒湿邪的结合有偏胜，病在肢体经络亦有皮、肉、筋、骨的侧重，这就是使得同样是痹证，却能出现不同的证候。临床上主要分为三类：①风邪偏胜的，疼痛游走不定，涉及多个部位的肌肉和关节；②寒邪偏胜的，疼痛剧烈，屈伸困难；③湿邪偏胜的，疼有定处，但有沉重麻木感。关于在皮、肉、筋、骨的鉴别是：在皮为枯燥不荣，在肉为麻木不仁，在筋为屈而不伸，在骨为重而不举。望诊、切诊方面，寒邪胜者脉多为沉紧，舌苔薄白或白腻；风邪胜者，初起或有寒热，脉见浮数；湿邪胜者脉多濡缓。

（3）风寒湿邪结合后性质偏寒，故其特征为遇暖轻减，遇寒凉加剧。少数患者因病久邪郁化热，或体质偏热，亦能出现热象。见证为：一个或几个关节出现灼热红肿，痛不可近，并兼发热、恶风、口渴和烦闷不安，舌苔黄燥，脉象滑数，称作"热痹"。一般所说的"历节风"，也称"白虎历节"，大多属于这一种，但虽然化热，不能将风寒湿邪除外。

三、治疗

风寒湿为本病的主因，侵袭时又有偏胜，这在治疗上不是单纯的祛风、散寒、化湿所能奏效，必须全面照顾，突出重点。同时伤在经络，气血流行不利，并影响皮、肉、筋、骨，必须佐用和血活络及照顾其他方面。所以关节痛的常用治法是：疏散外邪，宣通经络，根据具体证候具体施治。

治疗痹证除内服药外，膏药、针灸、火罐等均有良效，尤其是针灸最为简便有效。为了提高临床疗效，应选择使用或配合使用。

1. 汤药　常用方剂有防风汤、乌头汤、薏苡仁汤、三痹汤、桂枝芍药知母汤等。兹根据治疗原则提出下列药味作为基本方，以便加减。

【组成】羌独活各10g　桂枝10g　防风10g　制苍术10g　当归10g　草红花3g

【方解】方内羌活、独活、桂枝、防风祛风寒，苍术除湿郁，当归、红花和血活络。其中羌活、独活亦能通经络，防风亦能散风湿，桂枝亦能温经和血，苍术亦能祛风寒，把它们结合起来，有互相协助的作用。在这基础上，如果寒重，痛重加川、草乌；有热的去羌活，加知母、黄芩；气虚者加黄芪；血不足者加白芍；其他止痛活络的秦艽、桑枝、丝瓜络、片姜黄、威灵仙、海桐皮、络石藤、千年健等均可酌加。

2. 成药

（1）小活络丹：每日1丸，温开水送服。本方用川乌、草乌、南星、地龙、乳香、没药制成，偏于温燥辛窜，对寒重者有效，不宜常用。

（2）豨桐丸：每日服2次，每次服8～12丸，温开水送下。

（3）虎骨木瓜酒，每日饭前服一小杯。

3. 膏药　虎骨追风膏贴患处。每2周一换。

4. 针灸　按照疼痛部位循经取穴，即病在某经采用某经或其有关经的穴位进行治疗，一般可采用局部穴位与远隔穴位配合应用。针刺穴位及手法如下：

（1）针刺常用穴：肩关节痛：肩髎、肩窈、肩贞、风门、臂臑。手腕、肘关节痛：阳溪、曲池、尺泽、天井、外关、合谷、曲泽。髋关节痛：环跳、秩边、腰眼。膝关节、踝关节痛：犊鼻、阳陵泉、阴陵泉、梁丘、血海、足三里、昆仑、太溪。腰痛：肾俞、委中等。

（2）针刺手法：患者身体不是过于虚弱的，都可以用泻法，留针20～40分钟，留针时间内每隔5分钟行针一次。

上述各穴针后除有热象者外，均可使用灸法；如果疼痛在肩、背、腰部尚可采用火罐疗法综合治疗，能提高治疗效果。

四、临床体会

关节痛多由风寒湿三邪引起，故药物治疗偏于辛散通络。但必须根据风寒湿的偏胜来处方，并注意用药剂量及服用时间，因此类药物重用、久用可产生耗气损血的影响。

本病的形成，有因营卫先虚，复受外邪侵袭的，也有先受外邪，而使经络气血凝滞的，总之在治疗上应将祛邪与和血密切结合。特别如寒主收引，能出现拘挛现象，血不养筋也会出现拘挛，必须加以区别，并在处方用药之际加以注意。前人说"气血流畅，痹痛自已"，实为经验之谈。

热痹虽有热象，不可看作是单纯的热证，仍宜在祛邪活络的基础上，酌减辛温，加入清热的药物。

治疗关节痛应分上肢与下肢，习惯用药如姜黄、秦艽、桑枝、桂枝，威灵仙等多用于上肢；续断、牛膝、木瓜、独活、乌头等多用于下肢。主要是上肢为手六经循行的部位，偏重于风寒所伤，下肢为足六经循行的部位，偏于寒湿所伤。但也须看配伍，并非绝对划分。

本病往往经年不愈，反复发作，一方面及早治疗，一方面宜注意保暖，勿使患部受凉。最重要的在未病前注意加强体育锻炼，身体健壮则正气充沛，风、寒、湿诸邪难以侵袭，是最好的预防措施。

第十四章

防老方——首乌延寿丹之我见

目前有不少国家的医学家正在研究防老问题，用普鲁卡因注射便是一例。从中医学来说，早在《内经》里就有这种思想，还指出了许多保健康延长寿命的"道生"方法，在《神农本草经》里也有利用药物"久服轻身，不老延年"等记载。后来《千金方·服食篇》内附有 24 个方剂，谓服后可使"白发黑，落齿生，延年益命"和"旧皮脱，颜色为光，花色有异，鬓须更改"等，这都是古代医家企图防老的明证。当然防老不是简单的问题，在中医理论上还认为不是单纯地依靠药物所能解决的问题。然而，不容忽视，中药对于老人保健起过良好作用，前人的措施中有极其细致的值得研究的地方。现在我把《世补斋医书》所载首乌延寿丹和个人使用心得，提供讨论。

一、首乌延寿丹的组成及其制法

清末陆九芝所著《世补斋医书·卷八》有"老人治法"一文，推荐老年进补当以延寿丹最为优越。这延寿丹用何首乌为主药，所以也称首乌延寿丹，有些地方从延寿引申其义，又叫延年益寿丹。何首乌本名交藤，唐朝李翱得僧文象遇茅山老人传述何首乌（人名）服食交藤长寿，因作何首乌传。李翱是文学家韩昌黎的弟子，首乌得其表扬，身价十倍，替代了交藤的旧名。延寿丹以首乌为君药，首乌得到知识分子重视，这就是它的来由了。

首乌延寿丹的组成（原书剂量）是：

何首乌 72 两　豨莶草 16 两　菟丝子 16 两　杜仲 8 两　牛膝 8 两　女贞子 8 两　桑叶 8 两　忍冬花 4 两　生地 4 两　桑椹子膏 1 斤　金樱子膏 1 斤　旱莲草膏 1 斤　黑芝麻膏 1 斤

首乌延寿丹的制法比较复杂，苏州王鸿翥药铺的成品，在仿单上根据"浪迹漫谈"写明炮制方法，但核对《世补斋医书》记载，殊有出入，兹取王鸿翥仿单为主，以《世补斋医书》为备注，一并录后。

大首乌：取赤、白两种，先用黑豆汁浸一宿，竹刀刮皮切片晒干，又用黑豆浸一宿，柳木甑、桑柴火蒸三炷香，如是九次，晒干为末听用（按世补斋云：先用米泔水浸三日，首乌一斤用黑大豆两升蒸之，豆熟取出，去豆晒干，换豆再蒸，如是九次，晒干为末，自第二次至九次，将后八味于末，为末前各拌蒸一次尤为妙，豆则始终用之）。

菟丝子：先用清水淘洗五六次，取沉者晒干，逐粒拣去杂子，用无灰酒浸七日，入甑蒸七炷香，晒干，如是九次，为末听用（按世补斋云：米泔水淘净，酒浸一昼夜，乘潮研碎微火焙干）。

豨莶草：五六月间采，用长流水洗净晒干，以蜂蜜用无灰酒拌匀隔一宿，蒸三炷香，如是九次，晒干为末听用。

桑叶：四月采人家所种嫩叶，以长流水洗净晒干，照制豨莶草法九制，为末听用（按世补斋云：微火焙干）。

女贞子：冬至日摘腰子样黑色者，用装布袋剥去粗皮，酒浸一宿，蒸三炷香，晒干为末听用。

忍冬花：四月间摘取阴干，照制豨莶草法九制，晒干为末听用（按世补斋云：用藤胜于花叶）。

杜仲：用厚者去粗皮，以青盐用姜汁拌炒断丝听用（按世补斋云：每斤用蜜三两涂炙，炙至蜜尽为度，或用青盐水浸一宿，所贵在丝，不可炒枯，新瓦上焙干为末）。

牛膝：用怀庆府者，去根芦，净肉屈而不断粗而肥大者为雄，酒拌晒干听用（按世补斋云：青盐拌晒干为末）。以上杜仲、牛膝且莫为末，待何首乌蒸过六次后，不用黑豆汁拌，单用杜仲、牛膝二味同何首乌拌蒸晒各三次，以足九蒸之数。

生地：取钉头鼠尾原支大支者，晒干为末听用（按世补斋云：煮至中心透黑，所贵在汁不可滤去）。

以上8药共72两，合何首乌亦72两，再合旱莲草膏、金樱子膏、黑芝麻膏、桑椹子膏各一斤，同前药末114两捣数千槌为丸。如膏不足，用蜜补之。

两两相比较，王鸿翥药铺和世补斋所载的制法，在炮制上并不一致。世补斋没有把合丸的方法写出。有人告诉我，生地煮透后即带水放石臼内捣极细，再和入群药捣为丸，这与"所贵在汁不可滤去"的说法符合，而与王鸿骞制法则不同。究竟哪一种制法对，还待大家研究。由于首乌延寿丹的修合手续麻烦，采取有时，拣制有规，蒸晒有法，必须保证道地，适合规格，所以明明是丸剂，称之为"丹"。这丹字含有"赤心无伪曰丹"的意义，似不同于炼丹的丹。

二、陆九芝对于首乌延寿丹的评价

陆九芝在"老人治法"文里指出，首乌延寿丹药方是明朝董其昌传下来的，董其昌在老年时曾经服用此方，须发由白转黑，精力也因而充旺。康熙时有人收藏董其昌手写此方真迹，字带行草，断为晚年所书。又引梁茝林说，当时达官贵人有很多人服此方调养，都收到上寿康强、黄发变玄、腰脚转健的效果。陆九芝还把亲身经验来证实，他平日用首乌延寿丹加减，当他写这篇文章时候已近七十岁，双鬓不见二毛，犹能灯下作小字，因而确定为老人滋补最好的方剂。

陆九芝极力推荐首乌延寿丹，其论点是根据《素问·阴阳应象大论》上"年四十而阴气自半也，起居衰矣"数语。以为阳固可贵，阴亦不可贱；老人阴分多虚，阳气易旺，对老年人不补阴而补阳，和抱薪救火无异。所以他十分同意徐灵胎的说法"能长年者必有独到之处，阳独盛者当顾阴，阴独盛者当顾阳，然阴盛者十之一二，阳盛者十之八九，阳太盛者非独补阴，并当清火以保阴。然世为老人立方，总以补阳为事，热甚者必生风，是召疾也"。陆九芝并从徐灵胎的主张加以具体说明，大意是老人阳证，如头热、耳鸣、面赤、目赤、皮肤干燥、大便燥结和脉象洪大等，不难分辨。但有些人过去肥胖逐渐消瘦，不耐烦劳，手足怕冷，腰脚酸软，筋络拘挛，以及健忘，失眠，口流涎沫，小溲频数，阳痿不举，脉象沉小等症状，都是阴血亏耗，内热消烁，往往误作阳虚。故强调"老去商量补益方"（张籍时）只有首乌延寿丹最为合适。从而陆九芝又批判了苏州谢善人家刻印"良方集腑"在首乌延寿丹方后附添的加减法，加减法中指出"阴虚人加熟地一斤；阳虚人加附子四两；脾虚人加人参、黄芪各四两，去地黄；下元虚人加虎骨一斤；麻木人加明天麻、当归各八两；头晕人加玄参、明天麻各八两；目昏人加黄甘菊、枸杞子各四两；肥人湿痰多加半夏、陈皮各八两，群药共数一半，何首乌亦一半，此活法也"。陆九芝认为："此方本为阴虚耶！又云阳虚加附子，更与方意不类，若果以阳虚多湿多痰，则此方全不可用。岂一加陈、半即一变为逐阴乎？玄参等物悉本方之所包，岂加味所能尽？此必后人无识，画蛇添足。"很明显，陆九芝重视首乌延寿丹，主要在于养阴，阴分充实自无阳亢之患，自然达到阴平阳秘的目的就是健康长寿的根本。

三、我在治疗上使用首乌延寿丹的一些体会

陆九芝把老人都看作阴虚只宜服用首乌延寿丹，不免具有偏见，但一般见到老人衰弱现象即用补气助火一类兴奋药，的确也有犯严重错误的。这个问题的关键在于辨证是否正确。我以为就方论方，养阴的方剂甚多，为什么陆九芝特别赞扬首乌延寿丹？首乌延寿丹的养阴究竟有哪些特点？当为我们研究的中心。据我个人体会，老人滋补不同于一般治疗。一般治疗阴虚的方剂大多偏重于改善症状，不宜久服；老人滋补必须长期服用，就宜于和缓的药物逐渐地防止和改变老年人自然的代谢功能衰退，也就是要注意到老年的生理情况和力求避免药物的不良反应。理由很简单，衰老是在人生过程中机体的本质上所起的一种变化，不同于先天不足，后天失调和斫伤过度等等原因所引起的未老先衰现象。故未老先衰属于衰弱证范围，治疗衰弱证的补偏救弊方剂，不尽符合于老人的全面调养，这是一方面；另一方面，衰弱证不外阴虚和阳虚两大类别，阴虚则火旺，阳虚则寒盛，治疗大法不离滋阴降火和扶阳逐寒。在自然衰老中很少偏寒偏热的症状，即使有也不甚显著，不能依照一般治疗衰弱证的方法给予温热或寒凉，以免根本上受到损害。

事实如此，我们把常用养阴方和首乌延寿丹比较，不难得出它的异同之点。常用养阴方如：六味地黄丸——地黄、山萸、山药、丹皮、茯苓、泽泻；大补阴丸——地黄、龟板、黄柏、知母、猪脊髓；大造丸——紫河车、人参、麦冬、地黄、龟板、天冬、黄柏、杜仲、牛膝；左归丸——地黄、山药、枸杞、麦冬、龟板、山萸、杜仲、甘草等等。在这类方剂内所用丹皮、黄柏、知母等寒凉泻火药，显然不宜于老人久服，尤其多用地黄滋阴，阴寒凝滞，殊不适用于老人肠胃薄弱者。首乌延寿丹采用首乌为君，虽和地黄一样滋补肝肾阴血，却无地黄凝滞流弊，配伍其他药物平补阴分，虽然有清火意义，也不等于寒凉抑制。故从首乌延寿丹本身来分析，接近七宝美髯丹——首乌、牛膝、补骨脂，茯苓、菟丝子、当归、枸杞子。同样用首乌九蒸九晒为主药，但去温养之品；又包括二至丸——女贞子、旱莲草，豨莶丸——豨莶草，桑麻丸——桑叶、芝麻等成方，成为养阴平剂。

有人会问，首乌延寿丹里也有地黄之滞，忍冬之寒，如何解释？我们的答复是：处方应从全面考虑，首乌延寿丹的支配，用首乌72两为君，豨莶、菟丝各16两为臣，佐用杜仲、牛膝、女贞、桑叶减半为8两。再佐以忍冬、地黄则又减半为4两，一共合成72两，恰当君药的用量相称。这样，虽有地黄、忍冬，和一般养阴剂用地黄滋补及丹皮、黄柏、知母等寒凉药，虽面貌相似，而性质有别。也有人问，首乌延寿丹毕竟偏于养阴，多服久服会不会戕伐生气呢？关于这一点，陆九芝在方解里曾经提及，他说："豨莶草感少阳生发之气，凡热瘀生湿，腰肢酸软者，此味有专功。"又说："菟丝子得金水之气，肾阳不足者助阳味以化阴，肾阴不足者助阴味以化阳。"又说："杜仲温不助火，以阳中有阴，非偏于阳也。"可以理解，首乌延寿丹以阴药为体，蕴有一种活动能力，主要作用在于维持机体本能，和一般养阴剂的补虚去实，在实质上有很大区别。友人邹云翔同志（现任江苏省中医院院长）曾经和我讨论到："首乌延寿丹中虽有滋阴腻滞之品，但经九蒸九晒以后，药性得到改造，功能已经变化，所起作用与生药不同。显见的如首乌、地黄用黑豆淡味拌蒸九次，已得升发之性，再加九晒吸取阳光便是阴中寓阳，不再有阴寒的流弊。"这理由极为充分，也就是说，研究中药必须讲究炮制，一般用生药来衡量其效能，不免过于肤浅，而且也会失去前人积累的宝贵经验，不可不注意。

我认为首乌延寿丹的滋补有几个优点：

①不蛮补；②不滋腻；③不寒凉；④不刺激。也就是说，有强壮作用而不妨碍消化系统，有安抚作用而不采取暂时性的抑制。故服用后初步效果是，食欲增进，睡眠酣适，精神上有轻松愉快感。当然中医治疗从辨证论治的基本原则出发，不能呆板地使用首乌延寿丹，也不能认为首乌延寿丹适用于任何老年人的调养，在治疗上可以适当地加减。遇到阳虚体质固然不能用，遇到下虚上实现象亦不相宜，即使阴虚而肠胃过于薄弱的，或阴虚阳亢须佐清火以治标的也应考虑。

四、首乌延寿丹的适应证和剂型

防老不是有病服药，而是指到了相当年龄如何进行调养来防止衰老。《千金方》规定在四十岁以后才能服用养生药物，这是根据《内经》人年四十阴气自然衰退的说法作为标准的，同时认为四十岁以前血气未定，很难接受养生的方法。现在我们不谈这些问题，仅从首乌延寿丹的适应证来说，凡属：

（1）年高稍有劳动即感疲乏者；

（2）年高用脑即觉头晕、耳鸣者；

（3）年高脉搏和血压容易波动者；

（4）年高步履乏力，多立腰膝酸软者；

（5）年高四肢筋骨不舒，似风湿而实非风湿者；

（6）年高无症状，经检查动脉硬化或心律不齐，强弱不均者。

在上列这些情况或类似这些情况下，多是老年人的常态，只要没有阳虚内寒的现象，也没有痰饮和便泄等宿疾，均可用首乌延寿丹治疗。如果对以上症状不从老人的体质上着想，单从疾病观点来处理，势必给予某些强壮剂，或惯于使用人参、鹿茸一类贵重药品，往往会招致其他方面的不良反应。说得具体些，老人容易出现的病态，多为疲劳，筋骨酸痛，痰多呼吸短促，失眠易醒，记忆力衰退，皮肤枯糙，消化薄弱，小溲频数，大便不正常等等。倘若不辨清是病症还是老人常态，把常用方剂如补中益气丸、天王补心丹、归脾丸、理中丸和三子养亲汤等来医治，效果必然不大。此外，某些衰弱证用对症疗法不能减轻时，也可用首乌延寿丹。比如虚性亢奋症，在特殊紧张的情况下精神异常兴奋，兴奋后又极度疲乏，倘因疲乏而给予兴奋剂，势必增加其疲劳的机会，也就是增加疲劳的程度。还有虚弱证中具有敏感性的，不耐任何药物的刺激，稍投寒凉即觉胸闷腹胀，改进温通又嫌口干舌燥，因而引起其他不安定的症状，用此方加减均甚合适。

我也曾把这个问题和邹云翔院长交换意见，据他的意思，老人百病丛生，中风一证常常致命，而其先兆大多为血压高、头昏胀痛、手肢发麻、烦躁失眠、大便困难、不能用脑，如果再有性情急躁、精神紧张、疲劳过度，或嗜好烟酒、不禁房事，随时有卒中（指脑出血）的危险。长期服用首乌延寿丹，能滋肾养肝，调和气血，舒适经络，可以预防中风，故称延寿。邹院长还引证牛膝走而能补，性善下行，杜仲引气下行，和血行瘀，从现在来说，似对降低血压有一定作用。

首乌延寿丹制成丸剂久服，有"丸者缓也"的意思，属于缓方一类。一般服法，每日2次，每次三钱（9g），温开水送下。过去我以为丸药连同渣滓长服，对老年人肠胃薄弱不能不有顾虑，故往往改为汤剂，或把丸药水煎澄清后服用。后来取原方药量1/4作为一料，仿照浓缩法熬成浓汁，即以 4 种成膏（用量亦 1/4）和入，调作膏，每料约服 1 个月。因为冲服方便，效果并不减低，而且没有动物胶，热天也不会变质发霉，一般多很满意。此外也曾经把其余药物熬汁浓缩，首乌提出磨粉，待收膏时将首乌粉和四种成膏掺入搅和。这样作法，在理想上似比前者为优，但药汁多少极难掌握，厚薄不易恰当，冲服时沉渣太多，反不如一同熬膏为佳。

最后，要说明防老不能单靠药物，还应该注意精神愉快、饮食调节、睡眠充足和进行适当的运动等等。但从药物来说，首乌延寿丹对于老人调养有一定的好处，因此提出：

（1）盼望中医同道们将首乌延寿丹的临床经验提供意见，以便总结疗效。

（2）盼望中药业方面确定延寿丹的制法，并考虑改良剂型，提高疗效。

第十五章

冬季常见疾病的防治

冬天围炉取暖，空气燥热，容易引起喉症。稍觉喉间红肿梗痛，多食些青果或白萝卜，有清热解毒的作用。或到中药铺买玄参6g，泡饮一两杯，效果更好。要防止干燥，可在炉上放壶开水，让它蒸发。

由于冬季室内外的温度相差比较大，出外必须戴口罩或穿暖衣服，防止感冒。一冷一热的感冒，往往伴有干咳及咽喉燥痒等内热现象，俗语所谓"寒包火"，不能单纯地看作受寒，可以及时地服用成药银翘解毒丸之类的药。有些人以为受些寒只要喝点酒就能驱散，不知酒性辛烈，将会加重内热而发生意外病变。

冻疮多发于手、脚和两耳，又痒又痛甚至溃烂。这是因为那些部分血流缓慢，常露外面易受寒冻的刺激，致使皮肤组织受到了损害。可向药房买"冻疮膏"涂敷。民间单方以辣椒浸白酒擦洗，或用柚子皮（橘子皮也好）煎汤洗患处，一天三四次，也有效果。而最好的办法是预防第一，即少用冷水，出外戴手套、耳罩和穿暖鞋袜。如在每年生有冻疮的地方，早用辣酒搽擦，能制止复发。

家庭妇女，尤其年龄大一点在五十岁左右的，到了冬天常患手臂疼痛，一般认作这是老年气血不和或是顽固性风湿性关节炎。事实上这和冷水接触有密切关系，倘能避免冷水洗涤，可以减少发作的机会，疼痛也会自然地消失。

四季气候变化，人体不能适应环境，这是发生季节病的主要原因。冬季天寒，老年多患咳嗽、气喘，体力衰弱的容易感到精神萎靡，便是这个道理。但是，及时多穿衣服，更主要的穿棉背心保护胸、背，不吃凉食，多晒太阳，都能防止发病或使病情减轻的。

第十六章

伤风的辨治

"伤风"是一种平常而轻浅的疾患，一般认为不屑研究，临床上亦不甚重视。但从中医内科治疗的全面观察，实于外因病类中占极大比重。亦为一切急性热性病第一重要的阶段，因此特提出讨论。

一、过去所认识的症候群

伤风即为普通感冒，诊断上作为依据的，是恶风、头痛、鼻塞、声重、喉痒、咳嗽、肢酸、身疼等症候群；兼具发热、倦怠，而比较严重者，称为重伤风。其实此时谓风，概括四时时气，并不限于单纯风邪，所谓四时时气，即春温、夏热、秋凉、冬寒，由气候不调，直接影响于人体所生之病变。故有寒包火、热伤风等俗称。前人所论，不胜繁引，约略勾勒其轮廓如下：

风——虚邪贼风，阳先受之，春夏治以辛凉，秋冬治以辛温。

温——从口鼻吸入，邪由上受，首先犯肺，宜辛凉轻剂。

寒——伤寒初客太阳，治宜发汗。

暑——先阻上焦气分，宜辛凉清解。

湿——外受者，在表在上，宜微汗。

燥——因乎外者，或挟风热伤气，治宜甘润，佐以辛通。

上列区分，包括气候变化之风、寒、暑、湿、燥、火六气，其特点为风之治法，随着春夏和秋冬而相异，即可明确中医所云"风"，乃时气之总称。故在伤风症候群里，若见口干作渴，即认为挟温而兼温治；见恶寒无汗，即认为挟寒而兼寒治；见胸闷泛恶，即认为挟湿而兼湿治；其他见暑见燥，亦各随其性质而转变。由现症候类证型不同而推断其诱因的兼并多寡。此项鉴别诊断，历来视为临床的依靠，是"倒果求因"的做法，在病理上终觉不够明晰。兹介绍"实用内科学"关于伤风的一段记录，以资参考。"伤风是由滤过性病毒所引起而富有传染性的上呼吸道黏膜炎，有轻度全身反应及喷嚏、流涕等上呼吸道症状。病起较急，咽部先有干燥及发痒感觉，数小时后打嚏、流涕，继有结膜充血、声音嘶哑、上呼吸道黏膜重度充血、鼻塞、呼吸不畅、咳嗽、少痰等。如炎症向下发展，则胸骨下面有紧压感及疼痛。除此局部症状外，病者且可有疲倦、头痛、四肢及背部酸疼、中等度发热、胃口不佳、大便秘结或泄泻等全身症状。不过一周，即自行进步以至痊愈。"

病名既同，症候犹是，而显示发病的因素，病灶的所在，症情的进展方向，这是值得吸收的。回顾过去所云阳先受之、邪由上受、初客太阳一类的论调，未免太不着边际。但两两比较，病毒由上呼吸道感染，即从口鼻吸入，炎症向下发展，即为上焦诊域，局部外之全身症状，即属于表之太阳。同时应补充的，受寒、潮湿等诱因，虽不能直接造成伤风，但能使局部或全身抵抗力减低，予病毒以侵入机会，亦为伤风诱因之一。故所论虽有差别，大体无二致，欲求中西医学术交流，应于此等处先使接轨，然后逐步使其汇合，则方药的应用亦可自然趋于一致。

二、从常用方药观察其疗效

《实用内科学》里关于治疗方面的记录，"本病尚无特效疗法，一切治疗以减轻患者之痛苦为目的，如减少鼻黏膜充血，可用1%麻黄素生理食盐水喷雾或滴鼻。如有干咳可用可待因糖浆30~50ml、氯化铵5.0~10.0g、复方甘草合剂加至100ml，每日3~4次，每次10ml。如咳嗽时有胸骨下紧压及疼痛，可给蒸汽吸入。如有头痛及低热，可给阿司匹林0.3g、非那西丁0.12g、咖啡因0.3g，每日3~4次，每次1包"。

上面所举的都是对症疗法，就是处方而言，只是镇咳祛痰，退热阵痛消失，原则上与中医治疗无甚出入。不过中药的品类较多，配伍亦为复杂，临床习用的有麻黄、桂枝、荆芥、防风、紫苏、豆豉、薄荷、牛蒡子、羌活、独活、蝉衣、桔梗、苍术、细辛、苍耳子、辛夷、桑叶、杭菊花、川芎、葱白、生姜等。他如前胡、杏仁、象贝等镇咳化痰的呼吸系药；厚朴、枳壳、神曲等化湿消食的消化系药；以及山栀子、连翘、黄芩等清凉退热；桑枝、秦艽、丝瓜络等缓解关节疼痛一类辅佐药物，均未列入。核其主要作用，不外刺激出汗中枢及汗腺分泌的末梢神经，以期亢进汗液分泌功能。故其味多辛，均含芳香性或辛辣性挥发油，处方所称疏散、宣透、开表、解肌等等不同名词，均以发汗为其同一目标。发汗之外，兼具强心、健胃镇痛、消炎、减低呼吸运动及减少气管分泌物等功能，协助其解除周围症状，故在疗效方面，掌握原有的诊疗体系，运用经验，不可否认的能收良好效果。足见中医于病理说明虽杂有模糊影响之谈，而于治疗丝丝入扣，不肯放松一步，极堪注意。

发汗是中医治疗伤风的总则，亦为应付一切外因病之先着。由于伤风之性质不同，又分为辛温疏解剂和辛凉疏解剂两大法，辛温法用于挟寒挟湿，辛凉法用于挟温挟暑挟燥，前者如麻黄汤，后者如桑菊饮。（麻黄汤见于《伤寒论》，桑菊饮见于《温病条辨》），伤寒、温病的争议，历三百年而未息，其实各有各的适应证，如从治疗的观点贯彻到实际应用，可以强调指出麻黄、桑菊皆非真正伤寒、温病的特效方，而是四时外感初期治疗的两种不同法则。根据此法则以处方，则温病条辨之杏苏散，可代麻黄汤之轻症，伤寒论之麻杏石甘汤，可代桑菊饮之重症。若伤风之无偏寒偏热倾向者，根本不需用此，而肘后方葱豉汤，遂亦为一般所常用。因为只要依据中医原有基本法则配伍，可以随症选药，所以凭着个人经验，往往不尽一致，前人所遗成方之复杂，亦由于此。故方药虽活用，而治法有准绳，若欲肯定中药疗效，必须深入地视其运用方法，如离开中医经验的治疗体系而单论一方一药，就不可能总结中医学术的优缺点，不单伤风为然。

三、以病型分类的商榷

中医处理伤风方法，可以一一付诸实践，其本质上含有某些科学内容，已甚显明。就原有中医体系言，自有其一定的法度，若在中医科学化的途径上，则有重加编订之必要，爰拟病型分类，附列习用成方，作为初步整理的尝试，并以提供商榷。

1. 单纯型感冒——伤风初起轻症，仅病于上呼吸道黏膜炎

成方：

葱豉汤〈肘后方〉：淡豆豉　葱白

桂枝汤（伤寒论）：桂枝　白芍　甘草　生姜　大枣

2. 呼吸型感冒——呼吸系症状最显著之伤风

成方：

桑菊饮（温病条辨）：杏仁　连翘　薄荷　桑叶　菊花　桔梗　甘草　芦根

银翘散（温病条辨）：连翘　银花　桔梗　薄荷　竹叶　甘草　荆芥

淡豆豉　牛蒡子

杏苏散（温病条辨）：紫苏　苦杏仁　前胡　桔梗　枳壳　甘草　半夏　陈皮　茯苓　生姜　大枣

麻黄汤（伤寒论）：麻黄　桂枝　苦杏仁　甘草

消风散（局方）：荆芥　防风　藿香　川芎　人参　甘草　茯苓　僵蚕　羌活　蝉衣　陈皮　厚朴

3. 胃肠型感冒——伤风挟湿、挟食，具有消化系并发症

成方：

神术散（海藏）：苍术　防风　甘草　葱白　生姜

参苏饮（元戎）：人参　紫苏　葛根　前胡　半夏　茯苓　陈皮　甘草　枳壳　桔梗　木香　生姜　大枣

防风通圣散（河间）：防风　荆芥　连翘　麻黄　薄荷　川芎　当归　白芍　白术　山栀　大黄　芒硝　黄芩　石膏　桔梗　甘草　滑石　葱白　生姜

香苏散（局方）：紫苏　香附　陈皮　甘草　葱白　生姜

藿香正气散（局方）：藿香　紫苏　白芷　大腹皮　茯苓　白术　陈皮　半夏　神曲　厚朴　桔梗　甘草　生姜　大枣

4. 风湿型感冒——寒湿挟杂，挟有关节炎状之伤风

成方：

九味羌活汤（洁古）：羌活　防风　苍术　细辛　川芎　白芷　生地　黄芩　甘草　葱白　生姜

大羌活汤（洁古）：羌活　独活　防风　细辛　防己　黄芩　黄连　苍术　白术　生地　川芎　知母　甘草

荆防败毒散（活人书）：羌活　独活　荆芥　防风　柴胡　前胡　川芎　枳壳　桔梗　茯苓　甘草　薄荷　生姜

羌活胜湿汤（局方）：羌活　独活　川芎　藁本　防风　甘草　蔓荆子

假定这四个病型可以成立，则复杂的方剂可以得到一个归纳，从方剂以分析其药，亦可进一步认识各药的特点，再进一步可以体会到中医对外因病的全面治疗方法在于能鉴别六种诱因的类型而予以分析，明乎此，则其他病症有时亦可借用伤风方药，而伤风方药未尝不可移治其他疾患，前人所谓"活法随人"者，活法中实有一定的规律。

四、与急性热性病的分界（鉴别诊断）

伤风诊治，并不困难，大约一周即可痊愈。严重者病起突然，畏寒发热，经过三五天后亦逐渐减轻，预后良好。中医对此，往往有两三天不退即指为伤寒、温病者，亦有一起见无汗或口干即认为伤寒、温病者，未免失之笼统。以至一切外因病初期之治法殆皆为伤风之治法，必至身热不退，起伏无定，病情转变时，始与伤风划分界限。亟宜纠正，加以肯定。

（1）某些特殊疾患，如肠伤寒、麻疹、白喉、猩红热及百日咳等，在初期大多伴有呼吸道黏膜炎症状，非经相当时间，特殊症状出现前，极易误诊为伤风。故在上述病流行时期或有疑似时，可以怀疑其存在，再藉实验诊断以侦知，不宜武断为伤寒、温病，此外由于局部刺激性药物、变态反应等原因所致之鼻黏膜充血，亦易与伤风相混，必须详察经过。

（2）肠伤寒由于伤寒杆菌，温病包括副伤寒之一种，由于副伤寒杆菌甲、乙及丙之侵袭，故伤风之传变，并不是伤寒、温病，而是伤风所引起之并发症，如鼻窦炎、气管炎、化脓性支气管扩张等，皆使病程延长或加剧。因伤风虽由滤过性病毒所致，但黏膜上皮受伤以后，往往使原存于呼吸道的葡萄球菌、链球菌、肺炎球菌、黏膜炎球菌及流行性感冒杆菌等细菌乘机侵入，增加更多的病症。

（3）预防伤风，目前尚无确实有效办法，既经得病，除药治外，宜注意护理，如发热者卧床休息，保持身体及足部的温暖和干燥，避免冷、湿和含烟的空气接触，饮食须简单，易消化，多进开水，并戴用口罩以防外界之传染及散布传染等，不可忽略，亦不宜沿用旧日慎防伤寒、温病等不负责任的说法，以加重患者的精神上负担。

总结以上所言，伤风的名词，已经中西医统一使用，中医对病灶认识虽不够细致，但治疗上重在全身的整体治疗，尚有部分优越性，在重视中医药文化遗产的原则上，必须有批判的加以发扬，这是本人的肤见，盼望指正。

第十七章

暑天谈寒病

暑天谈寒病，似乎不相适应。但是事实告诉我们，暑天寒病并不因为天热减少，可能还比暑病多一点。原因是人们对于暑热的侵袭多作准备，相反地为了暑热而贪凉饮冷，疏忽了寒凉的一面。这是暑天造成寒病的主要原因。

可以说暑天的寒病多半是人为的。比如劳动后汗出口渴，贪食生冷，或当风睡觉，也有些人夜间露宿不盖衣被，贪图一时的舒适，都能引起寒病。

暑天常见的寒病不外外感和内伤。一种是感冒，恶风，发热，汗不出，头胀，关节酸痛；一种是肠胃病，恶心，胸闷，腹痛，腹泻。治疗这些病并不难，只要吃些发汗、温中的药，煎些葱姜汤或用午时茶煎些汤喝，都能很快地痊愈。当然，也不能因此而忽视这种病。

比较难治的是体虚受寒，或寒食交阻，或先感暑热，再受寒凉，在内因和外因及暑气和寒气错综的情况下，病情的变化多，不能单纯地当作寒病。同时，要注意暑天寒病中可能发生严重的症候，有的吐泻不止，形如霍乱；有的神昏肢冷，忽然厥逆，必须进行急救。

如何预防暑天的寒病，我认为与讲究夏令卫生是分不开的。特别应注意的是：劳动后不要喝凉水、不要用冷水浴身，不要生冷和油腻同食，或穿汗湿衣服当风睡觉等。下面介绍一种治暑天寒病用的民间药"伏姜"。

伏姜是在伏天用生姜制成。取生姜洗净，刮去外皮，切成末子，在伏天置于太阳下晒干即成，贮藏在不泄气的瓷罐或玻璃瓶内，可以经久不坏。姜的成分含有姜辣素和姜酮，能刺激胃黏膜的分泌，促进消化，驱除胃肠内气体，缓和胃肠绞痛。伏姜温中散寒的力量最强。倘若受了寒凉，觉得怕风、头痛或胃痛、腹痛、呕吐、泄泻，取一小撮伏姜泡汤饮服，效果很好。

第十八章

略谈"补"的问题

经常有人问医生，身体虚弱吃些什么补药？也有人问得具体些，如问头晕、心跳、失眠，服用哪些补药好？我认为这是一个最难答复的问题。因为虚弱证固然需要补，但是否真的虚？虚在哪方面？虚到什么程度？在没有经过诊察、彻底了解病情以前，是无法决定治疗方针和选择药物的。

就从头晕、心跳、失眠等主诉症状来说，一般当作神经衰弱。然而引起这些症状的不限于神经衰弱，高血压、肝火偏旺，以及精神刺激或情绪忧郁等也都能引起这些症状。由于原因不同，有的可补，有的不能补，如果都用补法治疗，不符合中医"辨证论治"的法则，非但没有好处，有时还有坏处。

虚弱的因素很多，中医惯常分为气虚、血虚、津液虚和精气不足等。所以就是虚证，也应找出虚在哪里？缺些什么？才能给予适当的补充。同时，即使药已对症，还应结合患者年龄、体质和发病久暂，并考虑肠胃强弱以及当时的时令气候等。否则一般化的治疗，也不容易收到理想的效果。

此外，虚弱证除了大出血之外，大多是逐渐形成的，因此必须衡量缓急，斟酌轻重。有些人希望好得快，药剂用得大，药量用得重，也有人以为补药都应是贵重药，药价越贵越好，忽视了药的作用，结果反使兴奋过度而症状加重，或消化功能受到障碍而胸闷食呆，这些都是不对的。

补药如此，习惯上认为有滋补作用的食品同样如此。比如燕窝、银耳、海参、鱼肚、甲鱼等，这些食品都有滋补效用，并且均收入于本草书内，前人处方中也多采用，但因其性味不同，作用不一，如何适当应用，也应加以选择。据临床经验看：燕窝与银耳长于润肺生津，适用于虚劳咳嗽、痰中带血，燕窝补而能清，效力更佳；海参、鱼肚填精补髓，宜于滑精、阳痿，海参兼有润肠和收摄小便的功能；甲鱼能滋阴降火，适宜于阴虚内热，下肢无力等。这类补品有一共同流弊，因含有大量的胶质和脂肪，滋腻难化，所以每次服食不可过量，特别是脾胃薄弱者也不甚相宜。

对于虚弱证，用长期调养是一种良好的方法，但上面所提的食品，价钱较贵，烹调也不方便，有些还不宜多食久服。我以为可以考虑用水果类替代，如龙眼、荔枝、芡实、莲子、核桃、红枣等，这些性味甘平，能补肝、肾、心、脾。每日当作早餐或点心，对于贫血、遗精和一般衰弱证，有益无损。

当然，对于一般虚弱证还可以采用一般补药来治疗的。如头晕、眼花用杞菊地黄丸；心跳、失眠用天王补心丹；头晕、心跳更兼脾胃薄弱的用人参归脾丸等等。这些成药都很平和，只要对证和服后没有不良反应，常吃还能使症状减轻。在补品方面，如贫血怕冷而无内热现象可吃些羊肉，肾亏性欲衰退的可吃些海参、海米，也有帮助。

千句并一句，虚弱证应该补，但是治疗虚弱证并不专靠补，另外中医还有"虚不受补"的提法，也十分值得注意。

总之，为了尽快恢复健康要从全面考虑，运用多种调养方法，不能单用一个"补"字。

第十九章

"阴虚"怎么"补"

有人提出：燕窝、银耳、海参、鱼肚、甲鱼等食品，习惯上认为能滋阴补虚，是否一般阴虚证均能服用？

要了解这个问题，应先明白什么叫阴虚。阴虚是中医的术语，引用阴阳学说代表正反两种属性，来说明人体生理和病理现象，阴虚是指体内维持生命的属于阴性的物质受到消耗，主要为精血亏乏。因精血亏乏而产生头晕、眼花、阳痿、腰痛、足酸、月经不调，以及不耐烦劳、精神困倦等症状，就称作阴虚证。

根据中医理论，精血与内脏肝肾关系最密，所以阴虚证多为肝肾两经疾患。但其变化和发展能影响其他内脏，往往兼见心悸、失眠、盗汗、肌肉消瘦、便闭或腹泻等心脾两经的症状。再因阴虚证须重视阴阳的关联，有从阳盛致成阴虚，亦有从阴虚导致阳盛的，阳盛的现象如咽干舌燥、小便黄赤、面部轰热和手足心灼热。这样，使阴虚症状愈加复杂了。

因此，阴虚证不是单纯的一种病。首先要辨别虚在哪一方面，关系哪一个部分？其次，不能局限于发病的局部，而忽视了其他部分所受到影响的病变。更重要的必须找出亏损的原因后，明确哪些是主要的，哪些是次要的。只有具体分析，全面考虑，才能适当地给予补偿。

食补与药物治疗的法则根本一致，而且燕窝、银耳、海参、鱼肚、甲鱼等均被收入内，前人处方也多采用。总的来说，这些食品有滋阴补虚的功效是肯定的，但性味不同，作用不一样，如何适应证候，需要加以选择。据临床经验：燕窝与银耳长于润肺生津，适用于虚劳咳嗽，痰中带血，燕窝补而能清，效力更胜；海参、鱼肚填补精髓，宜于滑精、阳痿，海参兼有润肠和收摄小便的功能；甲鱼有滋阴降火，适宜于阴虚内热，下肢无力等。关于这类补品有一共同的流弊，滋腻难化，所以每次服食不可过量，特别是肠胃薄弱的不甚相宜。

最后，我想补充一点。阴虚证用食品来长期调养，也是一种良好的方法，但上面提的食品，价钱较贵，烹调不方便，有些还不宜多食久服。我以为可以考虑用果类替代，如龙眼、荔枝、红枣、莲肉、芡实、核桃等，性味甘平，能补肝肾心脾。熬煮极烂，每日当作早餐或点心，对于贫血、遗精和一般衰弱证，有益无损。

第二十章　病人的膳食问题

一、病中膳食概况

南方充饥的食品，以米饭为主体，病中大多采用稀饭——粥，原因是有病的人，消化力必然迟钝，新陈代谢作用也跟着衰退，不能循常规的把体内留存废物排除，恣意进食，甚易产生积滞流弊，不仅障碍病体的机转，甚至影响到治疗，增加病人的痛苦。因此在有病期间，药物治疗和营养需要的双重条件下，只有拣容易消化的食品。把米饭改做稀饭，一变而为半流质后，滋润淡薄非常适合病人的胃口，其有不应吃渣滓的，还可单独饮汤，有时还嫌白米稀饭的黏滞性太重，对多痰多湿，胃分泌减少，或者酸碱不平衡的病员，不够妥善，于是改用锅巴或用生米炒焦煮粥，这样黏性减少，更能帮助胃肠消化和吸收作用，对于病体尤为相宜。

明白了中医对病员的主要食品，进一步谈些粥菜问题，粥菜一般要比饭菜清爽，然同样的不外动物和植物，习惯上称作荤、素。荤和素所含的成分，大概荤的富于脂肪和蛋白质，缺少碳水化合物，维生素亦不多。素的方面，相反的会有大量碳水化合物和维生素，除大豆外脂肪及蛋白质含量很少，故在现代营养学上认为荤、素合食最是适当，中医对病中佐餐的确一贯主张素食。主要食品如豆腐、豆腐干、豆腐皮、乳腐、咸菜、酱瓜、酱萝卜、大豆菜、海蜇等，即使荤的，也拣火腿、肉松、酱鸭、咸蛋、熏鱼等比较不太油腻的。毋庸讳言，中医向来不讲什么成分，虽然在药物上把植物的根、茎、叶、花、果、仁，动物的皮、肉、内脏等分析很细，指出其不同效用，可是食品不再注意到这些问题。

大抵认为病中宜吃植物性食物，少吃动物性食物的目的，是为了保持肠胃清净，防止疾病的发展，同时也看到病中由于膳食不慎而引起的并发症非常众多，而且危害性也相当严重。尤其是疾病的恢复期，病员最喜欢吃东西，俗语叫"病荒"，此时不加节制，往往会引起复发，《伤寒论》上称作"食复"多致预后不良。有鉴于此，中医对病员的食物和菜肴的选择，是注意其病情的转机而递增。如病员膳食从流质（粥汤）而至半流质（粥），再至软饭阶段，菜肴范围也跟着扩大；烹饪方面，由汤而逐渐至焖烂易于消化的物质；调味方面，由淡薄及少量素油而逐渐探及荤油厚味；品类方面，由蔬菜而逐渐进入肉类，内脏以及鱼、虾等。这完全从实践中得来的经验，当然有其合理部分，由中医师们经常对病员嘱咐，也成为家庭间的护理常识。

二、忌口范围和意义

忌口是指病员膳食的禁忌，这名词大家认为只有中医有，也是中医老一套，所以病员对中医师经常会有要不要忌口的发问。其实西医学对于忌口也非常重视，例如肾脏炎忌盐，胆囊炎的忌油，以及服小苏打后忌酸醋，服磺胺类后忌鸡蛋等，它的严格胜过中医，由此可知忌口包含着两种意义：吃药后忌口，在某些情况下是一定的法则，膳食忌口，在某些病况下也有讲求的必要，必须从药性、病情两方面仔细考虑，做出适当而中肯的处理。中医的不同于西医，由于中医理论自成一个系统，中医师们接受了这一系统的领导，完成其治疗任务，忌口问题便跟着治疗的原则进行。中医把人体看作整体的，认为内脏、神经、血管和机体上的其他部分，都是密切联系不可分离的，因而把疾病的概念区别为寒、热、虚、实四型，药物的作用也针对着分为温、凉、补、泻四种。忌口范围根据此意义，视食物性质的甜、咸、辛、凉来观察疾病的寒、热、虚、实是否有害做出决定。一般的食物，可作如下分类。

1. 生冷水果类 热性病初期有怕冷现象和没有热型的疾患，消化不良、胸闷、腹痛、吞酸、泄泻等胃肠病，均忌生冷食品，医师主要观察，除症状外还注意其舌苔变化，倘舌苔厚、腻、白、滑的，是痰、湿、风、寒的表现，即使有发热、口干现象，也有制止必要，含有多量水分的水果尤忌。

2. 辛热香燥类 凡急性热性病具有口干、唇燥、溲赤、大便闭结等症状的，中医概称内热，忌食酱姜、蒜头、花生、蚕豆等物，煎炸的东西，也在禁例。

3. 油腻厚味类 油腻食品富含脂肪，厚味食品富含胶质，如红烧的猪、羊肉和甲鱼、海参等，容易发生消化不良，排泄失常，尤其肠热证可以助长热势亢进，故对伤寒、温病、暑热病以及肠胃功能迟钝的病员绝对禁忌，即在病后，因防死灰复燃，短期内亦极审慎进食。

4. 黏滑甜味类 糖食易于作酸，糕点等因胃酸难以透入，消化率极低，肠胃薄弱和痰湿素重的病员均不相宜。

5. 发物和过敏性类 凡能引起口干、目赤、牙龈肿胀、大便闭结等的芥菜、韭菜、香菇、金花菜等，都有发热可能，俗称"发物"，中医在阴虚证尤其外科疗毒、肿疡，习惯忌食过敏性的食物，以水族海鲜最多，如蚶子、蛤蜊、黄鱼、带鱼及虾米、干贝、海鱼干等，对于咳嗽、荨麻疹等，极易引发，在所必忌。

6. 刺激和调味品类 经常有头晕、偏头痛、心跳、失眠、上火颧红以及性情躁急，易悲易怒等精神病态和神经官能症的，对酸辣均忌，菜肴不宜过咸过甜，调味品中，酒和香糟之类，均应免除。

中医分析病候，为外感和内伤两大部门，外感多指发热，内伤着重先后二天（包括肝、肾、脾、胃），统而言之，不外热型和肠胃及神经系统疾患，膳食禁忌，即对此三者为重点，故上列各项内容的运用，随着症候而灵活运用。例如初发热期忌生冷，到高热稽留而水分缺少时期，反而需要水果，民间把西瓜认作天生白虎汤（白虎汤是中医治肠热证的著名方剂）最为显著。发热兼具肠胃病的，不但生冷要忌，油腻、黏滞的一切食品都要忌，倘使神经受到波动的，辛热和刺激的食品，当然也要忌。所以中医对病员的忌口问题，是结合在治疗原则上，从观察症候来判断病因所决定的，首先根据病例，其次了解病的阶段，能够掌握这关键，就可明白整个内容。仲景全书里说：所食之味，有与病相宜，有与身为害，若得宜则益体，害则成疾，以此致危，便是这个道理。

三、食物疗法介绍

利用膳食为治疗目的，在现代综合治疗上，视为一种有效因素，能直接影响病原机转，增加药物疗效，预防疾病过程发展，和促进劳动力量的迅速恢复。中国古代虽然没有维生素、蛋白质、矿物质一类新名词，也无法拿营养素来说明热和能，以及其他生理、病理上所起的变化，但散见在多种书本里面，其有合理的可供参考部分，兹就《饮膳正要》记载的摘录一二。

1. 呼吸系统疾患

生地黄粥——生地汁二合冲入粥内，治虚劳骨蒸，咳嗽吐血。

桃仁粥——桃仁90g煮粥，治咳嗽，胸满喘急。

2. 消化系统疾患

椒面羹——川椒9g，白面120g，作面条煮羹，治胃弱呕吐，不能食。

良姜粥——高良姜15g研粉熬粥，治心腹冷痛。

3. 泌尿系统疾患

青鸭羹——青头鸭1只，草果5个，赤小豆半斤，同煮熟，治水肿。

葵叶羹——葵叶不拘多少煮羹，治小溲癃闭。

4. 神经系统疾患

鸡头羹——鸡头实粉三合，羊脊骨一付，生姜汁一合，调和作羹，治湿痹，腰脊痛。

鹿蹄汤——鹿蹄4只，陈皮6g，草果6g，同煮烂，治诸风虚，腰脚疼痛不能践地。

以上数例，主要用肉类、谷类及果实为原料，辅以药物，符合食疗意义。烹调方法，有做粥的，有做面条的，也有做羹汤的，用流质或半流质取其容易消化，也是极合病员调养的原则，这种实践经验，没法估计现代的所谓营养价值，然毫无疑问可作为营养上的参考资料。苏联医学对于饮食治法非常重视，中央卫生部营养管理处曾经依据苏联的理论基础结合我国的实际情况，订了30多种饮食处方，每一种饮食都有一定的特性，我们希望大家来发掘和整理中医学遗产，把历史上符合我国民族性的合理部分，用来丰富现代营养科学。

第二十一章 营养与养生

一、营养

中医治病，从整体出发，一方面祛除病邪，一方面极力防止正气的削弱，并认为在一定的程度上正气能代偿体内损失和改善机制的失调。故《内经》说："大毒治病，十去其六，常毒治病，十去其七，小毒治病，十去其八，无毒治病，十去其九，谷、肉、果、菜，食善尽之，无使过之，伤其正也。"意思是一切药物的性质都有偏向，我们利用它的偏向来调整病体的偏向，以冀达到平衡是对的，但这种偏向的作用也能损害人体，便是含有毒性。毒有大小，病有轻重，病重而药力小，当然无济于事，病轻而药力大，也会诛伐无辜。因此，《内经》观察病势的逐渐消失，用药也跟着逐步减轻，最后采用动、植物日常食品来调养，这是非常合理的。

由于《内经》治人与治病相合，故把药物和食物在同一基础上分作两面来看，如说"毒药攻邪，五谷为养，五果为助，五畜为益，五菜为充，气味合而服之，以补益正气"（《藏气法时论》）。又说"天食（同饲，给予的意思）人以五气，地食人以五味……五味入口，藏于肠胃，味有所藏，以养五气，气和而生，津液相成，神乃自生"（《六节藏象论》）。可见前人对营养是向来注重的，并且认识到营养成分是应该由多方面吸取的，因在《五味篇》内又指出："五谷——粳米甘，麻（芝麻）酸，大豆咸，麦苦，黄稷（小米）辛；五果——枣甘，李酸，栗咸，杏苦，桃辛；五畜——牛甘，犬酸、猪咸，羊苦，鸡辛；五菜——葵甘，韭酸，藿（大豆叶）咸，野蒜苦，葱辛。"这里的五味联系着五脏的性质，就是"五味入胃，各归所喜攻，酸先入肝，苦先入心，甘先入脾，辛先入肺，咸先入肾"的意思，不能孤立来看。所以又说明"脾病者宜食米饭、牛肉、枣、葵；心病者宜食麦、羊肉、杏；肾病者宜食大豆黄卷（即大豆芽）、猪肉、栗、藿；肝病者宜食麻、犬肉、李、韭；肺病者宜食黄稷、鸡肉、桃、葱"（《五味篇》）。

后来将这种方法推广应用在治疗方面，认为能直接帮助生理功能，增强药物疗效，防治疾病发展，及促进劳动力的迅速恢复，便有《食疗本草》和《饮膳正要》等书的出现，形成中国的食疗医学。

《内经》重视营养，又极重视禁忌。主要是营养的选择须从需要来决定，营养价值的高低在古代也就以合适与否为标准。五味的性质既然是偏的，不仅对某些病症要忌，即对某些体质也要禁忌，而且看到在目前适用于某种病症或某种体质，过了较长的时间又会引起偏差现象，所以说："气（指五味的偏差）增而久，夭（损害的意思）之由也"，营养如此，用药也如此。

二、摄生

一方面充实体力，一方面防御外邪，是《内经》对于摄养身体，却病延年的中心思想。故"虚邪贼风，避之有时，恬淡虚无（指精神上没有负担），真气从之，精神内守，病安从来"，是《内经》教导人们摄养的唯一方法。在这方法里，除饮食起居外，主要是顺从四时来调养神气，求得人体与外在环境的统一，故以"天地俱生，万物以荣；天地气交，万物华实；天气以急，地气以明；水冰地坼，无扰乎阳"的四时现象，联系到"以使志生，使志无怒，使气得泄；使志安宁，无外其志；使志若伏，若匿，若有私意，若已有得"。又反证了"逆之则伤肝，逆之则伤心，逆之则伤肺，逆之则伤肾"。都是一贯而来的。这类养生方法，古代称之为"道"，所谓"夫道者，能却老而全形，身年虽瘦，能生子也"（《上古天真论》）。究竟怎样做到呢？《上古天真论》里曾有如下解释"是以志闲而少欲，心安而不惧，形式而不倦，气从以顺，各从其欲，皆得所愿。故美其食，任其服，乐其俗，高下不相慕，其民故曰朴。是以嗜欲不能劳其目，淫邪不能惑其心，愚、智、贤、不肖，不惧于物，故合于道"。《上古天真论》还引古今作对比反复申述"道"的重要，"上古之人，其知道者，法于阴阳，和于术数（即调养法则），饮食有节，起居有常，不妄作劳，故能形与神俱，而尽终其天年，度百岁乃去。今时之人不然也，以酒为浆，以妄为常，醉以入房，以欲竭其精，以耗散其真，不知持满，不时御神，务快于心，逆于生乐，起居无节，故半百而衰也"。不难体会，古代的所谓道，相等于现在所说的卫生，它的理论是极其朴实易行的。由于提出了真人、圣人等作为例子，近乎玄虚了。这很可能是后来蒙受道家的一部分影响，我们只要揭去道家的外衣，不为神秘引入迷途，中医学的本质不会受到损害的。

由养生而发展到扑灭疾病根源的预防思想，如说"圣人不治已病治未病，不治已乱治未乱，夫病已成而后药之，乱已成而后治之，譬犹渴而掘井，斗而铸锥，不亦晚乎"（《四气调神大论》）。充分地反映了古代医家对疾病斗争到底的坚强意志。然而这思想在过去受着时代条件的限制是很难实现的，因又着意于既病之后，思考如何来加强本身的调节机制和防止病邪发展的途径，使病势不致蔓延。例如治疗疾病"上工刺其未生者也，其次刺其未盛者也，其次刺其已衰者也，与其病之与脉相逆者也，故曰，方其盛也，勿敢毁伤，刺其已虚，事必大昌，故曰上工治未病不治已病，此之谓也"（《逆顺篇》）。这种思想近乎早期治疗，实际上与预防思想分不开的。后来《难经》上所说的"见肝之病，则知肝当伤脾，故先实其脾气"，《千金方》用犬脑来治犬（疯狗）病，多不胜举，都是接受《内经》的思想指导，积极地在行动上表现出来的。因谈养生而附带及此，以见前人在保健工作上的不断努力。

第二十二章

疾病与气候

　　疾病和气候有着密切的关系。气候的变化不仅是产生疾病的重要原因之一，而且对疾病的发展过程也有很大影响。如一般伤风感冒都是由忽冷忽热的气候变化引起的，常患头痛和风湿性关节炎的病人，在气候转变时往往增加病势，或者在气候将要转变的前几天先有一种感觉。老年人患痰饮咳嗽，进入秋天便咳嗽痰多，气急，重的不能平躺着，到了春夏时期则逐渐减除。这些不同的情况，从中医理论来说，都是气候变化对人体的影响，和人体的功能能否适应自然所造成的。

　　一年分为四季，四季的气候是春温、夏热、秋凉、冬寒，四季里又有风、雨、霜、雪、雾、露、阴、晴、旱、湿等不同现象，因而构成了复杂的气候。中医把它分析归纳为风、寒、暑、湿、燥、火六种，总称为四时六气。风是说明空气的流动；寒和暑、火是指空气温度的升降；湿和燥是指空气湿度的浓度和稀薄。

　　每一种气候各有特征，可以单独出现，也能几种结合起来同时出现。这样，气候变化危害人体的时候，加上每个人的体质和所伤的部位不同，就会产生各种病症。

　　然而，如果气候按照四时周而复始的次序，有规律地变化，是正常现象，对于一切生物有利；有时气候不与季节相适应，或来得过于凶暴，就对生物不利。所以中医就把正常的气候称作"正气"，不正常的气候称为"邪气"，在养生和防病方面都十分重视这一点。

　　四季里的多发病，如春，麻疹；夏，中暑、痢疾；秋燥和伤寒等；都和气候有关。同时，日常生活也是一个重要的诱因，要防止不正常气候的感染，千万不能忽视饮食起居。例如：春天少吃辛辣刺激的东西，衣服随时增减，避免忍热熬冷，可以预防温病和伤寒。夏季里不要过分贪凉饮冷，不要多吃油腻和不消化的食物，可以防止霍乱和痢疾等。还有一些疾病，虽然不属于时气病范围，实际上和气候息息相通，如患头晕、脑胀、目眩、耳鸣、精神疲倦等"肝阳上亢"的病，到了春天容易发作，只要预先留意，也能减少发病机会。

第二十三章 话"梨"

暮春初夏之交,梨花盛开,莹白如玉,最宜于月夜欣赏,正如前人所谓"溶溶院落,何可无此君"。转眼春去秋来,梨实已成熟上市,人们闻到香甜的气味都喜欢买几个回家,当和儿孙辈分食的时候,还会自然地谈起孔融让梨的故事。

我国长江、黄河两流域,适宜于梨树的栽培,故南北地区都有佳种。最著名的为山东所产的莱阳梨,甘嫩多汁,《群芳谱》称它为逸品,惟外皮作深黄绿色,且多褐色斑点,缺乏美感。江苏的砀山梨,形似莱阳产而大,质地较粗,味甘美如蜜。

天津雅梨俗称鸭梨,皮光滑,成熟后呈鲜姜黄色,肉细心小,香味浓水头大。据说鸭梨的称号,就是因为它形、色像鹅黄小鸭而得来的。

另有一种长形上细下凸,质酥略含香蕉气味,俗称洋梨,系美国人将我国梨种杂交而成,译名为客发梨,市上供应者大都系烟台梨,故也叫烟台洋梨。

中医认为梨有清肺生津功能,秋季气候干燥,多吃些有好处。像温病学派在治温热病时,常用梨皮或梨汁入药,例如在清代吴鞠通的《温病条辨》中有桑杏汤(霜桑叶 3g、苦杏仁 4.5g、沙参 6g、象贝母 3g、香豆豉 3g、栀子皮 3g、梨皮 3g),主治外感燥热、头痛身热、口渴、干咳无痰、舌红、苔白而燥、右脉数大等。同书中的五汁饮(梨汁、荸荠汁、鲜芦根汁、麦冬汁、藕汁或甘蔗汁),主治温病热甚,肺胃津伤、口中燥渴等。

市上出售的梨膏,即鲜梨熬成浓汁,和入蜜糖等制成,能润肺化痰,治虚劳咳嗽,但对老年人痰多或伤风咳嗽者不相宜。

梨除生食外,可制甜羹、蜜饯后并能久藏不坏,在郑州市上,还有将大锅放在店铺前,满盛鲜梨和新红枣同煮,热气蒸腾,香味扑鼻,又是一种良好的应时闲食。

第二十四章

从相嫉到相亲

清朝苏州地方有两位名医——叶天士和薛生白。叶天士的声名尤响，几乎到现在还是妇孺皆知的。可是薛生白的学问也不差，当时袁子才就很器重他，把他认作知己。据传说，他俩的医术虽然都很好，但在私下却互相嫉妒得很厉害，薛生白曾在他的书房里挂个匾叫做"扫叶楼"，叶天士也做了一块"扫雪楼"（薛生白单名叫雪）的匾来对付他，这充分表现了双方的排挤态度。

传说有一次，有两个人赌吃烧饼，其中一个虽然得到胜利，但肚子已胀得不能忍耐，就向薛生白要些泻药吃吃。薛生白认为，积食在胃，如何就能泻除，而且烧饼得了水愈加膨胀，岂非更要加重症状吗？因此回绝他没有药医。那人实在胀得难受，只好转向叶天士求治，并告诉他薛生白回绝他的缘故。叶天士说："你口干吗？"他说："渴得很，不敢饮水。"叶天士说："你尽管饮水，一吐就好了。"那人听说可以饮水，饮了会好，就大胆的饮了好几碗，果然把吃的烧饼都吐出来了。薛生白听到了很不顺气，便派人暗中去向叶天士打听。叶天士知道他是薛生白派来的。就说："这在《内经》上叫做'因其高而越之'的治法，只有薛生白知道，你问他做什么？"这人回去告诉薛生白，薛生白受此奚落，非常懊恼。过了不久，叶天士的母亲害伤寒证，高热不退。为此，叶天士独自在书房里徘徊，犹豫不定地道："要是别人我早用'白虎汤'（生石膏、肥知母、甘草、粳米）了，而我母亲年纪已大，未免有些顾虑。"有人把这话传给薛生白。薛生白认为有了机会，第二天一早，便去拜会叶天士，并假作向堂上请安。叶天士告诉了他母亲的病况，薛生白又故作惊骇的神气道："这是'白虎汤证'，你老熟读《伤寒论》，为什么不用'白虎汤'呢？"叶天士听了他的话，虽然明知他有意讽刺人，但也毅然用了白虎汤，使母亲服药痊愈。因此叶天士异常感激，亲自登门向薛生白道谢。薛生白本来也佩服叶天士，从此两人做了很亲密的朋友。

这个传说是不是真实，我不敢保证。但同道们看了这个故事，或许能相视一笑，从中获得某些启发。

第二十五章　膏方的应用

一、膏方之意义

何谓膏？正韵泽也，膏方者，博雅润泽也，盖煎熬药汁或脂液而所以营养五脏六腑之枯燥虚弱者也，故俗亦称膏滋药。方书所载琼玉膏、宁志膏等，不外滋补之用，可明其义。在实用方面，发散不用膏，攻下不用膏，通利不用膏，涌吐不用膏。以此数者，非润泽所宜。则膏之为义，尤可大明，此其一。进言之，膏方并非单纯之补药，乃包含救偏却病之义。故膏选药，须视各个之体质而施以平补、温补、清补、涩补；亦须视各个之病根，而施以生津、益气、固精、养血。万不可认膏方为唯一补品，贸然进服，此其二。余习见中下之家，羡于膏方之效力，又嫌其价格之昂贵，辄自服黄芪、党参，次焉者辄饵黑枣、核桃，未能获益，抑且增患其弊。盖故进膏方者，必须乞示于医家，尤必乞于素所钦佩而富有经验之医家，庶乎，可。

二、膏方之效力

《内经》有言："形不足者温之以气，精不足者补之以味。"盖一切衰弱怯损之病，全补益之品收起全效。然而人参、阿胶等辈，同属补品，何以有服之功效不著，而必欲乞灵于膏方？则以人参、阿胶等辈，其滋补之点，仅限局部。如人参补气，阿胶补血，不若膏方之集合多种药物，面面俱顾，一齐着力。故天下为混合物最合于身体营养。国人徒以银耳、燕窝为补，西人又只知鸡蛋、牛奶为补，皆不能达补绝顶者也。余尝治吐血重症及遗精重症数十人，病积数年，医易数人，且调养备至，终不能愈。余为之膏方，煎服数月，宿恙全捐，精神健旺。可以见其效力之伟大，实非他种所能捋。然而人言信膏方为补剂，并自身体为不足，医者亦不察隐情，听信片言，浪投滋补，因而增病者，数见不鲜。余曾历举所见，刊入《谦斋医话》，可以参议。盖补益之品施之于虚损则可，若邪气内蕴，当以除邪为先，譬之瘀积流涸，必先其而流自通。否则，实实之戒，其罪焉。就余经验所得，处外感方易，处内感方难，而处补虚方尤难。若膏方则大剂补益，服饵必一二月，设非深思细虑，必使偾事，尤为难之又难，慎之，慎之。膏方之性质者，推求滋补之重心所在，以尽其用也，大抵可折为四类：一为温补类，宜于阳虚之证，如用附子、仙茅、黄芪、党参、当归、白术等是。一为清补类，宜于阴虚之证，如用地黄、龟甲、玉竹、柏子仁、首乌、苁蓉等是。一为涩补类，宜于滑脱之证，如用补骨脂、莲须、枣仁、牡蛎、诃子、萸肉等是。一为平补类，宜于脾胃薄弱或不耐滋补之证，如用白芍、山药、芡实等是。而总挈之为二纲，一补气一补血。补气以四君子汤为主，其他痰多者佐以化痰，气郁者佐以理气，湿盛者佐以祛湿，热炽者佐以涤热。随机应变，而大法终不外于是。

三、膏方之组织

立方有制。《内经》云：君一臣二，奇之制也；君二臣四，偶之制也。君二臣三，奇之制也；君二臣六，偶之制也；又君一臣二，制至小也；君一臣三佐五，制之中也；君一臣三佐九，制之大也。是为方剂之组织法，膏方亦然。惟膏方服用既久，其制势须扩大。大抵每方平均以三十药为准，外更酌加各项胶属。如阿胶、鹿角胶、龟板胶等，以便收炼成胶。普通更加纹冰以治其苦味而便适口，其有不善甘味，或不宜甘味者，则酌减之。亦有于收膏时加核桃肉、白莲肉、黑枣肉等者，但求体质相宜初无定则也，抑有进者。膏方之组织，近于复方，故余之主张，以选方为第一步。方选既决，然后就各方选药；药选既决，尚有不足则就症补充。如此药证自能丝丝入扣矣。

四、膏方之用量

药物质量，有轻重之别。质轻者用量宜少，质重者用量宜多，此为处方之原则。膏方之用量无殊，所特殊者，膏方用量互依普通方剂比例增加，其增加之率常以十倍，但亦有不耐久服者，则五倍六倍酌量施用可也。又膏方多滋腻，须时时顾及脾胃。盖胃为水谷之海，脾为生化之源。五脏六腑实力顿之，使脾胃健全，消化迅速，则五谷化生之精微，皆为百骸无上之补品。不然，脾胃衰弱，纳减运迟，投以膏方，元气不胜药方，徒滞积为患耳。故于用药之时，宜有监制，而用量之间，尤须适当。此惟有经验者知之，而未可与语一般者也。

五、膏方之时期

疾病之进退，每有视时令消长者。劳瘵危于春夏，疾引笃于秋冬，其浅显易见者也。因是膏方与时令亦不可不研究。夫膏方之施，治在补益。补益之剂，宜静而戒动，宜藏而戒泄。四时之气，春为发陈，夏为蕃秀，主疏泄也；秋为容平，冬为闭藏，主收摄者也。疏泄则阳气发越而人气浮外，收摄则阳气固密而人气伏内。盖人禀天地之气而生，天地之气息息与人相关。古代医家，因目人身为一小宇宙，此虽由研究自然哲学者附会，要亦有至理存焉。故吾人服膏滋药为剂，宜于秋冬而不宜春夏，取其易于受纳，而得遂其营养之作用也。但祛弱证候，固不限于秋冬有之，则膏滋之方，于春夏时期亦未使不可施用，但终不若秋冬之获效伟大也。

六、膏方之煎熬

药剂之煎熬合法与否，与功效之巨细大有关系。如羚羊角、犀角（水牛角代）、石决等均须先煎，因其性不易出也；荷叶、蔻仁、钩藤等均须后入，因其气易消散也。他如人参等贵重之品，更须另煎冲服，免致耗费。其余膏方之煎熬，此等手续亦不可废。然此等手续，药肆伙友焉能知之。而独经世之服膏方者，互完全托于药肆伙友，在彼不失小节者多，而贪利图幸者，要亦不免。于是以为乱真者有之，以次充上者有之，及煎成者，各物混合，谁得而知之，又谁得而辨之？若此之类，尚有滋益之效乎？因其不效，遂障不疑服者之健康，更疑及医家之技拙。此实煎熬时所不容不注意者也。

七、膏方之服食

考药之有膏，见上古《内经·痛疽篇》曰：痛发于嗌中，名曰猛疽。其化为脓者，泻则合豕膏冷食。豕膏者，以豕油、白蜜煎炼者也，所以便嗑在口中，缓缓咽下，为治上焦病之法。所谓病在上者，服药不厌频而少也。今之膏方则治久病及弱证，汤调而顿服，与古法异矣。惟其与古法异，是故对于次数时间诸端，亦应另订章则。通常次数每日以两度为准，用量每次以一匙为准，时间则以空腹为宜，取其易于消化也。若有服膏方后易于泄泻或胀满者，此必肠胃虚而滋阴之药太重，可酌加砂仁以救济之；易于口渴或目赤者，此阴分虚而补阳之药太重，可以菊花茶冲服以救治之。法外之法亦不可不知。

八、膏方之禁忌

膏方之禁忌，可分为二：一为疾病方面，一为饮食方面。所谓疾病方面者，倘偶感外邪，形寒发热、咳嗽，或内停食滞、腹痛、胀满、泄泻等，则宜暂时停止服药调理，恐竣补其邪酿成后患也。饮食方面者，药有克制，必须避免。世俗服膏方后，菜蔬不食，菜蔬饮料不用，茶叶其一例外。总之，对于攻伐消克，务宜留意耳。此外，如在大病之后胃纳不旺者，忌食腥膻油腻之品；宿有一切咳嗽、吐血及便血、尿血等症者，忌辛热燥烈之品；余均随时消息苟能谨谨遵守，获效自倍。盖人之于胃，犹之盆水，投红色则水变红，投蓝水则变蓝，投黄黑之则水变黄黑。岂有食辛热沉寒生冷炙煿肥甘诸物，而脏腑不呈异状者。又况羸弱之体，正气之抗拒已弱，而食与病绝对之物，更有不发生冲突者乎？

九、膏方之经验

余治医无所以，而蒙病家以善调理延誉，于是每岁之来乞膏方去者恒数十人。药撷经验所得，聊备采择。第一，须识消长之机。夫人身不外气血，气血不外阴阳，阳盛则阴衰，阴盛则阳衰。故见阳衰之证即须推其何以阳衰，阴衰之证即须推其何以阴衰，施补庶能縠入。第二，须识相互之机。气虚补气，血虚补血，绳墨也。然少火生气，气能摄血。故补气而不补血，补血而不补气，决难尽其能事。第三，须识开阖之机。天地不外开阖，用药不外补泻。补正必兼泻邪，邪去补自得力。设或一味蛮补，终必酿成实殃。能悟上述三者之妙，临诊处方，自有或左右逢源之药。余治刘姓妇女白带，审其纲痰饮。为病又见胀满，人皆以为此病无补法，而以服膏方为戒。然卒因以蠲除疾，盖能识其机也。总之，治病之要，在求其本。所谓本者，即发病之主因也。能制其主因，则一切枝节不治自愈。而主膏方，尤须导其衰弱之根源与疾病之枢纽，则功效易著，遗患可免。《淮南子》曰：所以贵扁鹊者，知病之所以生也。王应震曰：见痰休治痰，见血休治血，无汗不发汗，有热莫攻热，喘生休耗气，精遗休涩泄。明得个中趣，方是医中杰。真知本之言也！然而环顾医林，其能悟此旨者，果几辈耶？